U0228537

临床检验技术与应用

丛玉隆　总主编

检验标本管理与应用

任　丽　李忠信　主编

科学出版社

北　京

内 容 简 介

本书以 CNAS-CL 02：2023《医学实验室质量和能力认可准则》文件为指导，全面系统介绍了标本采集涉及的装备、材料及检验技术。本书内容涵盖血液、体液、生化、免疫、微生物、质谱和分子生物学等多个检验领域，详细阐述血液、尿液、粪便等各类标本的采集技术。同时探讨自动化、信息化、智能化技术在标本采集中的新进展，以及生物样本库的建设与管理。针对常见疾病，本书推荐相应的实验诊断项目，着重介绍标本采集的注意事项和生物安全的重要性。此外，本书还介绍了影响检验结果的多种因素，可为临床医师、检验医师和技师提供有益的参考，从而提升临床实践的服务水平。

本书内容实用，语言简洁，适合临床检验人员、研发人员、监管人员及临床医师阅读。

图书在版编目（CIP）数据

检验标本管理与应用 / 任丽，李忠信主编． -- 北京 ： 科学出版社，2025. 3. --（临床检验技术与应用 / 丛玉隆总主编）． -- ISBN 978-7-03-081415-9

Ⅰ．R446

中国国家版本馆 CIP 数据核字第 2025KT2404 号

责任编辑：丁慧颖　刘天然 / 责任校对：张小霞
责任印制：肖　兴 / 封面设计：龙　岩

科学出版社 出版
北京东黄城根北街16号
邮政编码：100717
http://www.sciencep.com
三河市骏杰印刷有限公司印刷
科学出版社发行　各地新华书店经销
＊
2025 年 3 月第 一 版　开本：787×1092　1/16
2025 年 3 月第一次印刷　印张：17
字数：390 000
定价：**108.00 元**
（如有印装质量问题，我社负责调换）

《检验标本管理与应用》

编写人员

主　　编　任　丽　李忠信

副 主 编　（按姓氏汉语拼音排序）

　　　　　阿祥仁　董作亮　田　丽　应斌武　张国军

编　　者　（按姓氏汉语拼音排序）

　　　　　阿祥仁　陈　冲　陈　捷　陈柯霖　陈小岺

　　　　　董　慧　董作亮　葛　鹏　韩启福　韩学晶

　　　　　贾克刚　李东波　李宏峰　李建华　李忠信

　　　　　刘竞争　刘兰民　濮　阳　强万敏　任　丽

　　　　　邵　洁　宋佳佳　苏卫东　孙海柏　田　丽

　　　　　王　旭　王国庆　王咪佳　吴万通　肖玉玲

　　　　　应斌武　张　青　张爱民　张国军　张静雅

　　　　　周　易　朱　彧　左　铎

前　言

　　检验标本的质量决定着检验报告的准确性，也影响着医疗质量，一直以来都是检验人员关注的重点。1989年，德高望重的李健斋教授在其主编的《临床实验诊断学》中亲自撰写了"标本的采取与处理"一章，如今著作等身的丛玉隆教授作为"临床检验技术与应用"丛书的总主编策划了其中的一个分册——《检验标本管理与应用》，足见标本正确采集在保证实验诊断质量中具有重要意义。

　　国际标准化组织（ISO）推出了ISO 15189《医学实验室　质量和能力的专用要求》文件，对分析前质量控制提出了要求。美国临床实验室标准化委员会推出了一系列与标本采集、转运、储存相关的导则。本书参考国内外相关文献结合编者实践经验编写而成，旨在为医师、护士、检验人员提供标本采集的正确方法。

　　临床医师在分析检验结果时，应考虑到标本对结果的影响。护士是标本采集的主力军，只有使用正确的采集方法才能保证检验标本的质量，从而保障整体医疗质量。研究显示，检验误差的67%发生在分析前阶段。接收合格的标本并熟知检验标本质量对检验结果的影响、做好室内质控和室间质量评价是检验工作者的职责。检验工作者应结合检验结果与临床医师主动沟通、密切合作，从而共同保证医疗质量。此外，医院管理者亦应了解检验标本的管理，协调医、护、检验工作的关系，从而共同为医疗质量"保驾护航"。

　　本书可供检验科、护理部、临床科室和医院管理科工作人员参考。

　　由于学科技术发展较快，加上编者知识所限，书中难免存在不足，恳请读者批评指正，以便再版时更正！

任　丽

天津医科大学肿瘤医院

天津市临床检验质量控制中心

天津市医学会检验分会

目 录

第一章
标本管理概述

第一节　检验标本的管理

为了保证检验报告的质量，必须重视分析前检验标本的管理。国际标准化组织（ISO）发布了 ISO 15189《医学实验室质量和能力的专用要求》文件，中国合格评定国家认可委员会（CNAS）等同采用 CNAS-CL02《医学实验室质量和能力认可准则》，该准则的第5部分为技术要求，其中对检验前过程的要求如下。

一、原始标本采集和处理

（一）总则

实验室应制定正确采集和处理原始标本的文件化程序。文件化程序应可供负责原始标本采集者使用，不论其是否为实验室的员工。当按照用户要求，文件化采集程序的内容发生偏离、省略和增加时，应记录并纳入含检验结果的所有文件中，并通知适当的人员。

注1：对患者执行的所有程序需有患者知情同意。对于大多数常规实验室程序，如患者携带申请单自行到实验室并愿意接受普通的采集程序如静脉穿刺，即可推断患者已同意。对于住院患者，正常情况下，宜给予其拒绝（采集的）机会。

特殊程序，包括大多数侵入性程序或那些有增加并发症风险的程序，需有更详细的解释，在某些情况下需要书面同意。

紧急情况时不可能得到患者的同意，此时只要对患者最有利，可以执行必需的程序。

注2：在接待和采样期间，宜充分保护患者隐私。保护措施与申请信息的类型和采集的原始标本相适应。

（二）采集前活动的指导

实验室对采集前活动的指导应包括以下内容：

（1）申请单或电子申请单的填写。

（2）患者准备（例如，为护理人员、采血者、标本采集者或患者提供的指导）。

（3）原始标本采集的类型和量，原始标本采集所用容器及必需添加物。

（4）特殊采集时机（需要时）。

（5）影响标本采集、检验或结果解释，或与其相关的临床资料（如用药史）。

（三）采集活动的指导

实验室对采集活动的指导应包括以下内容：

（1）接受原始标本采集的患者身份的确认。

（2）确认患者符合检验前要求。例如，禁食、用药情况（最后服药时间、停药时间）、在预先规定的时间或时间间隔采集标本等。

（3）血液和非血液原始标本的采集说明、原始标本容器及必需添加物的说明。

（4）当原始标本采集作为临床操作的一部分时，应确认与原始标本容器、必需添加物、必需的处理、标本运输条件等相关的信息和说明，并告知相关临床工作人员。

（5）可明确追溯到被采集患者的原始标本标记方式的说明。

（6）原始标本采集者身份及采集日期的记录，以及采集时间的记录（必要时）。

（7）采集的标本运送到实验室之前的正确储存条件的说明。

（8）采样物品使用后的安全处置。

二、标本运送

（1）实验室对采集后活动的指导应包括运送标本的包装。

（2）实验室应制定文件化程序监控标本运送，确保符合以下要求。

1）运送时间适合申请检验的性质和实验室专业特点。

2）保证收集、处理标本所需的特定温度范围，使用指定的保存剂，以保证标本的完整性。

3）确保标本的完整性，确保运送者、公众及接收实验室的安全性，并符合规定要求。

注：不涉及原始标本采集和运送的实验室，当接收的标本完整性被破坏或已危害到运送者或公众的安全时，立即联系运送者并通知应采取的措施以防再次发生。

三、标本接收

实验室的标本接收程序应确保满足以下条件：

（1）标本可通过申请单和标识明确追溯到确定的患者或地点。

（2）应用实验室制定并文件化标本接收或拒收的标准。

（3）如果患者识别或标本识别有问题，运送延迟或容器不适当导致标本不稳定，标本量不足，标本对临床很重要或标本不可替代，而实验室仍选择处理这些标本，应在最终报告中说明问题的性质，并在结果的解释中给出警示（适用时）。

（4）授权人员应评估已接收的标本，确保其满足与申请检验相关的接收标准。

（5）应有接收、标记、处理和报告急诊标本的相关说明。这些说明应包括对申请单和标本上所有特殊标记的详细说明、标本转送到实验室检验区的机制、应用的所有快速处理模式和所有应遵循的特殊报告标准。

（6）所有取自原始标本的部分标本应可明确追溯至最初的原始标本。

四、检验前处理、准备和储存

实验室应有保护患者标本的程序和适当的设施，避免标本在检验前活动中及处理、准备、储存期间发生变质、遗失或损坏。

实验室的程序应规定对同一原始标本申请附加检验或进一步检验的时限。

这些要求是被认可医学实验室需要执行的。笔者认为这些要求对医学实验室做好本职工作、确保检验数据准确、服务人民群众同样具有现实意义和指导价值。

第二节 影响标本检验结果的因素

一、生物学变异对标本检验结果的影响

1. 生物学变异的定义和影响因素　人体的化学和物理学性质随环境（海拔、失重、暴露于光线）、气候（季节律）、性别、年龄、生理学（月经、绝经、身高、体重、冲动、姿势等）、生活习惯等的不同而在个体内和个体间发生不同的变化。这种变化不是由病理学改变引起的，故称为生物学变异。

引起生物学变异的因素有许多，见表1-1。

表1-1　引起生物学变异的因素

年龄	禁食	妊娠（如双胎）
侵害、打击	泌乳	血型
饮食	药物	血氧减少
海拔	绝经	躺下不动
失重	月经	用餐（吃饭咬合）
噪声	尼古丁	生物周期
咖啡（咖啡因）	肥胖	昼夜节律
视觉缺失	体重	周节律
温度	体位	季节律
维生素B_6缺乏	血压	性别
冲动	种族	身高、体型
肌肉锻炼	暴露于光线	
空腹	发热、发冷	

可引起人体生物学变异的因素有很多，表中所列物质或现象的出现会引起人体内环境的改变，特别是血液学改变和生化物质的增减，从而干扰检验结果的判断。引起生物学变异较为常见的因素如下。

（1）饮食：一顿标准餐后，三酰甘油增加50%，谷草转氨酶增加20%，血钾增加15%，胆红素、无机磷、钙、钠和胆固醇增加5%左右。饮食结构不同，对上述指标的影响也不同。高脂肪饮食会使三酰甘油大幅度升高，高蛋白饮食会使氨、尿酸和尿素升高。高核酸食物（动物内脏）可导致尿酸明显增高。

（2）饥饿：长期饥饿可使血浆蛋白质、胆固醇、三酰甘油、载脂蛋白、尿素等降低，使血肌酐及尿酸升高，由于饥饿时机体的能量消耗减少，血液三碘甲状腺原氨酸（T_3）、甲状腺素（T_4）水平将明显减低。对于儿童和老年人，空腹阶段必须同适当的进食间隔相结合。空腹很长时间（如超过16h）后，不宜采集血液标本。通常用于常规采集的空腹时间为8h，大多数检验项目的空腹时间可缩短至4h，特殊情况包括婴幼儿的标本采集空腹时间可缩短至1～2h。

（3）饮酒：即使少量饮酒也可迅速引起血浆葡萄糖、乳酸和三酰甘油浓度发生显著改变。长期饮酒者可导致γ-谷氨酰转移酶（GGT）增高。

（4）吸烟：除了引起肾上腺素、醛固酮、癌胚抗原和皮质醇等物质的浓度增高外，吸烟还可导致白细胞和红细胞计数、血红蛋白浓度、红细胞平均容积、碳氧血红蛋白浓度增高，免疫球蛋白（Ig）G浓度降低，血管紧张素转化酶（ACE）活性减低。吸烟可降低高密度脂蛋白胆固醇（HDL-C）浓度。

（5）运动：可消耗体内储存的三磷酸腺苷（ATP），并通过有氧和无氧代谢产生ATP，同时通过神经体液调节，使人体处于与静止时不同的状态。举一个极端的例子，比较马拉松运动员跑完一个马拉松全程后45min及其比赛前一天的血液标本，发现钾、钠、钙、碱性磷酸酶、白蛋白、葡萄糖、无机磷、尿酸、尿素、胆红素、谷草转氨酶均升高1倍以上，肌酸激酶升高4倍以上。

运动对特定血液成分的影响通常为一过性的，往往由以下原因引起：水分和其他物质在不同体腔之间的移动；代谢所需要能量的差异；身体活动本身所引起的生理性变化。因此，首选在基础状态下采集标本，因为基础状态更容易复制，更易标准化。身体活动可致肌酸激酶、醛缩酶和谷草转氨酶活性增加，这种增加可持续至运动后12～24h。身体活动水平的显著改变（如在住院或骨折固定数天后）可引起特定血液参数的较大差异。

（6）性别：性别差异可导致多种血液学和生化指标的不同。因为男性的肌肉组织比例较高，所以其与肌肉组织有关的指标都比女性高。男性比女性高的常见指标有三酰甘油、肌酸激酶、胆红素、肌酐、肌红蛋白、尿酸、尿素、氨、谷草转氨酶、血红蛋白、酸性磷酸酶、红细胞计数、氨基酸、碱性磷酸酶、胆碱酯酶、铁、葡萄糖、低密度脂蛋白胆固醇（LDL-C）、白蛋白、IgG、胆固醇和总蛋白等。女性比男性高的常见指标有高密度脂蛋白胆固醇、铜和网织红细胞等。

（7）月经和妊娠：与生殖有关的激素在月经周期会产生不同的变化。纤维蛋白原在月经前期开始增高，排卵前期的醛固酮浓度比卵泡期大约高100%，血浆蛋白质则在排卵期减低；胆固醇在月经前期最高，排卵期最低。

（8）生物周期：生物周期变异指某一参数的浓度随着时间变化而发生周期性变化。例如，促肾上腺皮质激素、皮质醇清晨6:00～7:00最高，深夜0:00～2:00时最低。下午采集标本的血清铁比早晨采集标本的结果低50%。大多数骨代谢生化指标在清晨2:00～8:00最高，在下午1:00～晚上11:00最低，变动幅度为15%～50%；每日之间的变异为13%～35%。但是血清骨碱性磷酸酶（BALP）的昼夜节律恰好相反，BALP在下午出现峰值，而在清晨出现低谷。

（9）体位：卧位采血与坐、立位采血结果是有区别的。坐、立位与卧位相比，静脉渗透压增加，一部分水从心血管系统转移到间质。正常人直立位时血浆总量比卧位时减少12%左右。血液中长径＞4nm的成分不能通过血管壁转移到间质，由于血液浓缩，血中细胞及大分子物质相对增高5%。受这种体位影响的指标包括红细胞计数、白细胞计数、血红蛋白、红细胞体积、谷草转氨酶、碱性磷酸酶、总蛋白、白蛋白、免疫球蛋白、载脂蛋白、三酰甘油、胆固醇、低密度脂蛋白胆固醇、甲状腺素等。此外，静脉压的改变又进一步导致血管活性物质的释放，直立位时的某些激素水平（如醛固酮、肾上腺素、去甲肾上腺素和血管紧张素等）高于平卧位（7%～70%）。

（10）温度：血液分析仪测定采用的抗凝全血标本宜室温保存，不宜存放在2～6℃环境中，低温可使血液成分和细胞形态发生变化。即使室温保存，也不宜超过6h，最多不超过8h。冷冻的血清或血浆标本不宜反复冻融，必要时可分装多管保存。另外，解冻的标本要彻底融化并混匀后再使用（不完全解冻标本的成分分布是不均匀的）。

2. 生物学变异的程度 生物学变异系数比分析变异系数（CV）高2～10倍甚至更多，因此检验医师在解释报告和临床医师分析报告时不可忽视生物学变异因素的影响，见表1-2。

表1-2 人群生物学变异系数和分析变异系数示例

血浆成分	生物学变异系数（%）	分析变异系数（%）
钠	1.16	0.31
钾	8.15	0.94
总蛋白	5.11	1.63
氮	2.33	1.11
胆固醇	17.30	8.90
磷	15.00	2.70
尿素氮	25.80	2.06
尿酸	23.50	1.74
谷草转氨酶	38.70	3.50
谷丙转氨酶	55.20	6.80

3. 肝功能的生物学变异

（1）总蛋白

1）升高：新生儿约升高10%，站立较躺卧高约10%，夏季较冬季约升高8%，捆缚约升高5%，适度用力约升高3%。

2）降低：口服避孕药的女性约降低2%，60～80岁老年人约降低3%；6～7岁儿童约降低5%，4～150天的婴儿约降低10%，妊娠期女性约降低10%。

（2）白蛋白

1）升高：新生婴儿约升高20%，持久用力约升高10%，站立较卧姿约升高10%，夏季较冬季约升高4%，中度用力约升高3%，应用止血带取血约升高3%。

2）降低：吸烟可使白蛋白降低3%，慢性摄入乙醇约降低5%，60～80岁老人约降低8%，服用抗癫痫药物约降低8%，4～150天的婴儿约降低20%，妊娠期女性约降低25%。

（3）总胆红素：足月新生儿从出生至第2天总胆红素约升高400%；从第2天至满月逐渐减少至正常；禁食者约升高20%，妊娠期女性约升高10%。

4. 肾功能的生物学变异

（1）尿素氮

1）升高：摄入大量白蛋白饮食约升高30%；50～60岁的女性约升高30%，而男性约升高15%；40～50岁中年人约升高10%，季节变异约升高5%（夏季）。

2）降低：酗酒约降低5%；吸烟约降低10%；妊娠晚期女性约降低10%；4～10岁儿童约降低12%。

（2）肌酐

1）升高：大量运动的男性约升高20%；不分性别，季节律约升高6%，昼夜律约（夜间）升高5%；55～60岁的老年人约升高5%。

2）降低：4～10岁儿童约降低30%；妊娠期女性约降低6%。

（3）尿酸

1）升高：瘦肉饮食约升高150%；遗传学上的大洋洲人约升高30%；饮酒、食用富含嘌呤类饮食升高10%～30%；精神紧张约升高5%；高强度体力劳动者约升高15%；绝经妇女约升高10%。

2）降低：低嘌呤类饮食约降低15%；14～20岁男性约降低6%；4～14岁男童约降低30%；4～10岁女童约降低5%；口服避孕药女性约降低5%；A型血较AB型血女性约降低12%；妊娠期女性约降低12%。

5. 酶学的生物学变异

（1）谷草转氨酶

1）升高：不分性别，4～14岁儿童约升高30%，安妥明型低脂蛋白血症患者约升高20%，慢性饮酒约升高20%，轻度溶血约升高10%。男性：长期剧烈运动约升高75%，20～30岁高强度体力劳动者约升高15%，100kg体重者较50kg体重者约升高10%，40～50岁约升高10%，50～60岁约升高10%。女性：50～60岁约升高15%，20～30岁高强度体力劳动者约升高10%。

2）降低：维生素B_6缺乏者约降低30%。

（2）谷丙转氨酶

1）升高：体重100kg的男性较50kg的男性约升高85%，20～30岁高强度体力劳动者的男性约可升高60%，剧烈长期运动的男性约可升高30%。体重100kg的女性较40kg的女性约升高35%，20～30岁的女性高强度体力劳动者约升高10%。不分性别，慢性摄入酒精者约升高30%，40～60岁约升高20%，安妥明型低脂蛋白血症者约升高20%，站立较卧姿约升高10%。

2）降低：4～14岁儿童约降低10%，维生素B_6缺乏者约降低40%。

（3）乳酸脱氢酶

1）升高：8～9岁儿童约升高50%，12～13岁儿童约升高30%。女性：50～60岁约升高20%。男性：剧烈长期运动者约升高40%，中等强度锻炼者约升高15%。社会职业范畴：农民较知识分子约高15%。

2）降低：口服避孕药女性约可降低6%。

（4）肌酸激酶（CK）：血清中CK男性高于女性，1岁以上儿童与成年人相同，1个月以内的婴儿为正常成年人的2～5倍。肌肉发达者CK活力较高。黑种人的CK在骨骼肌、心肌和脑组织中的含量较高。

（5）碱性磷酸酶

1）升高：骨碱性磷酸酶（ALP）同工酶活力高而致总ALP升高可见于儿童，9～14岁女童约升高500%，13～15岁男童约升高450%，6～9岁儿童约升高350%，妊娠致胎盘ALP活力增加而引起总ALP约升高250%（妊娠9个月和分娩后女性）。绝经女性约升高25%。50～60岁男性约升高10%。O型血和B型血者较A型血者约升高10%。高强度体力劳动者的女性约升高10%。饭后可升高5%～20%，为小肠ALP同工酶升高所引起的。

2）降低：口服避孕药女性约降低10%，安妥明型低脂蛋白血症女性患者约降低10%，安妥明型低脂蛋白血症男性患者约降低25%，均是由影响肝型ALP同工酶活力而致总ALP活力降低引起的。

（6）γ-谷氨酰转移酶

1）升高：20～30岁高强度体力劳动者的男性约升高58%，50～60岁男、女性均升高约30%，慢性酒精中毒者升高20%～40%，体重40～90kg的女性约升高42%。

2）降低：4～10岁儿童约降低10%。

（7）淀粉酶：许多药物可引起淀粉酶活力升高，如碘化钾、醋酸泼尼松、组胺（皮下注射）、促肾上腺皮质激素等。枸橼酸盐和草酸盐可影响淀粉酶活性，故不宜用作被检测项目的抗凝剂。

（8）胆碱酯酶

1）升高：在男性中，高强度体力劳动者导致约升高25%，体重120kg者较60kg者约升高14%；在女性中，饮酒约升高20%，高强度体力劳动者导致约升高18%，体重100kg者较50kg者约升高18%，剧烈运动可致升高。

2）降低：口服避孕药女性约降低10%；青春期可降低14%；25～40岁约降低20%；妊娠期降低25%～30%；不分性别的遗传变异可见该酶活力明显降低。

6. 电解质项目的生物学变异

（1）钾

1）升高：男性摄入水果过多约升高30%；用止血带取血约升高12%；溶血可导致升高。

2）降低：中等强度锻炼者可降低8%。

（2）钠：高钠饮食约升高15%；昼夜节律变异约升高3%，最高值出现在上午11时。

长期低钠饮食约降低5%。

（3）钙：制动约升高10%；站立比卧姿约升高5%；用止血带取血约升高5%。在女性中，口服避孕药约降低4%；妊娠期约降低5%；哺乳期约降低5%。

（4）磷

1）升高：4～10岁男童约升高30%，男性少量饮酒后约升高15%，男性轻度运动后约升高7%，女性绝经后约升高10%。

2）降低：65～80岁男性约降低5%，超负荷的男性约降低5%，青春期的男性和女性约降低8%，芳香族有机溶剂中毒者约降低12%，口服避孕药女性约降低15%。

7. 其他检验项目的生物学变异

（1）黏蛋白

1）升高：60～80岁老年人约升高50%；肥胖女性约升高26%；月经周期开始约升高14%；男性约升高15%；锻炼者约升高12%。

2）降低：妊娠期女性降低20%～30%；口服避孕药女性降低21%～36%；新生儿降低70%～75%；早产儿降低70%～95%。

（2）铜蓝蛋白：新生儿由于肝脏功能发育不完善，合成铜蓝蛋白的能力有限，处于较低水平，出生后3～6个月可达正常人浓度；妊娠期女性由于血清铜增多，血浆铜蓝蛋白明显升高。

（3）铁蛋白：测定值与年龄性别有关，绝经期妇女和16岁以下儿童较低，男性明显高于女性。

（4）免疫球蛋白

1）升高：黑种人升高20%～75%；60～80岁老年人升高15%～60%；雨季较旱季约升高20%；锻炼者约升高14%；冬季较夏季升高10%～14%；肥胖女性约升高30%，肥胖男性升高4%～30%。

2）降低：新生儿较成人显著降低；3～5岁儿童约降低50%；口服避孕药女性降低11%～40%；妊娠期女性约降低20%。

（5）葡萄糖

1）升高：长期饮酒约升高20%，饭后升高10%～40%，50～60岁约升高10%，取血液标本前吸烟约升高10%。

2）降低：早产儿约降低70%；足月新生儿约降低50%；长期体育锻炼者约降低5%；处于高海拔者约降低5%；妊娠期女性进行性降低12%；在女性，饥饿2天约降低18%；在男性，饥饿2天约降低10%，饥饿3天约降低12%。

（6）三酰甘油

1）升高：妊娠期女性约升高50%，餐后可升高20%～100%，平均升高50%；口服避孕药女性约升高40%；富含饱和脂肪酸饮食者约升高35%；50～60岁约升高30%；吸烟约升高20%；长期饮酒约升高15%；维生素D约升高10%；高强度体力劳动者约升高50%。

2）降低：激烈活动可降低15%，新生儿约降低50%。

（7）总胆固醇

1）升高：妊娠期的第7～9个月约升高45%；40～50岁的女性约升高10%；绝经期约

升高10%；慢性饮酒者（不分性别）约升高10%；富含饱和脂肪酸饮食者约升高6%；高强度体力劳动者约升高4%；吸烟者约升高4%。

2）降低：B型血的人较A型血的人约降低5%；素食者约降低5%；锻炼者可降低5%；月经周期的黄体期女性约降低20%；新生儿约降低50%。

（8）载脂蛋白A1

1）升高：用抗癫痫药者约升高20%；用乙醇者约升高20%；低脂血症者约升高15%；口服避孕药女性约升高10%；绝经妇女约升高4%。

2）降低：用黄体生成素者约降低3%。

（9）载脂蛋白B

1）升高：20～60岁约升高20%；肥胖者升高，用黄体生成素女性约升高19%。

2）降低：运动者约降低2%；素食者约降低2%；低脂血症者约降低10%；经雌激素治疗后女性约降低6%（也有人报道降低30%）；许多治疗药物如氯贝丁酯、盐酸、右旋甲状腺素等均可致降低。

（10）游离脂肪酸：饥饿导致游离脂肪酸增加；进食后游离脂肪酸减少；消化吸收后，人体50%～90%的热量需要量由血浆中循环的游离脂肪酸供给，正常人体以这种方式每小时消耗的脂肪酸量高达25g。

二、药物因素对标本检验结果的影响

药物干扰检验结果主要有4条途径，分别为影响待测成分的物理性质，参与检验过程的化学反应，影响机体组织器官生理功能和（或）细胞活动中的物质代谢，对机体器官的药理活性和毒性作用。通过上述途径，药物对不同类型的检验标本能产生影响检验结果的干扰，应引起检验人员的重视。

1. 药物对血常规的影响

（1）升高

1）白细胞升高：能引起嗜酸性粒细胞升高或能引起过敏反应导致嗜酸性粒细胞升高，从而导致白细胞（WBC）总数升高的药物有苯妥英钠、甲基多巴、氨苯蝶啶、链激酶、碘化物（如碘化钾）、甲氧西林、新生霉素、万古霉素、卡那霉素、紫霉素、异烟肼、别嘌醇、氯磺丙脲、氨苄西林、先锋霉素Ⅰ、硫酸卷曲霉素、对氨基水杨酸等。

乙醚和氯仿引起的白细胞升高为麻醉的正常反应。氟烷引起的过敏反应、严重的副醛中毒均可致白细胞升高。

丙米嗪、苯茚二酮和泼尼松龙可引起一过性白细胞升高。阿托品可引起儿童白细胞升高。洋地黄、红霉素、汞化合物、铜、竹桃霉素、两性霉素B和磷中毒时均可致白细胞升高。

毛果芸香碱所致脾脏收缩可引起白细胞升高。奎宁所致脾脏收缩可引起白细胞升高，尤以淋巴细胞明显。秋水仙碱开始用药时白细胞降低，以后则白细胞升高。四环素引起非典型淋巴细胞的白细胞升高。口服避孕药对骨髓产生刺激作用。促肾上腺皮质激素引起明显的中性粒细胞升高。士的宁致肾上腺分泌肾上腺素，而肾上腺素最初使淋巴细胞增多随后引起中性粒细胞升高。

2）红细胞升高：毛果芸香碱可使脾脏收缩，从而引起红细胞升高。肾上腺素可引起血液浓缩，钴可致红细胞生成增加。糖皮质激素可刺激红细胞生成，使红细胞增加5%左右。应用促肾上腺皮质激素治疗贫血时，红细胞升高较明显。雄激素可致红细胞升高。在用维生素B_{12}治疗巨幼细胞贫血有效时，可致红细胞轻度升高。

3）血小板升高：β受体阻滞剂、肾上腺素、糖皮质激素和磷中毒均可致血小板升高。

4）嗜酸性粒细胞升高：引起过敏反应导致嗜酸性粒细胞增加的药物有甲丙氨酯、苯妥英钠、吩噻嗪、氟奋乃静、丙米嗪、甲基多巴、氨苯蝶啶、链激酶、碘化钾、碘化物、氯磺丙脲、磺胺药（对氨基苯磺酰胺）、磺胺二甲基异噁唑、磺胺甲噁唑、甲氧西林、羧苄西林、氨苄西林、先锋霉素Ⅰ/Ⅲ/Ⅳ、红霉素、新生霉素、卡那霉素、盐酸多西环素、金霉素（可能引起）、四环素、氯霉素、紫霉素、利福平、对氨基水杨酸、青霉胺（伴皮疹）、氟化物、金、地西普拉明。异烟肼可引起过敏现象。别嘌醇可引起严重的过敏反应。洋地黄中毒时可有过敏反应。仅1%的病例对呋喃妥因发生过敏反应。竹桃霉素引起过敏性胆汁淤积致嗜酸性粒细胞升高。青霉素的过敏反应致嗜酸性粒细胞百分比增至20%，1%的患者应用先锋霉素Ⅱ致嗜酸性粒细胞百分比增至10%，硫酸卷曲霉素可致嗜酸性粒细胞百分比增至35%，砷制剂一般致嗜酸性粒细胞百分比增至10%～20%（个别病例增至50%）。在苯茚二酮的相关报道中仅一例用药15天后发生过敏反应导致嗜酸性粒细胞升高。应用链霉素的病例约50%发生造血反应，引起嗜酸性粒细胞升高。

（2）降低

1）白细胞降低：巴比妥酸盐、地西泮、氯氮䓬、安替比林、左旋多巴、辛可芬、肼屈嗪、氢氯噻嗪、单胺氧化酶抑制剂、二氮嗪、氯贝丁酯、考来烯胺、氯噻嗪、泊利噻嗪、苄噻嗪、环噻嗪、乙酰唑胺、双香豆素、皮质类固醇、泼尼松龙、甲基硫脲嘧啶、氯苯那敏、二氯苯磺胺、呋喃妥因（或致粒细胞缺乏）、氨苄西林、先锋霉素Ⅰ、红霉素、黏菌素、四环素、灰黄霉素、环丝氨酸、对氨基水杨酸、奎宁、抗肿瘤制剂、硫唑嘌呤、普卡霉素、长春新碱、秋水仙碱、门冬酰胺酶、青霉胺、阿利马嗪可引起白细胞降低。引起骨髓抑制的药物如三氯噻嗪、苯唑西林、甲氧西林、美法仑、环磷酰胺、噻替哌、三亚胺嗪、硫鸟嘌呤、局部麻醉剂，苯也可导致白细胞降低。

2）粒细胞降低：吩噻嗪、氯丙嗪、奋乃静、三氟丙嗪、异卡波肼、氨基比林、羟基保泰松、肼屈嗪、洋地黄、奎尼丁、普鲁卡因胺、噻嗪类、氯噻酮、依他尼酸、苯茚二酮、硫脲嘧啶、丙硫氧嘧啶、氯磺丙脲、异丙嗪、盐酸曲吡那敏、磺胺嘧啶、青霉素、先锋霉素Ⅱ、林可霉素、链霉素、异烟肼、氨硫脲、伯氨喹、巯嘌呤、甲氨蝶呤、噻苯唑、地西普拉明可引起粒细胞降低。

3）红细胞降低：根据病理机制分为以下几种。①由可引起再生障碍性贫血的药物导致的红细胞降低：甲丙氨酯、格鲁米特、巴比妥酸盐、美托拉宗、苯妥英钠、乙琥胺、三甲双酮、羟基保泰松、甲基多巴、氢氯噻嗪、洋地黄、氯噻嗪、氯噻酮、铋盐、甲巯咪唑、氯磺丙脲、甲苯磺丁脲、磺胺二甲基异噁唑、氯霉素、链霉素等可引起骨髓再生障碍，导致红细胞降低。②由可引起全血细胞减少的药物导致的红细胞降低：抗癫痫药使红细胞减少10%～30%，如乙琥胺、氟奋乃静、吲哚美辛、肼屈嗪、洋地黄、乙酰唑胺、金霉素、白消安、乌拉坦、丝裂霉素、四氯化碳、砷剂、锑化合物、妥拉唑林、三氟拉嗪可引起全血细胞减少导致的红细胞降低。③由可引起巨幼红细胞贫血的药物导致的红细胞降低：格鲁米特、巴比妥酸盐、苯巴比妥、苯妥英钠、雌激素、口服避孕药、呋喃妥因、环丝氨酸、氨苯甲酸、对氨基水杨酸、乙胺嘧啶、苯、砷剂、喷他脒等可引起巨幼红细胞贫血，导致红细胞降低。④由可引起溶血性贫血的药物导致的红细胞降低：苯妥英钠、吩噻嗪、氯丙嗪、非那西丁、丙磺舒、苯丙胺、甲基多巴、普鲁卡因胺、亚硝酸异戊酯、盐酸曲吡那敏、氯苯那敏、苯海拉明、磺胺嘧啶、磺胺甲噁唑、氨苯磺胺、磺胺药、羧苄西林、青霉素、先锋霉素Ⅰ、新生霉素、竹桃霉素、四环素、氨苯砜、异烟肼、链霉素、枸橼酸哌嗪、白消安、三亚胺嗪、亚硝酸盐、煤焦油、苯胺、锑化合物、铅、甲酚可引起溶血性贫血，导致红细胞降低。除此之外，对于葡萄糖-6-磷酸脱氢酶缺乏者，氨基比林、安替比林、阿司匹林、奎尼丁、奎宁、氯喹、扑疟喹啉、伯氨喹、二巯丙醇可引起溶血性贫血，导致红细胞降低。⑤由可引起溶血的药物导致的红细胞降低：硝基苯、溴酸盐、间苯二酚、苯佐卡因等可引起溶血，导致红细胞降低。⑥由可引起骨髓抑制的药物导致的红细胞降低：阿司匹林、保泰松、噻嗪类、三氯噻嗪、甲氧西林、两性霉素B、噻替哌、氟尿嘧啶、硫唑嘌呤、三亚胺嗪、巯嘌呤、一氧化氮等可引起骨髓抑制，导致红细胞降低。

此外，异卡波肼、别嘌醇、汞利尿剂、呋塞米、双香豆素、维生素A、先锋霉素Ⅱ、庆大霉素、磷可引起贫血。氨苄西林和环磷酰胺可引起可逆性贫血。青霉胺在儿童和女性月经期可引起低色素性贫血。这些引起贫血的药物都可导致红细胞降低。

4）血小板降低：根据病理机制分为以下几种。①由可引起血小板降低或引起再生障碍性贫血的药物导致的血小板降低：包括格鲁米特、三甲双酮、乙琥胺、苯妥英钠、丙磺舒、吲哚美辛、保泰松、氯噻嗪、乙酰唑胺、铋盐、氯磺丙脲、甲苯磺丁脲、氯霉素、盐酸曲吡那敏和秋水仙碱及氟化物等。②由可引起骨髓抑制或骨髓再生不良的药物导致的血小板降低：包括氯氮䓬、甲丙氨酯、氯丙嗪、丙米嗪、三氯噻嗪、甲氧西林、两性霉素B、异烟肼、乌拉坦、环磷酰胺、荷包牡丹碱、巯嘌呤、三亚胺嗪、硫唑嘌呤、长春新碱和门冬酰胺酶等。③由可引起免疫性血小板减少的药物导致的血小板降低：包括洋地黄毒苷、硝酸甘油、螺内酯、酚酞、醋酸泼尼松、磺胺嘧啶、磺胺二甲氧嘧啶、磺胺甲噁唑、磺胺二甲基异噁唑、磺胺药、新生霉素、先锋霉素Ⅰ、奎宁和硫鸟嘌呤等。④由可引起血小板减少症的药物导致的血小板降低：包括巴比妥酸盐、苯巴比妥、氟奋乃静、氢溴酸右美沙芬、可待因、羟基保泰松、氢氯噻嗪、洋地黄、噻嗪类、依他尼酸、己烯雌酚、雌激素、甲巯咪唑、碘化钾、苯乙双胍、氯苯那敏、呋喃妥因、青霉素、羧苄西林、红霉素、林可霉素、链霉素、新霉素、土霉素、四环素、多西环素、制霉菌素、吡嗪酰胺、对氨基水杨酸、氨苯甲酸、普卡霉素、秋水仙碱、右旋苯异丙胺、噻苯唑、锑化合物等。

此外，阿司匹林可减少血小板存活时间；甲氨蝶呤和环丝氨酸可引起巨幼红细胞贫血致血小板减少；乙胺嘧啶可引起血小板减少伴严重的巨幼红细胞贫血；青霉胺可致血小板减少伴皮疹；苯引起的血小板减少很常见，可能为骨髓损害所致。

2. 药物对血栓与止血检测项目的影响 多种药物可对血栓与止血检测结果产生影响。不同类型的抗凝药（如肝素、低分子肝素、口服抗凝药和新型口服抗凝药）因作用机制和代谢特点的不同可对凝血试验、凝血因子、抗凝蛋白、狼疮抗凝物、活化凝血时间、血栓弹力图试验和血小板功能试验等检测结果产生影响，且影响程度不一；抗血小板药物（如阿司匹林、P2Y2受体拮抗剂）和某些中草药（如丹参、银杏叶、三七和益母草等）可对血小板功能试验的结果产生干扰。在进行相应的检测前最好能停药，若无法停药，需在检验申请单上予以注明，这对异常结果的解释非常重要。狼疮抗凝物可对所有血浆凝固试验产生干扰。

3. 药物对血糖定量的影响

（1）药理学影响：其机制多种多样，有的原因不明。

1）升高：促进糖原分解或糖异生作用，如肾上腺素、异丙肾上腺素、哌替啶（其中枢作用包含肾上腺素的释放）、烟碱（烟碱中毒）、吩噻嗪（可能为肾上腺素能反应）。

阿司匹林是通过增加糖的吸收、释放类固醇并抑制三羧酸循环升高血糖的。米格来宁可引起严重的高血糖且对胰岛素无反应。

胰高血糖素致糖原分解。多巴胺可增加糖原分解并抑制周围葡萄糖的利用。环丙烷可减少肝糖原消耗。

可增加糖异生作用的药物有糖皮质类固醇、醋酸泼尼松、氟氢可的松、曲安西龙、泼尼松龙（口服4天后）、促肾上腺皮质激素（伴生对抗胰岛素作用）、丙氨酸、氨基酸（静脉输入）。皮质类固醇有增高血糖的倾向，可能是由于减弱了胰岛素对血糖的分泌反应。氟氢可的松能抑制葡萄糖的利用。

激素作用所致：包括地塞米松、雄激素、甲状腺片、右旋甲状腺素（对糖尿病患者有作用），口服避孕药不影响空腹血糖但影响糖耐量试验。

代谢作用所致：包括乙醚（一过性）、雌激素、保泰松和羟基保泰松（内分泌反应）、右旋苯异丙胺、葡萄糖（口服后，往往60min时浓度最高）。

致糖尿病样作用的药物有氨苯蝶啶（较弱）、氯噻酮（影响糖尿病前期或糖尿病患者）、呋塞米、氢氯噻嗪、氯噻嗪、泊利噻嗪、三氯噻嗪、氢氯噻嗪、苄噻嗪。噻嗪类有减低糖耐量的作用。

引起高血糖的药物有氟烷（外科的应激反应）、锂和副醛（一过性）、奋乃静、氯丙嗪（重复用药致异常升高）、利舍平（致高血糖）、依他尼酸（对有糖尿病倾向者可致）、乙酰唑胺（糖尿病前期用药可致）、酚酞（失钾影响糖耐量）、异烟肼（大剂量时）、乙硫异烟胺、乙醇（中毒时一过性高血糖）、噻苯唑、门冬酰胺酶（可致高渗性非酮症高血糖）、二巯丙醇（毒性剂量可产生代谢紊乱，致初期血糖上升，而后期下降）、乙烯（长期应用后）、对羟基苯乙胺（大剂量）、喷他脒（可致一过性升高）、苯乙肼（减少葡萄糖耐量）。

丙米嗪、烟酸、咖啡因和大麻引起血糖升高的机制未明。

患者服用吲哚美辛、异烟肼可引起尿糖假阳性。

2）降低：可引起肝毒性作用，从而使血糖降低的物质和药物有三氯甲烷（伴肝坏死）、别嘌醇、甲苯磺胺丁脲、酚妥拉明（长期应用）、红霉素、林可霉素、锑剂、砷剂、磷、四氯化碳及苯。

氯化钾可将葡萄糖带到细胞内致血糖降低。胰岛素可增加肝糖原储存并将糖原转变为脂肪，促进糖的利用，恢复氧化糖的能力来降低血糖。苯乙双胍可抑制正常的需氧代谢。

醋酸己脲可刺激胰岛 B 细胞分泌内源性胰岛素。甲苯磺丁脲和氯磺丙脲可促进胰岛素分泌。

盐酸普萘洛尔可能是因阻滞儿茶酚胺引起糖原分解，从而使血糖轻微升高。胍乙啶可抗糖尿病。

中毒剂量的阿司匹林在糖尿病患者中可致血糖降低。抗癫痫药物可致血糖降低约 8%。

雄激素与合成的类固醇在禁食下引起合成代谢作用，致血糖减少。氨基酸进入肠道可引起血糖下降。新生儿注射葡萄糖酸钙可致血糖轻度降低。依他尼酸可致症状性低血糖。术前注射阿托品可致血糖轻度降低。

引起血糖降低的药物还有苯丙胺（轻度）、黄体酮（轻微）、异丙嗪（静脉注射或肌内注射时）、抗组胺药（尤其对儿童）、盐酸曲吡那敏、土霉素（对糖尿病患者）、氨苯甲酸（对少数病例）、对氨基水杨酸（对糖尿病患者）、喷他脒和大麻。

巴比妥酸盐、丙米嗪、丙磺舒、硫脲嘧啶、磺胺苯吡唑、磺酰胺、氯霉素、噻苯唑等引起血糖降低的原因不明。

（2）药物的化学性质干扰试验结果

1）升高：导致葡萄糖氧化酶法假性升高的药物有甲磺丁酸和次氯酸盐，后者可直接和色原物质发生氧化反应。

2）降低：导致葡萄糖氧化酶法假性降低的药物有异卡波肼、肼屈嗪、四环素、异烟肼、胍氯酚、一氧化碳（减低 15%）、左旋多巴（明显减低）。儿茶酚可抑制葡萄糖氧化酶活力。维生素 C 具强还原性，可引起葡萄糖氧化酶试验假阴性。

4. 药物对血脂影响

（1）药物对三酰甘油影响

1）药理学影响

A. 升高：应用低剂量的糖皮质激素使三酰甘油约升高 16%。糖类在体内可转变为三酰甘油。在糖尿病患者中，考来烯胺引起三酰甘油升高的机制不明，饥饿时服用苯乙双胍可引起三酰甘油升高。左甲状腺素在甲状腺功能减退患者中有升高三酰甘油作用。

B. 降低：氯贝丁酯可阻止三酰甘油从肝转移到血浆。烟酸、右旋甲状腺素、考来烯胺均可致三酰甘油下降。小剂量静脉注射肝素可致三酰甘油迅速降低。高血糖素可使脂质转移到血小板。动脉硬化者服用维生素 C 可见三酰甘油降低。炔诺酮在正常和高血脂的妇女中可降低三酰甘油。某些患者在用门冬酰胺酶 1 周后可见三酰甘油降低。

2）药物的化学性质干扰试验结果：甘油可严重干扰试验方法使结果显著升高。

（2）药物对总胆固醇定量的影响

1）升高：引起肝内胆汁淤积（特别是胆小管淤积性黄疸）和过敏性胆汁淤积的药物均可导致血清总胆固醇升高。抗癫痫药物可使胆固醇升高 20%，三氟拉嗪可使胆固醇升高，足量可的松可使胆固醇升高 20%，接受左旋多巴治疗一年者中约有 10% 的患者胆固醇升高。锂可引起黏液性水肿，从而导致胆固醇升高。肾上腺素间接通过肾上腺皮质激素起作用，长期使用皮质类固醇、促肾上腺皮质激素，可导致胆固醇升高。肝素在停止使用时有反跳作用，使胆固醇增加。当用蔗糖代替淀粉时，可造成胆固醇明显升高。乙醚可引起高胆固醇血症。吩噻嗪常引起胆固醇升高（与剂量有关），但机制不明。

2）降低：具有肝毒性作用的药物可导致胆固醇降低。苯乙双胍可抑制肝合成胆固醇。氯贝丁酯可能限制胆固醇合成。烟酸用于治疗目的时可使胆固醇降低15%～30%。雌激素可使胆固醇降低18%，巴龙霉素可使胆固醇降低18%，炔雌醇可使胆固醇降低50%，0.13mg/mL的硫氧嘧啶可使胆固醇降低0.3～0.4mg/mL。右旋甲状腺素可增加胆固醇排泄。促肾上腺皮质激素刺激肾上腺，可使胆固醇酯减少。三碘甲状腺原氨酸、左甲状腺素、胰岛素、高血糖素均可降低胆固醇。考来烯胺降胆固醇的机制可能是胆酸分泌增加，导致胆固醇在肠内的氧化及其与胆酸的结合增加。考来烯胺可与胆酸钠结合后经粪便排出，当胆酸不能被肠道再吸收时，增加了胆固醇在肝脏氧化的比例，从而引起循环血液中的胆固醇减少。新霉素、卡那霉素均可与胆酸在肠道中形成盐类后排出体外。对氨基水杨酸降低胆固醇的机制不明。

5. 药物或物质对总胆红素定量的影响

（1）药理学影响

1）升高：可根据药理机制不同进行分类。

A. 由引起肝脏受损的药物或物质导致的总胆红素升高：①由引起肝功能异常的药物导致的总胆红素升高，如三氟丙嗪（罕见）、吗啡、烟酸、泊利噻嗪、庆大霉素、两性霉素B、乙醚、氟烷、普鲁卡因胺、对氨基水杨酸可导致总胆红素升高。②由引起肝炎导致的总胆红素升高，如乙琥胺可致特异性肝炎，可乐定可致中毒性肝炎，苯乙肼可致过敏性肝炎，甲基多巴引起的轻型肝细胞性黄疸可致总胆红素升高。③由引起肝毒性伴肝小叶中心坏死导致的总胆红素升高，如氯仿、苯巴比妥、三甲双酮、丙磺舒、己烯雌酚、金霉素、乙醇、氨苯甲酸、荷包牡丹碱、乌拉坦、磷可致总胆红素升高。④由引起肝毒性导致的总胆红素升高，如甲氧氟烷、环丙烷、地西泮、三聚乙醛、非那西丁、羟基保泰松、硫酸胍生、氯贝丁酯、铋盐、香豆素、黄体酮、甲基硫氧嘧啶、甲苯磺丁脲、卡那霉素、抗真菌素、四环素（尤其是静脉注射）、林古霉素和氯霉素（均伴胆汁淤积）、乙硫异烟胺、环丝氨酸、吡嗪酰胺（3%的病例）、甲醇、环磷酰胺、硫唑嘌呤、甲氨蝶呤、秋水仙碱、锑剂、砷剂、四氯化碳、三氯乙烯、氯乙烷可致总胆红素升高。⑤由引起胆汁淤积导致的总胆红素升高，如甲丙氨酯、氯氮䓬（少见）、丙米嗪、桂利嗪、异卡波肼、三氟拉嗪、雄激素、甲睾酮、硫脲嘧啶、甲苯磺丁脲、异丙嗪、磺胺嘧啶、苯唑西林、红霉素（15%的病例）、竹桃霉素、碘去氧脲嘧啶、异烟肼、噻苯唑（少数发生）、硫鸟嘌呤、放射造影剂（经胆小管竞争排泄）、吲哚美辛、三氯噻嗪（少数）、依他尼酸、噻嗪类（可发生胆汁淤积性肝炎）、氯噻嗪、乙酰唑胺及炔诺酮（可致胆汁淤积性黄疸）、环噻嗪（暂时性黄疸）、睾酮、雌二醇、雌激素、雌酮、醋酸己脲、磺胺二甲基异噁唑（或溶血）、磺胺甲噁唑、氨硫脲、阿利马嗪、乙巯拉嗪（少数病例）、卡巴肼（伴毛细胆管炎）、吩噻嗪、辛可芬、氯磺丙脲可致总胆红素升高。

B. 由引起溶血性贫血的药物或物质导致的总胆红素升高：包括奎尼丁、呋喃妥因（或胆汁淤积）、新生霉素（伴胆汁淤积性黄疸，在新生儿中易致非结合高胆红素血症）、枸橼酸哌嗪、奎宁、氯喹、先锋霉素Ⅰ、链霉素、白消安、三亚胺嗪、铅、美法仑和苯海拉明等。呋喃西林、呋喃妥因、磺胺甲氧嗪、氨苯磺胺、磺胺吡啶、二巯丙醇、萘、磺胺醋酰等可引起溶血导致总胆红素升高。亚硝酸异戊酯可加重溶血，导致血清胆红素升高。

C. 由引起过敏反应的药物导致的胆红素升高：如苯妥英钠（少见）、氟奋乃静可致胆红素升高。

2）降低：苯巴比妥类诱导剂可致轻度降低。孕妇饮酒可致婴儿血清胆红素减少。

（2）药物的化学性质干扰试验结果

1）右旋糖酐在试验中产生浊度，导致胆红素假性增高。胡萝卜素、利福平及新生霉素的黄色脂色素的降解产物均为黄色，可增加试验的吸光度，导致胆红素升高（尤其影响黄疸指数的增高）。酪氨酸与重氮试剂反应，引起胆红素假性升高。

2）氯化钠抑制重氮反应，茶碱和咖啡因减弱呈色反应，均可导致胆红素假性降低。尿毒症患者的血清与重氮试剂呈棕色反应，致血清胆红素的假性降低。

6. 药物对谷丙转氨酶测定的影响 已经查明100多种药物可以导致谷丙转氨酶升高，根据其影响机制分述如下。

（1）由引起肝损害的药物导致的谷丙转氨酶升高：包括甲氧氟烷、三氯甲烷（伴肝坏死）、环丙烷（持续数天）、苯巴比妥（肝小叶中心坏死）、巴比妥酸盐、氯氮䓬、三聚乙醛、三甲双酮（伴坏死）、非那西丁、别嘌醇（可逆）、羟基保泰松、辛可芬（病毒性肝炎样变）、丙磺舒（伴发肝小叶中心坏死）、吲哚美辛（伴胆汁淤积性损害）、奎尼丁、普鲁卡因胺、氯贝丁酯、丙硫氧嘧啶、甲硫氧嘧啶、香豆素、己烯雌酚、氯磺丙脲、甲苯磺丁脲、呋喃类、羧苄西林、第三代头孢菌素（轻度升高）、庆大霉素、卡那霉素、四环素（尤其对孕妇）、金霉素、氯霉素、两性霉素B、灰黄霉素、铋盐、铁盐、砷剂、锑化合物、磷剂、金剂（伴发肝小叶中心坏死）、环丝氨酸、利福平、乙硫异烟胺、吡嗪酰胺、氨苯甲酸、环磷酰胺、甲氨蝶呤、硫唑嘌呤、奎宁（大剂量长期使用时）、秋水仙碱、水合氯醛、硼酸、对氨基水杨酸、普卡霉素、二硫化碳、氨基比林（损害肝功能，直到肝坏死）等。乙醇可引起肝小叶中心坏死。卡巴肿可引起肝炎或肝坏死，可乐定致中毒性肝炎，四氯化碳可致广泛的肝坏死，可的松可致肝炎迁延，而双香豆素可引起酷似心肌梗死的表现。以上药物均可导致谷丙转氨酶升高。

（2）由引起胆汁淤积性黄疸的药物导致的谷丙转氨酶升高：包括甲丙氨酯（肝管性）、苯妥英钠、丙米嗪、异卡波肼、三氟拉嗪、丙嗪类药物（肝小管性）、保泰松（导致细胞毒性黄疸）、单胺氧化酶抑制剂、甲基多巴、烟酸（少见）、三氯噻嗪（少见）、依他尼酸（伴肝细胞损害）、氯噻嗪、环噻嗪（一过性）、氢氯噻嗪、苯茚二酮、合成的类固醇、口服避孕药（可升高10%，伴淤积性肝毒性作用）、雌二醇、雌激素、雌酮、炔诺酮、睾酮（伴肝细胞毒性）、甲睾酮（导致谷丙转氨酶中度升高）、雄激素、硫氧嘧啶、甲巯咪唑、异丙嗪、呋喃妥因、氨硫脲、异烟肼、磺胺药（磺胺嘧啶、磺胺甲噁唑）、硫鸟嘌呤、双硫仑（个例报道）、新生霉素、林可霉素、竹桃霉素、红霉素（可干扰比色法）可导致谷丙转氨酶升高。

磺胺二甲氧嘧啶、氨苯磺胺、磺胺吡啶可引起可逆性胆汁淤积，哌替啶、可待因、吗啡使胆管内压力上升，氯丙嗪可致胆小管损害，吩噻嗪类药物可致4%的患者发生胆汁淤积性肝炎，均可造成谷丙转氨酶升高。

另外，氟烷和氟奋乃静可致肝过敏反应，泊利噻嗪与乙胺丁醇则影响肝功能。

药物对谷丙转氨酶的影响程度因性别而有差异，抗心绞痛药和抗糖尿病药使女性谷丙转氨酶升高15%，使男性谷丙转氨酶升高10%，强心剂使男性谷丙转氨酶升高15%，降压药使女性谷丙转氨酶升高15%。

7. 药物对总蛋白定量的影响

（1）升高：肾上腺素、血管紧张素具有血液浓缩作用，可导致血清总蛋白增高。促肾上腺皮质激素、皮质类固醇、合成的类固醇、雄激素、生长激素、胰岛素、甲状腺制剂、黄体酮有促进或增加蛋白质合成的作用。静脉注射氨基酸可导致测定结果升高。血清中的右旋糖酐在双缩脲反应中产生浊度，导致结果假性增高，而氯贝丁酯导致总蛋白升高的机制不明。

（2）降低：抗癫痫类药物可使总蛋白降低约3%。吡嗪酰胺、利福平等可损害肝脏，导致蛋白质合成减少。三甲双酮致蛋白质从尿中丧失，汞化合物致白蛋白尿，均可致总蛋白降低。铵离子影响呈色反应，使总蛋白假性降低。

8. 药物对电解质测定的影响

（1）药物对钙定量的影响

1）升高：甲状旁腺素制剂可致机体迅速排泄磷，增加肾小管和肠道的钙吸收，并引起骨吸收，从而引起血钙升高。

双氢速甾醇增加尿磷排泄，使骨钙流失，从而导致血钙升高。

维生素D促进肠钙吸收，增加肠道对钙的直接吸收。

氢氯噻嗪、三氯噻嗪、氯噻嗪（长期应用时）减少钙的排泄致血钙升高。合成的类固醇、雄激素、雌激素、黄体酮可产生钙潴留。葡萄糖酸钙可明显增加新生儿的血钙。己烯雌酚用于乳腺癌患者时，可在24h内引起血钙迅速升高。睾酮和甲睾酮治疗乳腺癌时亦可致血钙升高。雌二醇（大剂量）、氯噻酮、噻嗪类、解酸剂（若含有钙）、碱性解酸药和对乙酰氨基酚均可致血钙升高。

2）降低：降钙素可致血钙明显减低。

乙酰唑胺可引起肾小管酸中毒，导致钙、磷吸收减少。高浓度镁盐和磷酸盐抑制钙的吸收。苯妥英钠长期应用可加速维生素D的代谢，维生素D减少，钙随之降低。长期用抗惊厥药的儿童中约30%血钙降低。苯巴比妥可降低血钙，是长期应用的代谢作用所致。利尿剂、汞利尿剂、呋塞米、皮质类固醇等增加钙的排泄，使血钙降低。普卡霉素抑制骨钙吸收。静脉注射硫酸钠、枸橼酸钠抗凝剂（输血时）及葡萄糖可降低血钙。紫霉素可引起电解质失调，发生手足搐搦。炔雌醇可致血钙下降伴白蛋白减少。门冬酰胺酶可致低白蛋白血症，可使60%病例的血钙降低。聚苯乙烯硫酸钠为离子交换树脂，可致钙从粪便丢失。三甲双酮、四环素（见于孕妇）可降低血钙，而甲氧西林降血钙机制不明。

（2）药物对钾定量的影响

1）升高：肾上腺素使肝脏钾释放入血，导致血钾暂时性升高。螺内酯对抗醛固酮和去氧皮质酮，氨苯蝶啶类似醛固酮拮抗剂，但不依赖内源性醛固酮的存在，使钠、氯、碳酸氢根排出增多，导致钾升高。肝素可减少肾脏排钾。苯乙双胍可引起高血钾伴发乳酸中毒。环磷酰胺使钾升高的机制可能与肿瘤细胞迅速溶解有关。静脉注射组胺致血钾明显升高。四环素引起血钾升高常伴氮质血症。静脉注射大量青霉素钾可引起高血钾，尤以肾功能不全者明显。超剂量的异烟肼致高血钾。

甲氧西林、先锋霉素Ⅱ、两性霉素可引起肾毒性，硼酸的毒性作用引起急性肾小管坏死，这些因素均可致血钾升高。

2）降低：具利尿作用的药物有氢氯噻嗪、呋塞米、依他尼酸、环噻嗪、氯噻嗪、氯噻酮、苄噻嗪、氨苯蝶啶、三氯噻嗪、泊利噻嗪、汞利尿剂（某些病例）、尿素和乙酰唑胺（抑制碳酸酐酶活性，可致钾损失超过钠）、双氯非那胺（制碳酸酐酶活性）。利尿剂使血钾降低约20%。

具盐皮质激素作用的药物有醛固酮（致低钾低氯性碱中毒）、醋酸泼尼松、泼尼松龙、皮质类固醇、促肾上腺皮质激素、可的松、去氧皮质酮。另外，地塞米松、糖皮质激素、氢化可的松和氟氢可的松均可致尿排钾增多，从而导致血钾降低，多黏菌素可能有类固醇作用。皮质激素疗法约使血钾降低6%。

胰岛素和葡萄糖引起钾向细胞内转移，致血清钾降低。

紫霉素具有肾毒性，引起低血钾；新霉素可引起钾吸收不良；口服过期失效的四环素引起肾毒性，可产生明显的低血钾；静脉注射青霉素钠增加钾从肾小管的丢失；羧苄西林降低血清钾的机制尚不明，可能是由于钾的重分布或增加排泄；普卡霉素可降低血钾；对氨基水杨酸对肾小管的作用或引起呕吐可致低血钾；嗜酒者有抗利尿激素的分泌失调，从而降低血钾。

磷酸盐导致钾进入细胞、促进糖原异生，重碳酸盐可致代谢性碱中毒，硫酸钠可使钾排泄增多，以上药物均可致血钾降低。

（3）药物对钠定量的影响

1）药理学影响

A. 升高：引起盐潴留的药物有氢化可的松（伴水肿）、糖皮质激素、氟氢可的松（伴水肿）、合成的类固醇、皮质类固醇、促肾上腺皮质激素（伴水肿）、去氧皮质酮（伴水肿）、泼尼松龙（很轻度）、醋酸泼尼松（轻度）、醛固酮、黄体酮、雌激素（水潴留）、口服避孕药、血管紧张素、保泰松、羟基保泰松（明显）、萝芙木、二氮嗪、胍乙啶（可能是由损害肾小管功能所致）、甲基多巴（水肿）、肝素钠和碳酸氢钠（亦可致代谢性碱中毒）。山梨醇和甘露醇的脱水作用可使血钠相对升高。静脉注射氨基酸可致钠潴留。甲氧氟烷损害肾小管功能。硼酸中毒时引起急性肾小管肾病。可乐定很可能直接作用于肾小管。静脉注射硫酸钠可引起液体潴留、昏迷。四环素可致高血钠伴肾损害。

B. 降低：由于利尿作用而致血钠降低的药物有氢氯噻嗪、氨苯蝶啶、尿素、氯噻嗪、依他尼酸、呋塞米、泊利噻嗪、氯噻酮（伴钾的丧失）和汞利尿剂。环噻嗪、丙磺舒和长春新碱可使抗利尿激素不适当地分泌，从而致血钠减少。螺内酯能对抗醛固酮对远端肾小管中钠重吸收的促进作用，故钠和氯排泄增加，从而致血钠减少。

二氯苯磺胺离解产生Cl^-，置换HCO_3^-，产生高氯性酸中毒，细胞外液过量的氯引起利尿，该离子同时带走了钠、钾和水。

升压素可导致血钠减少伴水潴留。硫酸盐可与钠结合而排泄，使血钠降低。两性霉素B有明显降低血钠的作用。甘油可使钠减低。

2）药物的化学性质干扰试验结果：铜、钾、钙和高浓度蛋白在高温时均可影响火焰光度法的试验结果，致血钠升高。氟化物可干扰试验结果，使血钠升高。

（4）药物对无机磷定量的影响

1）药理学影响

A. 升高：氢氯噻嗪改变甲状旁腺激素代谢致血磷升高。雄激素及合成的类固醇可增加磷的潴留。维生素D可增加肠和肾小管吸收磷。肝素制剂含磷。应用呋塞米使液体持续丧失，当复原时可暂时性增加血磷。米诺环素可损害肾功能；米诺环素可引起肾毒性；甲氧西林有肾毒性，可引起肾功能不全及氮潴留并伴随血磷增加。

B. 降低：甲状旁腺素、降钙素和苯巴比妥可促进磷的排泄，氢氧化铝在肠道可与磷结合导致磷相对减少，胰岛素可增强葡萄糖的磷酸化作用，肾上腺素可增强糖异生作用，普卡霉素可抑制骨钙的吸收，以上药物均会引起血磷降低。乙醚麻醉后可使血磷降低。

2）药物的化学性质干扰试验结果：吩噻嗪、甘露糖、枸橼酸盐和草酸盐的理化性质可影响钼蓝呈色反应，使试验结果降低。

9. 药物对自身抗体测定的影响　免疫抑制剂可致自身抗体测定假阴性。

10. 其他　某些药物对测定结果的影响是不容忽视的。例如，青霉素可导致尿蛋白结果出现假阴性；服用大剂量维生素C可使酶法测定血中葡萄糖、胆固醇、三酰甘油的结果假性降低。药物能增加一些蛋白质的结合水平，从而影响这些物质的存在方式。总之，正确全面了解药物对测定结果的影响是十分必要的，这对正确解释检验结果是有帮助的。

三、免疫试验干扰对标本检验结果的影响

免疫试验特异性不仅取决于抗体的结合特性，也依赖于标本中抗原及其基质、试剂成分等。那些能够改变标本中待测分析物浓度或干扰抗体结合的物质，都可能成为潜在因素，对检验项目的准确性造成干扰。分析干扰为"存在于标本中的物质的影响，致结果不正确"，可能是依赖于分析物的，也可能是独立的。独立于分析物的干扰常见于溶血、脂血、抗凝剂。随分析物而来的干扰是标本中的成分与一种或多种试剂抗体之间的反应，包括化学上有差别但结构相似的成分、与抗体发生交叉反应的嗜异性抗体、人抗动物的抗体、自身抗分析物抗体、类风湿因子和其他蛋白质。免疫试验干扰作为一种常见的分析干扰，对标本检验结果有不容忽视的影响。从不同干扰类型来了解免疫试验干扰，对检验人员正确解释检验结果是十分有帮助的。

1. 存在于临床标本中的干扰　可分为外源性与内源性两大类，见表1-3。

表1-3 干扰的分类

内源性干扰	外源性干扰
类风湿因子	标本溶血
嗜异性抗体	标本脂血
人抗动物抗体	标本被细菌污染
自身抗体	标本储存时间过长
补体	标本凝固不全
溶菌酶	冰冻保存标本反复冻融
抗试剂成分的抗体	其他：如钩状效应（hook effect）
交叉反应物质	

（1）内源性干扰

1）类风湿因子（rheumatoid factor，RF）：一般为IgM型，亦有IgG型和IgA型，具有与变性IgG产生非特异结合的特点。在捕获法IgM型特异抗体的测定中表现最为明显，因为此时固相包被的抗体为抗人μ链抗体，IgM型RF的存在可使其大量结合于固相。

RF干扰的排除可以通过如下方法：稀释标本；改变酶标抗体；用变性IgG预先封闭标本中的RF；检测抗原，可加入还原剂如2-巯基乙醇去除RF；使用特异的鸡抗体IgY作为酶标或固相抗体。

2）嗜异性抗体：是指对不能充分定义的抗原所产生的能对两种或更多种免疫球蛋白发生反应的抗体。嗜异性抗体是源于人的、内源性的、弱的多特异性抗体；它们天然存在并与多物种抗体反应。某些传染源也可以引起低亲和力嗜异性抗体的响应，如能与不同种类的红细胞蛋白发生交叉反应的抗体具有广泛反应性，能与鼠、绵羊、马、兔、豚鼠和母牛抗体发生反应。

3）人抗动物抗体（human anti-animal antibody，HAAA）：是人体外周循环中存在的具有抗动物蛋白活性的抗体，是免疫学分析干扰的重要来源，尤其在双位点夹心法检测中。HAAA既是人体与外来的蛋白质抗原特异免疫反应的产物，也是通过某些免疫反应而生成的物质。HAAA常见的例子有马抗蛇毒血清、从大马哈鱼中纯化的降钙素、来自猪器官的凝血因子Ⅷ和胰岛素、兔来源或鸡来源的疫苗。特异性抗体应答由来自鼠或鼠抗体衍生的治疗药物触发，或者在体内诊断中随含动物抗原制剂而产生，如接受过动物源性药剂或接受动物源物品诊断的患者有高干扰抗体发生率。自从鼠单克隆抗体（mAbs）被用于医疗目的，人抗小鼠抗体（human anti-mouse antibody，HAMA）为最经常遇到的HAAA类型干扰抗体。

4）自身抗体：可干扰非免疫试验和一系列免疫试验，如抗甲状腺球蛋白、抗胰岛素、抗甲状腺激素抗体等，能与其相应靶抗原结合形成复合物，在免疫测定方法中可干扰相应抗原抗体的测定。为避免以上情况出现，可在测定前用理化方法将其解离。

在慢性淋巴细胞性甲状腺炎（桥本病）、格雷夫斯病、治疗后的甲状腺功能亢进（简称甲亢）、肿瘤、甲状腺肿和非甲状腺的自身免疫状态下的患者中已经报道了抗甲状腺激素的自身抗体。甲状腺激素自身抗体的干扰依赖于检测系统，虽然仅标本中的少数引起干扰，但在自身免疫病患者中可高达10%。当游离甲状腺素（FT_4）和促甲状腺激素（TSH）的结果与实验室或临床医师的分析不一致时，应怀疑其存在。

在巨乳素（macro-PRL）类型中存在着抗促乳素自身抗体，这种抗体可能引发高催乳素血症，进而导致不必要的治疗。巨乳素最初是催乳素（prolactin，PRL）的一种大分子络合物，且一种IgG直接结合到PRL分子内的特定抗原决定簇上，其生物学利用度降低，通常视其在生物学上是无活性的。

5）补体：因为在固相吸附及结合过程中，固相抗体和酶标二抗抗体分子发生变构，其抗体可结晶片段（Fc）的补体第1成分q（C1q）结合位点被暴露出来，这样C1q作为一个中介物将二者交联起来，从而出现假阳性或假性增高结果。

固相抗体也会因为活化补体的结合，封闭抗体的抗原表位结合能力，从而引起假阴性结果或使定量测定结果偏低。

补体干扰的排除可以通过如下方法：56℃、30min加热可使标本中补体C1q灭活；使用特异的鸡抗体IgY作为酶标或固相抗体。

6）溶菌酶：与等电点较低的蛋白有强的结合能力。免疫球蛋白的等电点约为5，因此在双抗体夹心法测定中，溶菌酶可在包被的IgG和酶标的IgG间形成桥接，从而导致假阳性或假性增高结果。为保证免疫测定的可靠性，有必要从标本中去除溶菌酶或将其封闭，铜和卵白蛋白可有效地封闭溶菌酶，防止其结合IgG。

7）抗试剂成分的抗体——抗链霉亲和素抗体：链霉亲和素是由链真菌产生的，机体会出现抗链霉亲和素抗体的原因目前尚不清楚。

8）交叉反应物质：如果一种免疫项目的试剂含有直接作用于某分子而非靶抗原的抗体，交叉反应的特性也会造成高估或低估标本中分析物的浓度。在诊断免疫项目中，交叉反应是一个应注意的问题，内源性分子与存在的被测分析物具有类似的结构或与分析物的代谢产物具有共同的交叉反应抗原决定簇，或者服用了类似药物。

早期的人绒毛膜促性腺激素（HCG）免疫试验与黄体生成素（LH）存在交叉反应，但目前已生产出更加特异的抗体，使HCG检测的大多数试验很少发生与LH的交叉反应。然而，对于用免疫试验检测类固醇的项目而言，与药物及其代谢物的交叉反应仍是一个应注意的问题。把高浓度、足以引起假阳性或假阴性的交叉反应物质的干扰降至最低是检验中期望的目标。

（2）外源性干扰

1）标本溶血、脂血及临床检查用药剂的干扰：血红蛋白中含有血红素基团，其有类似过氧化物的活性，因此，在以辣根过氧化物酶（HRP）为标记酶的酶联免疫吸附试验（ELISA）测定中，如血清标本中血红蛋白浓度较高，则其很容易在温育过程中吸附于固相，从而与后面加入的HRP底物反应并显色。

脂血可以干扰某些免疫学项目，特别是散射浊度法和透射比浊法。标本或试剂被带标记的测量干扰物污染，如酶抑制剂、眼科检查用的荧光基团、放射显影的同位素等，需经冲洗而消除。

2）标本被细菌污染：细菌生长所分泌的一些酶可能会对抗原抗体等蛋白产生分解作

用，细菌的内源性酶如细胞色素氧化酶等可催化一些酶标志物的底物产生检测信号。

3）标本储存时间过长：标本在2～8℃下保存时间过长，IgG可聚合成多聚体，在间接法ELISA测定中会导致本底信号过高，甚至造成假阳性或假阴性结果。血清标本如是以无菌操作分离，则可以在2～8℃下保存1周，如为有菌操作，则建议冰冻保存。标本若长时间保存，应于-70℃以下保存。

4）标本凝固不全：血液采集后，如收集管中无促凝剂和抗凝剂，则血液通常在半小时后开始凝固，18～24h完全凝固。日常检验中，常在血液还未开始凝固时即离心分离血清，此时因血液没有完全凝固，离出的"血清"并非完全的血清，其中仍残留部分纤维蛋白原，如将其加入微孔中，在ELISA测定过程中仍可以形成肉眼可见的纤维蛋白块，易造成假阳性结果。血液标本采集后，应使其充分凝固，然后再分离血清，或标本采集时用带分离胶的采血管或于采血管中加入适当的促凝剂。

5）其他：临床与实验室之间的充分沟通是降低临床误诊误治的关键要素。一个错误的检测结果比没有检测结果更有害。冰冻保存标本反复冻融、免疫检测中的钩状效应等都会干扰检验结果。

2. 减少干扰的有效方法

（1）分析干扰的实验室手段：对标本进行系列稀释后，再对稀释系列标本进行检测；回收实验；使用嗜异性抗体封闭剂处理后，再次检测；使用另一种检测系统平行检测。

（2）与临床的沟通：免疫试验结果假阳性、假阴性、假性升高、假性降低是客观存在的，问题是如何发现与甄别。临床医师及时与检验科人员沟通患者的生活史、诊断和诊治用药剂是必要的；检验技师需掌握试剂盒成分和方法学；检验医师应了解项目的生物学变异和免疫试验的干扰，参加临床会诊；可通过医技密切协作来保证医疗质量。

四、溶血、黄疸、脂血对标本检验结果的影响

溶血、黄疸、脂血通常会干扰反应产物的光学检测结果。一些基于光学方法的检测通常对标本颜色较敏感。此外，溶血、黄疸、脂血不仅会导致光学干扰，还会导致化学干扰。例如，血红蛋白可能对核酸测定的常用方法聚合酶链式反应（PCR）产生抑制作用，从而干扰其测定。

1. 溶血干扰 溶血是体内或体外红细胞的破坏。大多数溶血发生在体外，这是由于标本采集、运输、处理或储存过程中的机械破坏。高渗性休克、洗涤剂、标本中葡萄糖耗尽或遗传性疾病引起的红细胞脆性增加均会导致溶血发生。体外溶血将红细胞的内容物释放到血清或血浆中，包括血红蛋白和常测的高浓度组分。例如，溶血可能通过腺苷酸激酶（AK）的释放影响肌酸激酶（CK）活性的测定，其影响CK测定过程中腺苷二磷酸底物的去除。红细胞中钾的含量为血清中的20倍，若标本溶血，钾的测定结果会大大升高。再如，由1%的红细胞破坏造成血液标本溶血时，乳酸脱氢酶的测定结果可为实际水平的272%，丙氨酸转氨酶为实际水平的220%，还可干扰肌酐、胆红素、胆固醇等物质的检测反应。溶血时，除了红细胞被破坏外，粒细胞系统亦可被破坏而释放出谷氨酸脱氢酶等酶类，使被检测的血清酶含量升高。此外，溶血时血小板破坏后，可使钾、镁、酸性磷酸酶

（acid phosphatase，ACP）升高，可干扰肌酐、胆红素、胆固醇等物质的检测反应。

如果溶血发生在体内，这些成分的增加不被认为是干扰，可能有助于评估患者的临床状况。溶血时释放的血红素在体内大部分与触珠蛋白结合，并迅速从循环中除去。乳酸脱氢酶（LDH）通常会升高，但血钾会与组织中钾平衡，并且可能正常。或者，大量红细胞细胞内液的释放可能会稀释一些血清/血浆分析物，然而体内溶血仍可能增加血红蛋白浓度，足以干扰某些检测值。

除了红细胞内容物释放外，血红蛋白的光谱特性可产生干扰，其铁原子的氧化还原反应的激活或过氧化物酶可与试验的分析物结合产生干扰，如对中性粒细胞的干扰。虽然血红蛋白的光谱吸光度峰约为420nm，但它在340nm、440nm和540nm处有显著吸收。例如，血红蛋白在正常胆红素浓度下引起胆红素测定中的正干扰，在高胆红素浓度下引起负干扰。光谱干扰可能是影响测定结果的原因，例如，在溴甲酚绿法中，白蛋白、血红蛋白阴性可能是由其与试剂组分或分析物的化学反应导致的。

2. 黄疸干扰 黄疸是因患者体内胆红素浓度升高而引起。胆红素的检测可能受到两种机制的干扰：第一，光谱干扰，胆红素的吸收波长在400～540nm；第二，由其化学反应性而引起的化学干扰，在涉及H_2O_2的测定中产生负偏倚，干扰胆固醇、葡萄糖、三酰甘油、尿酸等物质的测定。与血红蛋白干扰一样，光谱和化学效应都有可能发生。

3. 脂血干扰 大的脂质颗粒引起体积变化，使得测量的标本体积显著大于该标本中的体积。这种体积置换效应可能会对某些分析方法造成负面干扰，如主要存在于血清或血浆水相中的电解质。虽然这种效应可以在氯化物和钾的结果中检测到，对钠离子的影响最为明显。如果通过离子选择电极（ISE）方法在水馏分中进行分析，并且没有稀释标本（所谓的直接ISE方法），则测定钠离子的方法不受脂血的影响。包括标本稀释的ISE方法（间接ISE方法）和其他包括标本稀释的方法（如火焰光度测定法）将受到脂血的负面影响。除了假性低钠血症是最广为人知外，其他分析物也可能受到由脂血引起的体积置换的类似影响。

第三节　标本采集的质量控制

随着检验医学不断发展，先进的检测方法和技术已逐渐代替了传统的检验手段，然而在整个检验过程中依然存在较多的问题，会影响最终结果的准确性。临床标本是检验科的主要工作对象，标本管理质量是检验结果准确的基础，从临床医师申请检查项目到标本的最终销毁要经历许多环环相扣的节点，涉及医师、护士、检验技师等诸多工作人员，各项工作的完成有赖于临床科室及有关职能部门的配合与支持。标本管理贯穿于临床检验标本分析前、分析中及分析后整个检验过程，受诸多因素影响。因此，需要采取有效的管理措施对临床检验过程各个阶段和各种影响因素进行全面的控制，从而提高标本的质量，保证检验结果的准确性。

一、分析前的控制环节

标本管理分析前质量控制从临床医师申请检验开始，包括检验项目的申请、采集标本前患者的准备、原始标本的采集、标本的运送、标本到达实验室后。分析前质量控制的目标是保证标本能够反映患者的真实状态，在整个实验误差中，分析前误差占据较大的比重，因此分析前标本的质量控制对减少实验误差、提高检验质量尤为重要。

（一）检验项目的申请

1. 检验项目的正确选择 检验前环节需要临床科室参与，实验室有必要予以相应的信息指导，为临床科室介绍实验室所开展检验项目的选择、参考值、医学鉴定水平和相关影响因素，从而方便患者、医师及护理人员获取相应的检验信息，保证检验项目的选择科学、合理。同时，医师应该明白准确度是相对的并了解变异系数等概念，这些信息也能够提示临床医师在分析检验结果时需要考虑一些无法在标本采集前进行修正的影响因素，如遗传、种族等生物学变异。

2. 检验申请单的开具 申请是检验活动的开始，检验人员不仅需要通过申请单辅助审核报告，而且可以通过申请单初步判断标本是否符合要求。规范的检验申请单应包括能够识别患者和申请者的全部信息，同时提供相关的临床资料，保证字迹清晰，内容完整、准确，应包括：患者姓名；性别；年龄或出生日期；患者所在区域（住院或门诊、急诊等）；唯一性标识或条码；标本类型（如晨尿、中段尿或其他类型的尿液标本）；申请检测的项目；诊断或主要症状；申请医师签字；标本在运输前是否需要冷藏；开单的实际日期和时间；可能干扰标本分析的药物（如是否使用了抗菌药物、膳食补充剂如维生素C等）；任何可能影响分析结果的特殊情况（例如，装运标本的防腐剂、可能有经血、采集标本前剧烈运动，以及任何相关的临床信息）。

（二）患者的准备

在采集检验所需要的各种标本之前，需要做好相应的准备工作。已知很多因素（包括饮食、药物、运动、情绪等）可能会影响患者的检验结果，因此标本采集前医师和护士需要尽可能地告知患者与检验项目相关的注意事项，以最大限度地排除这些因素的干扰。医护人员要通过教育、交流来逐步提高患者的认识，实验室人员也应为患者提供相应的信息指导。

（三）标本的正确采集

高质量的标本应能够反映患者当时的真实状态且符合标本采集要求，标本正确采集的关键在于对采集人员进行采集的影响因素、注意事项、采集方法等的全面培训。在具体采集各种检验所需标本的时候，采集人员应熟练掌握采集技术，熟悉临床标本采集的注意事项，严格按照医院质量管理的相关规范及实验室关于标本采集的指导信息规范采集流程，正确选择合适的标本容器，并按照不同的标本情况，合理进行采集。

标本采集过程中可能影响检验结果的主要内容包括：查对制度，不同检测项目的要求，采集时间，采集部位，采集顺序，不同种类的标本保存方法，采集容器及添加剂，采集量的准确性。

（四）标本的运送

实验室应依照国家和地方的法律法规制定相关程序规范和监控标本的运送流程。许多检测项目对标本离体后的保存有特殊要求，如温度、湿度、光照、时间等。负责标本采集和运送的人员应熟练掌握相关知识，严格执行运送工具的选择、标本的保存环境等方面的规定。标本采集后应尽快转送，由专人或专用的运输系统运送，确保在规定时间内送达检测实验室。一般情况下，标本在采集后应及时运送至实验室，一些标本因为特殊原因无法及时接受检验，应根据检测指标在不同条件下的稳定性需求进行妥善的保存。此外，还应保证标本在传送过程中的安全性，使用专用标本运送储存箱以防止过度震荡；用有盖容器采集运送标本，注意标本的隔离、封装，防止标本渗漏、蒸发与污染，以及标本对环境的污染；防止标本及唯一性标志的丢失和混淆；对怀疑有高生物危险性的标本，应按相关条例的要求输送，严密包装，防止传染他人。

（五）标本的验收及处理储存

由于标本在被接收前的过程中可能受多种因素的影响，实验室应建立一套标本接收、拒收的标准和相关处理流程。

检验科收到标本后应立即专人核对，不符合接收标准的要按拒收原则执行。标本拒收原则如下。

（1）未正确使用抗凝剂的标本。

（2）严重溶血及静脉营养时严重脂血并影响检测结果的血液标本。

（3）血量不足，难以满足检验需要量的标本。

（4）需要空腹抽血而未空腹的标本；需要特殊处理而没有做到的标本。

（5）需防腐处理而未加防腐剂的尿液标本；24h未注明尿量的标本。

（6）送检标本容器破损导致标本泄漏；标本污染；厌氧培养标本未满足厌氧要求；条形码不完整、不清晰，有污染、破损现象，仪器不能识别的标本；未做到无菌处理的各种培养标本。

（7）经查对，患者姓名、年龄、性别、住院号、床号及检验号等不相符的标本。

（8）其他不符合检测要求的标本。

不合格标本原则上应拒收，但对于某些特殊情况，如标本获取比较困难或为无法替代的标本，应优先处理，但在最终检验结果上应注明并提示临床医师可能影响检测结果的因素。不合格标本应尽快退回或与临床医师联系，以免耽误临床诊疗工作。

二、实验室分析前的准备

实验室应制定相关程序，保证标本质量在被检测前的处理和保存过程中不受影响。检验人员收到标本后，应根据不同指标的稳定性，以不同的方式在规定时间内进行处理和保存。对于不能立即检测的标本，要严格按要求分离并置于合适温度和环境中保存。对于某些对检测时间有严格要求的检测项目，应按要求尽量减少存放时间，如血钾、凝血因子检测等。一定保证所有标本在分装之后能溯源到原始管。

（李忠信　苏卫东　左　铎）

参 考 文 献

李忠信，1997. 现代临床实验诊断手册. 天津：天津科学技术出版社.

托马斯 L，贝特尔海姆 P，2004. 临床实验诊断学：实验结果的应用和评估. 吕元译. 上海：上海科学技术出版社.

石同才，2011. 临床检验诊断手册. 北京：人民军医出版社.

中国合格评定国家认可委员会，2023. CNAS-CL02：2023 医学实验室质量和能力认可准则.［2025-1-24］. https://www.cnas.org.cn/rkfw/sys/rkyq/rkzz/art/2024/art_717098409.html.

中华人民共和国卫生部医政司，1991. 全国临床检验操作规程. 南京：东南大学出版社.

Castinetti F，Albarel F，Archambeaud F，et al，2019. French Endocrine Society Guidance on endocrine side effects of immunotherapy. Endocr Relat Cancer，26（2）：G1-G18.

CLSI，2008. Immunoassay interference by endogenous antibodies；approved guideline. CLSI document ILA30-A. Wayne，PA：Clinical and Laboratory Standards Institute.

CLSI，2012. Hemolysis，icterus，and lipemia/turbidity indices as Indicators of interference in clinical laboratory analysis；approved guideline. CLSI document C56-A. Wayne，PA：Clinical and Laboratory Standards Institute.

Fox T，Geppert J，Dinnes J，et al，2022. Antibody tests for identification of current and past infection with SARS-CoV-2. Cochrane Database Syst Rev，11（11）：CD013652.

Ghazal K，Brabant S，Prie D，et al，2022. Hormone immunoassay interference：a 2021 update. Ann Lab Med，42（1）：3-23.

第二章

标本采集装备及应用

第一节 血液标本采集装备及应用

一、血液标本采集装备概述

血液标本是临床检验中最常见且比例最高的标本类型。血液标本采集装备根据血液标本的类型可相应地分为静脉血液标本采集装备、动脉血液标本采集装备和末梢血液标本采集装备。

二、血液标本采集装备介绍及应用

（一）静脉血液标本采集装备

真空静脉血标本采集系统就是通常所说的"真空采血系统"。至20世纪80年代，真空采血系统由于干净安全、简单可靠的特点已在世界范围内被广泛采用，并被美国临床实验室标准化委员会推荐，成为采血的标准器械。目前多数实验室的静脉血采集均已采用真空采血系统，该系统中双向针的一端在持针器的帮助下刺入静脉，另一端插入真空试管内，血液在负压作用下自动流入试管。这种封闭式采血方法能减少溶血、保护血液有形成分，提高检测结果的可靠性。同时还能避免血液外溢引起的污染，并有利于标本的转运和保存。标准真空采血管采用国际通用的头盖和标签颜色显示采血管内添加剂种类和试验用途。工作人员可根据不同检验项目选择相应的真空采血管。

1. 采血管 真空采血管标准直径为13mm，长为75mm或100mm，由高质量玻璃或塑料制成。虽然大小恒定，但由于管内真空度不同，可以抽取不同体积的血样。管内含各种添加剂（抗凝剂和促凝剂等），无须自己配制、添加，可以满足各种检验对血样的要求。有资料表明，使用注射器采血的过程中19%可能发生肉眼可见的溶血，使用真空采血管溶血的可能性则为3%。工作人员应根据检验项目提前准备好相应的采血管，采血管上必须有标签标注病案号、患者姓名、项目名称等资料。常用真空采血管分类见表2-1。

表2-1 真空采血管分类国际通用标准

采血管分类	添加剂	附加物	字母代号	标签及管帽颜色
血清分离管	无[c]	无	Z	红色
	促凝剂	无	无	红色
	促凝剂	分离胶	无	金黄色
急诊生化管	肝素锂	无	LH	绿色
	肝素钠	无	NH	
	肝素锂	分离胶	无	
	肝素钠	分离胶	无	
血常规管	EDTA-K$_3$[a]	无	K3E	紫色
	EDTA-K$_2$	无	K2E	
	EDTA-Na$_2$	无	N2E	
核酸检测管	EDTA-K$_2$	分离胶	无	紫色
血凝检测管	枸橼酸钠9:1[b]	无	9NC	浅蓝色
血沉管	枸橼酸钠4:1[b]	无	4NC	黑色
血糖检测管	氟化物/草酸盐	无	FX	灰色
	氟化物/EDTA盐	无	FE	
	氟化物/肝素盐	无	FH	
微量元素检测管	肝素锂	无	无	深蓝色或绿色
ACD管	ACD溶液[d]	无	ACD	金黄色

注：标签的色标并不是指整个标签的全部颜色，而仅指其彩色部分。管帽颜色是指帽盖的外观颜色，不包括管帽内部的塞子颜色。

a. EDTA是乙二胺四乙酸（ethylenediaminetetra-acetic acid）的缩写。

b. 标示血液体积与液体抗凝剂体积之比（如枸橼酸钠9:1表示血液与枸橼酸钠溶液的体积比为9:1）。

c. 推荐用字母代码Z和红色色标。

d. A指枸橼酸钠；C指枸橼酸；D指葡萄糖。

（1）管体

1）管体材料：采血管应由不会导致凝血系统激活的材料（如表面硅化的玻璃或聚丙烯材料）制成，以避免标本接触容器时引起凝血激活产生凝块。材料不同可能导致某些项目检测结果存在差异，建议实验室使用同种材料的采血管。聚丙烯真空采血管因具有不易破损、采血量固定、预置抗凝剂、采血过程封闭等优点而得到广泛应用。不同厂家的采血管质量可能存在差异，实验室在选择新的真空采血管时，应对其质量进行评估，以确认其能够满足要求。

管体采用的材料应能够保证可以看清内容物，但暴露在紫外光或可见光下会造成管内的内容物或采集后的血液标本受到损害的情况除外。容器的任何部分不得有可割伤、刺伤或划伤使用者皮肤的锋利边缘、凸起或粗糙的表面。管内应无目视可见的异物。

如仅采用真空方式采血，采血管须能够在标称的保质期内保持真空度。现有采血管均为玻璃或塑料制成；出于安全原因的考虑，强烈建议使用塑料制成的采血管。用于制造采血管的塑料种类包括聚乙烯对苯二甲酸酯、聚乙烯、聚丙烯、聚四氟乙烯、聚硅氧烷、聚氯乙烯、聚丙烯腈和聚苯乙烯。使用塑料采血管有一定的局限性，如相对于玻璃采血管，塑料的气体通透性较高。聚丙烯和聚乙烯对苯二甲酸酯是常用于制造采血管的两类塑料成分。

2）管体耐受性：用于生产采血管的所有材料须能够耐受常规采血、保存、运输和处理时对采血管产生的机械压力。另外，需要保证采血管在整个保质期内能够耐受说明书中列出的离心条件。

相对离心力（RCF，g 值）是比每分钟转数（r/min）更有意义的一个指标。有效半径是从转子转轴与采血管内液体底部之间的、从转轴开始水平方向测量出的最大距离。

RCF计算公式：

$$RCF = 1.118 \times 10^{-5} \times r \times n^2$$

式中，r 为有效半径（cm）；n 为转速（r/min）。

（2）管帽

1）管帽材料：采血管可以使用胶塞或塑料螺口盖进行密封。采血管的管帽设计需保证能够进行针头重复穿刺和重新密封，同时也必须能够很容易地按照采血管说明书建议的方式取下。

通常情况下胶塞由橡胶制成，如异丁烯-异戊二烯或含氯的异丁烯-异戊二烯橡胶。胶塞需要使用润滑剂以便达到最佳使用效果（如更容易取下或重新盖上）。部分采血管中使用的胶塞含有增塑剂三（丁氧基乙基）磷酸酯（TBEP），可从 α-糖蛋白上置换部分药物，这种情况下，药物在血液中重新分配，红细胞摄取的药物量增高，造成血浆或血清中药物浓度降低。因此建议选择优质的丁基橡胶胶塞，减少对检测结果的干扰，另外也可减少对分析仪探针的磨损。

如果仅使用真空方式采血，则管帽须能够在标称的有效期内保持真空度。应咨询采血管和检测设备平台生产厂家管帽的最大穿刺次数。

采血管管帽的设计应保证在不同情况下按生产厂商使用说明书能够正常和安全地使用。①在采血过程中，管帽不会松动或从采血管上脱落。②按照指定方法进行混匀的过程中管帽不会松动。③取样时，应很容易用戴手套的手指和（或）用机械方式取下管帽，不会发生标本污染手指或机械移除装置的情况。④运输过程中管帽不会发生松动。

2）管帽润滑剂：可使用硅油、甘油或其他液体以便盖上或拔出管帽。用于管帽的润滑剂不仅能起到润滑作用，同时还能够减少管帽附着的红细胞和血凝块，这些附着物可能从管帽上脱落，污染血清层或血浆层。检测血中甘油和三酰甘油，不应使用甘油作为采血管的润滑剂。硅对检测方法的干扰较小，因此硅化胶塞更受欢迎。

（3）表面活性剂：作用是降低或消除非特异性吸附、改善试剂稳定性或改变固相表面性质使其疏水性更强，从而减少因非共价结合造成的抗体损失。在其他非特异性作用中，高浓度的表面活性剂可造成与固相被动吸附的抗体出现直接损失。当血样中存在过量表面活性剂时，表面活性剂可造成吸附的抗体脱落而形成干扰。

注：按照采血管生产厂家的建议使采血管中的血量达到采血量指示位置，保证正确的添加剂与血样的比例，这对于尽量减少可能的干扰尤为重要。

（4）添加剂：如果添加剂列在美国药典（USP）、美国化学会分析试剂分级或其他相关规范内，则其需达到相应的规范要求，或在分析合格证（COA）中有明确记录，或在供应商提供的类似文件中进行明确标注。

如果添加剂未列入上述参考范围，则应由生产厂家确定相应的指标并在特定采血器具的生产规格中明确标注。

（5）特殊采血管：一些特殊的枸橼酸盐抗凝采血管中含有特殊添加剂，以增强某些出凝血检测标本的稳定性，延长其检测前标本放置时间，如枸橼酸盐-茶碱-腺苷-双嘧达莫（citrate theophyline adenosine dipyridamole，CTAD）采血管、D-苯丙氨酸-脯氨酸-精氨酸-氯甲酮盐酸盐（D-phenylalanine proline arginine chloromethyl ketone，PPACK）采血管。这类采血管的特点包括：①能够减少血小板活化；②高度酸化以稳定纤溶系统各因子；③含蛋白酶抑制剂。CTAD采血管在使用枸橼酸盐作为抗凝剂的基础上，添加了茶碱、腺苷和双嘧达莫等物质，能够最大限度地减少血小板活化，更有利于普通肝素（unfractionated heparin，UFH）、β-血小板球蛋白、血小板因子4（platelet factor 4，PF-4）和纤溶酶原激活物抑制物-1（plasminogen activator inhibitor-1，PAI-1）等物质的检测。使用普通采血管，含UFH的全血标本需在采集后1h内处理，而使用CTAD采血管采集的标本可在室温（通常指18～25℃）保存4h。PPACK采血管在枸橼酸盐抗凝剂中添加了蛋白酶抑制剂氯甲酮，可帮助提高某些特殊蛋白活性检测的标本稳定时间。

尽管这些特殊采血管能够帮助减少某些项目由标本稳定性引起的分析前变异，但往往存在价格较高、较难获得，甚至需要低温避光保存等缺点，通常仅少数实验室在特殊情况下使用。实验室若选择使用这些特殊采血管，为了避免基质效应，应使用基于同样采血管采集标本确定的参考区间。

（6）分离胶：分离胶与塑料采血管具有很好的亲和性，主要由硅橡胶、大分子碳氢化合物、疏水胶等组成，是具有触变性的黏性胶体，呈惰性，气密性好、透明度高，其比重在1.045～1.050，介于血细胞比重（1.060～1.080）与血清比重（1.025～1.030）间，在离心过程中，分离胶内网状结构被破坏，变性成黏度低的流体，移至血清层与血细胞层之间，离心完毕后又重新形成网状结构，固化形成屏障隔离层，将血清与细胞完全分离，惰性分离胶本身不干扰和吸附待测标本，可有效避免血细胞代谢及破坏对血清生化成分的影响。

分离胶具有触变特性（其在静态条件下呈半固体，施力时黏度降低），使其能够在离心分离过程中流动。分离胶的比重在血清和凝结的细胞比重之间，由此可确定界面的位置。分离层的形成是否充分、完整取决于离心时间、温度和离心力。分离层的均匀性与时间有关。分离层不完整可能是因为离心时间过短或者离心力不当。

部分分离胶采血管在分离后的血清上方或中间可出现分离胶碎片或油滴。分离胶碎片或油滴会影响加样头、涂层管及反应杯，并与免疫检测系统的固相结合，从而产生物理干扰。按照生产厂商的建议，应避免在过高的温度下使用采血管、错误的离心速度或特殊的放置方式，这对于尽量减少分离胶对检测方法可能的干扰尤为重要。

（7）促凝剂：将血液采集至静脉采血管或末梢血采集管后，应尽快并完全地形成血凝块和血清，以便通过离心将血凝块与血清完全分开。一般情况下，玻璃采血管不需要促凝剂，血液在与玻璃的接触过程中可以启动凝血过程。但塑料采血管需要有促凝剂参与，如硅藻土、无机硅颗粒、聚乙烯吡咯烷酮等有机化合物，也可以是使促凝剂发挥作用的塑料微球。玻璃的主要成分是二氧化硅，促凝剂的主要成分是二氧化硅时的促凝效果会更好。

注：按照采血管生产厂家的建议使产品中的血量达到采血量指示位置，保证正确的添加剂与血样的比例，这对于尽量减少可能的干扰尤为重要。

（8）抗凝剂：为防止血液出现凝集，可采用抗凝剂获得血浆和全血标本。最为常见的抗凝剂是乙二胺四乙酸（EDTA）、肝素和枸橼酸钠。在标本中加入一定浓度的抗凝剂可保持某些特定待测物稳定，但可能使其他待测物的检测出现问题，经常是干扰抗原抗体复合物的结合或使其沉淀。目前使用的添加剂中很多采用管壁上喷雾干燥的形式，但部分采血管仍然使用了液态添加剂。液态添加剂可能导致标本稀释，虽然不是一种干扰，但可能影响回收率、参考值及医疗决策。

1）乙二胺四乙酸（EDTA）：是一种氨基多羧酸，可以有效地螯合血液中的钙离子，阻止和终止内源性或外源性凝血过程，从而防止血液凝固，与其他抗凝剂比较而言，其对血细胞的形态影响较小，故通常作为抗凝剂，用于一般血液学检测，不适合用于微量元素及聚合酶链式反应检测。EDTA盐对血细胞形态和血小板计数的影响很小，适用于多项血液学检测，尤其是血小板计数。但EDTA钠盐溶解度明显低于钾盐，有时影响抗凝效果。乙二胺四乙酸二钾（EDTA-K$_2$）特别适用于全血细胞分析及血细胞比容测定，室温下6h内红细胞体积不改变。EDTA影响血小板聚集，不适合用于凝血功能检测和血小板功能试验。

由于EDTA具有螯合能力，可对某些检测项目产生干扰。例如，EDTA可以结合金属离子，如铕（免疫学检测试剂中使用）或在免疫学检测试剂中作为酶（如碱性磷酸酶）辅助因子的锌和镁。因此血液与EDTA的比例是最佳检测（检验）结果的关键因素。标本量不足造成的标本-试剂混合物中EDTA水平过高可使镁和锌更多地被螯合，影响化学发光法中使用的碱性磷酸酶标记的活性，影响促肾上腺皮质激素（ATCH）和甲状旁腺激素的检测。高浓度EDTA造成高渗使红细胞皱缩，影响红细胞体积，出现形态学改变。

2）肝素：主要通过与抗凝血酶Ⅲ形成复合物而发挥作用。这种复合物在加速对凝血酶抑制作用的同时，可防止出现凝血或激活凝血酶，从而阻止纤维蛋白原形成纤维蛋白。肝素可干扰部分抗原-抗体反应。使用肝素可降低部分抗体的反应速度，特别是在双抗体系统的沉淀步骤中尤为严重。使用固相系统可减少这个问题。肝素可沉淀冷纤维蛋白原，因此不得用于冷纤维蛋白原的研究。外源注射的肝素对于血清中甲状腺素和其他待测物的影响已有研究。研究表明肝素可刺激脂蛋白脂肪酶，进而释放出未酯化的脂肪酸。未酯化的脂肪酸可抑制放射性标记的甲状腺素与甲状腺素结合球蛋白的结合，使甲状腺素结果显著增高。

肝素是生理性抗凝剂，具有抗凝力强、不影响血细胞体积、不易溶血等优点。除有些因素会干扰凝血机制检测项目外，绝大多数的检测可用肝素作为抗凝剂，肝素是红细胞渗透脆性试验理想的抗凝剂。尽管肝素可以保持红细胞的自然形态，但其常可引起白细胞聚集，并使血涂片在瑞氏染色时产生蓝色背景，因此肝素抗凝血不适合血液学一般检测。

3）枸橼酸钠：是另一种钙螯合剂，常用于凝血检测。枸橼酸钠是某些酶（谷草转氨酶和碱性磷酸酶）的抑制剂。同时也可作为其他抗凝剂，如枸橼酸葡萄糖（acid citrate dextrose，ACD）和枸橼酸盐-茶碱-腺苷-双嘧达莫的组成成分。

枸橼酸钠与血液的比例是1∶9，多用于临床血液学检测，一般用于红细胞沉降率和凝血功能的测定，其毒性小，也是血液保养液的成分之一。大部分凝血试验都可用枸橼酸钠抗凝，它有助于凝血因子 V 和凝血因子Ⅷ的稳定，并且对平均血小板体积及其他凝血因子影响较小，可用于血小板功能分析。

4）草酸钾：是另一种抗凝剂，对钙有螯合作用。草酸钾可使水从细胞渗入血浆，从而引起红细胞皱缩，可使血细胞比容降低10%。草酸同样对多种酶有抑制作用，如酸性磷酸酶、碱性磷酸酶、淀粉酶及乳酸脱氢酶。草酸钾最常见的用途是与糖酵解抑制剂共同作为抗凝剂使用。

有一类抗凝剂中包含糖酵解抑制剂成分，如氟化钠和碘乙酸钠。氟化钠可抑制糖酵解途径的酶系统，达到保护葡萄糖和乙醇等的作用。由于氟可以抑制酶的活性，采集到含氟化钠采血管中的标本可能不适于进行免疫检测。碘乙酸钠抑制肌酸激酶活性，但对临床检测没有其他明显影响。

由于抗凝剂和糖酵解抑制剂的性质，采用特定抗凝剂和糖酵解抑制剂采集的血样无法用于特定的检测。检测试剂生产厂商应明确指出经验证可以在检测系统上使用的血浆来源。临床实验室同样应验证血浆采血管是否适用于其检测方法和设备平台。

注：按照采血管生产厂家的建议，使产品中的血量达到采血量指示位置，保证正确的添加剂与血样的比例，这对于尽量减少可能的干扰尤为重要。

（9）无菌：所有用于临床诊断检测的静脉采血管必须为内部无菌，并显著标识为无菌。辐射灭菌是目前国际上普遍采用的真空采血管灭菌方法。辐射灭菌的原理是射线束通过分子间隙穿透玻璃、金属和高分子等材料，直接破坏微生物的核糖核酸、蛋白质和酶等与生命有关的物质，使微生物死亡；另外，射线也可在微生物体内先作用于生命重要分子周围的物质（主要是水分子），产生自由基，自由基再作用于核酸、蛋白质和酶等使微生物死亡。辐射灭菌是在常温下进行的，适用于对热敏感的塑料制品、生物制品和药物。其灭菌过程易于控制，一旦加工参数确定（即吸收剂量，物质单位重量所得到放射线的能量），时间便是唯一可调因素，产品质量差异小。产品经辐照后可以立即使用，无须解析，无污染。

（10）采血量与充盈度的准确性：在生产过程中对采集工具的采血量和充盈度的准确性进行评估时，采血量应在标称值的±10%范围以内。

无论添加剂为固体还是液体，均应按照采血管生产厂家的建议使产品中的血量达到采血量指示位置，这对于保证正确的添加剂与血样的比例至关重要。

（11）采血管规格：采血管标称规格应包括采血管直径和总长度，以及采血管采血量的标称值。对于含有添加剂的采血管，应有足够的上部空腔以便充分混匀。相关细节内容见生产厂商的标识（标识应包括使用说明和包装内说明书）。

完整的采血器具应与常用的离心机转头匹配，只要按照生产厂家说明正确地放置、离心和从离心机中取出，不会发生破碎或泄漏。

32 检验标本
管理与应用

（12）说明书：应在产品中提供关于使用内容的说明书（包括对使用针头/具有安全装置的器械进行标本采集方法的描述），说明书可为纸质的或在可能的情况下通过网络的方式提供电子版说明书。

所有采血管内的已知物质或化学添加剂如对检测过程或结果产生临床上的显著干扰或偏倚，应在包装标签上标注，以便使用者明确了解使用的局限性。

（13）批号与失效日期：每种容器均应使用与产品包装标签所示类别相应的标识以便识别。只要位置允许，可在每支采血管或微量采集管的标签上采用容易阅读的字体明确标注或打印批号和失效日期。此外，采血管应保留一定的空白位置，用于记录患者身份信息。

产品批号是用来表示某一批特定类型的采血管是在同一时间内生产的。采血管生产厂商应根据真空度保持情况及添加剂有效性的研究结果确定失效日期。如果采血管在其失效日期之后使用，管内真空可能无法抽吸所需血量以充满采血管；这种情况下可出现采血时间过短的现象，导致产生临床检测无法接收的标本。含有添加剂的采血管在失效日期之后可能无法正常使用。

对于没有空白位置标注批号和失效日期的产品，应在产品外层包装的标签中明确标注这些信息，客户可以联系生产厂商，以获得与产品有关的其他必要文件（记录）。在发现多个采血管有问题后可使用此信息联系生产厂商。这将有助于临床实验室满足相关规范对产品质量评估和核查中可追溯性的要求。

（14）真空采血管的性能验证

1）外观：试管应透明，无异物；试管无变形和破损；标识应清晰。

2）抽吸量：应准确，抽吸量与公称液体容量的相对偏倚应在±10%。

3）管体强度：采血管在水平式离心机下应能承受3000g的相对离心力，即测试采血管在充装水至刻度线的条件下，用水平式离心机采用3000g的相对离心力，离心10min而不发生破裂或泄漏。

4）血清分离管纤维蛋白挂壁情况：血清分离管离心后不应出现纤维蛋白挂壁。

注：若采用分离胶促凝管进行测试时，可以增加评估分离胶的性能。

5）溶血情况：采血管采血后进行离心，不应出现溶血（排除临床原因）。

6）抗凝管的凝血情况：抗凝管中充分混匀的血液标本在显微镜下观察应无凝块。

7）无菌：真空采血管内腔应无菌，结果判定为合格。

8）结果可比性：可比性验证的标准应满足临床需要，同时考虑检测系统的性能状况。不同项目的分析质量要求可采用国家认可机构设置的分析质量的最低标准。采血管不同项目比对结果的相对偏倚若符合分析质量要求，表明采血管可满足临床应用要求。

2. 采血针和持针器

（1）采血针：用于穿刺静脉和真空采血管管帽，主要包括直式采血针和蝶翼采血针，分别简称为直针和蝶翼针。采血针一端连接真空采血管，另一端进行皮肤穿刺，一次静脉穿刺成功后，可以抽取单个或多个血样。工作人员应根据静脉的特点、位置、采血量选择合适的采血针针号。

（2）持针器：用于固定直式采血针，是供采血人员手持进行静脉穿刺的器具。持针器应配合规格统一的采血管使用，一端连接双向针头，另一端连接真空管，并确保穿刺真空采血管管帽时的针在保护套内，避免穿刺真空采血管管帽时误伤采血人员。

（3）采血针的要求：通常19～22号的一次性标准采血针均可使用，成年患者以21号采血针最佳。采血针的型号数字越大，孔径越小，应避免使用极细（如大于25号）的采血针，可能会导致针管内血流过激而引起溶血。某些特殊患者（如婴幼儿）可使用23号采血针采集标本。

如果使用真空采血系统，采血针和持针器应该是同一厂家制造的。不同厂家的产品会有细微的差异，不配套使用可能造成连接不稳或针头脱落，在采血过程中会破坏真空，使采血失败。为防止潜在暴露危险，采血针要具备安全性，采样后能迅速移开，并抛弃到锐器盒内。

3. 注射器 如果使用普通注射器采血，静脉穿刺采血用的针和管必须配套，也可根据需要准备各种规格的针头。另外需要注意的是，在使用过程中应注意避免发生针刺伤等，杜绝安全隐患。

4. 血培养瓶 血培养是把静脉穿刺获得的血液接种到一个或多个培养瓶或培养管中，用来发现、识别细菌或其他可培养分离的微生物（如大肠杆菌、念珠菌、真菌等），这些微生物存在于血液中，形成血流感染。血培养有重要的临床应用价值，通过血培养能够获得病原菌，确诊病因，更重要的是能为后续的鉴定药敏检测提供病原体信息，从而更有效地指导临床治疗。临床怀疑有全身感染可能的患者均具有送检血培养的指征，包括发热（$\geq 38℃$）或低体温（$\leq 36℃$）、寒战、白细胞增多（$> 10 \times 10^9/L$）、粒细胞减少、血小板减少、皮肤黏膜出血、昏迷、多器官衰竭、血压降低、呼吸加快。

目前血培养常用的方法包括手工血培养系统和自动化血培养系统。采用全自动血培养仪，配合专用的培养瓶，可以大大加快检测速度，提升检出率。血培养报阳时间的中位数为15h，短于24h的病例超过75%，95%～97%具有临床价值的细菌会在3～4天内被自动化血培养系统检出。全自动血培养仪对于普通细菌的检测周期（除分枝杆菌等生长周期较长的细菌以外）一般设定为5天。

（1）需氧微生物培养瓶：主要用于微生物学检验，可提高检出率。其主要成分包括蒸馏水、大豆-酪蛋白分解肉汤、酵母浸膏、氨基酸、糖、聚茴香脑磺酸钠、维生素、抗氧化剂/还原剂、非离子吸附树脂、阳离子交换树脂。

（2）厌氧微生物培养瓶：主要用于厌氧菌培养，可提高检出率。其主要成分包括蒸馏水、大豆-酪蛋白分解肉汤、酵母提取物、动物组织分解物、葡萄糖、血红素、维生素K_3、枸橼酸钠、硫醇、丙酮酸钠、皂角苷、除沫剂、聚茴香脑磺酸钠；培养基中被预还原加入二氧化碳气体和氮气。

（二）动脉血液标本采集装备

动脉血液标本检测指的是动脉血气分析、电解质、乳酸等项目。多数情况下，理想的经皮肤动脉采血的采集器具是1mL、3mL、5mL的预充适当浓度和种类的冻干肝素盐或其他适当抗凝剂的自充式一次性采血器。肝素种类的选择可根据需要分析的物质和分析方法而定。目前动脉血液标本采集装备主要包括专用动脉采血器或注射器。对于动脉血液标本采集装备，采血器和添加剂的要求和影响分述如下。

1. 采血器 采血器采用的材料须能够保证可以看清内容物。容器的任何部分不得有可割伤、刺伤或划伤使用者皮肤的锋利边缘、凸起或粗糙的表面。针管内应无目视可见的异物。现有采血器主要为塑料制成，与玻璃不同，制造塑料注射器的聚丙烯和其他高分子材料的通透性在一定程度上比玻璃高。因此建议管体采用优质的高密度聚丙烯或聚乙烯对苯二甲酸酯塑料。

建议在使用塑料采血器采集血气分析和（或）电解质分析标本时，应在采集后30min内进行分析。在室温下30min或更少的时间内，血液中氧和二氧化碳水平受到的影响很小，但不包括白细胞或血小板计数增高的情况。出现增高的标本和用于特殊检测［肺泡-动脉氧分压差（$P_{A-a}O_2$）或"分流"研究］的血样应立即或在采集后5min内进行检测。分析的延迟可能过长时（超过30min），建议使用玻璃采血器并置于冰水中保存。

注：不建议采血器保存在冰水中时进行电解质检测，温度可影响进出红细胞的扩散水平，最终造成钾的检测结果不可靠。冰水保存仅适用于血气测定。

动脉血（血气）标本采集系统为根据动脉血（血气）标本的特殊性和操作的安全性而设计的专用器械，包括专用动脉采血针、隔绝空气用针塞和针座帽，动脉采血针针筒采用螺口设计，严格固定针头，防止在采集动脉血样过程中针头松动所导致的危险。采血针筒壁的致密度和双重密闭针栓可有效防止血气标本与外界发生气体交换。采血前可根据试验所需预设采血量，使动脉穿刺操作安全简便、避免血样浪费。针筒后端有设计独特的自动排气装置，可在动脉压作用下将针筒内部残余气体迅速完全地自动排出，避免"无效腔"气体对动脉血气检测结果造成干扰。针筒内预置足量的固体肝素锂抗凝剂，抗凝完全，而且可避免标本稀释和抗凝剂对离子检测结果的干扰。该系统配套提供高密度针塞和针座帽以隔离空气，采集后可直接送检或短期保存标本。

2. 动脉采血抗凝剂 血气分析的添加剂为抗凝剂，如冻干肝素。肝素的选择决定于所需进行的检测项目及所使用的分析方法。使用单一标本同时测量电解质和血气时，所用抗凝剂需对所检测的全部项目影响很小或没有影响。由于普通肝素可与钙离子及其他电解质离子结合，这些离子通常与血气和pH同时进行分析，现在可以使用特殊的肝素，其能够基本消除与这些离子结合所造成的影响。因此国际临床化学和实验室医学联盟（IFCC）推荐钙平衡的肝素锂作为抗凝剂，以确保离子检测值的准确。

肝素对结果的影响如下。

（1）使用液体肝素时的稀释作用会降低pH、电解质、二氧化碳浓度，氧分压在大多数情况下会升高；为了尽量减少误差，动脉采血器中对应的无效腔空间应该不超过采血体积量的5%。

（2）肝素盐的种类（如肝素钠可使充满采血器的血样中钠的水平升高1～3mmol/L）。

（3）肝素结合离子型钙。使用干粉和"冷冻干燥"的抗凝剂可消除肝素溶于水基介质所造成的稀释作用。IFCC指出，固态肝素钠加入血样中可能引起以下问题：测定的钠离子浓度假性升高、酸碱度（pH）及碳酸盐浓度降低、钙离子浓度降低；干燥的肝素没有充分或快速地溶解，采血器具中的血样会出现凝血。IFCC建议的固态肝素使用浓度如下：

玻璃材质，40～60IU/mL；塑料材质，12～50IU/mL。

注1：肝素作为抗凝剂可催化抗凝血酶Ⅲ激活，由于肝素是一种催化剂，仅需要极少量肝素，但肝素必须在血液中快速溶解以发挥抗凝作用。一旦凝血开始，肝素就无法逆转凝血过程。

注2：虽然肝素锂不能用于锂检测的标本，但常作为电解质和血气分析的抗凝剂。同理，肝素钠在检测钠时不得作为抗凝剂使用。

注3：用于全身性抗凝的治疗用肝素不应作为血气标本的抗凝剂，其浓度非常高（10 000U/mL），可同时造成离子型钙浓度和pH改变。

（三）末梢血液标本采集装备

末梢血液标本指的是经皮肤穿刺后获得的末梢血液标本，主要用于血液学检测。

1. 末梢采血器 末梢采血的穿刺设备已由最初的三棱针、柳叶针发展到目前具有安全性、简单性、微痛性、可靠性的安全采血器，包括触压式末梢采血器、按压式末梢采血器和专门针对足跟采血的足跟采血器。新型的末梢采血器一般具有穿刺深度恒定、针头不暴露、出血量充分、一次性使用等特点。此外，激光采血仪也可以作为一种采血工具。世界卫生组织（WHO）推荐使用安全采血器。

各种末梢采血器及其特点如下所示。

（1）触压式/按压式一次性末梢采血器：采血针或刀片一般选用不锈钢材料且经射线消毒，针尖锋利并具有多种切面设计。采用弹簧式设计，穿刺迅速，穿刺深度恒定，可明显减轻受试者的疼痛和紧张程度，保证采血质量；且穿刺后针/刀片永久回缩，杜绝重复使用，在减轻受试者痛感的同时，可避免针刺伤的发生，尤其适合儿童使用。操作者可综合检测项目的需血量及受试者的情况（年龄、体重等）选择不同规格型号（针管外径和穿刺深度）的末梢采血器。

（2）三棱针：传统用于末梢采血的三棱针对操作人员穿刺技术要求较高，穿刺深度难以控制，且痛感较明显，创面容易污染；暴露的针头容易使儿童产生恐惧感、依从性差。

（3）激光采血仪器：激光采血的原理是利用强大的激光脉冲，瞬间穿透皮肤形成出血点。这种采血器形成的创口极小，采血的深度可根据受试者的皮肤状况进行调节，因其与受试者皮肤没有任何接触，可避免医源性交叉感染。但采用激光采血仪器采血时会发出"噼啪"的爆裂声和轻微的皮肤烧焦气味，可能令受试者感到不安。

2. 微量采血吸管 为一次性使用的可带有定量标识的中空玻璃或塑料材质吸管，血液可通过虹吸作用流入管内，可用于对采集的末梢血进行定量转移。

3. 末梢采血管

（1）种类：全血管——常用添加剂为乙二胺四乙酸二钾（紫色帽管）；血清管——分为红色帽管和黄色帽管，红色帽管为无添加剂，黄色帽管添加剂为促凝剂及惰性分离胶；血浆管——分为绿色帽管和浅绿色帽管，绿色帽管添加剂为肝素锂，浅绿色帽管添加剂为肝素锂及惰性分离胶。

（2）使用建议：应选用管壁光滑、添加剂比例恰当、喷涂均匀、标记清晰的末梢采血管。血液应易于混匀，避免微小血凝块产生，以保障检验结果的准确性。容器的任何部分不得有可割伤、刺伤或划伤使用者皮肤的锋利边缘、凸起或粗糙的表面。管内应无目视可见的异物。有 0.5mL 和 1mL 规格，适用于动物、儿童的血常规生化检测等。

（3）末梢采血管管帽：末梢采血管的管帽设计必须满足按照采血管生产厂家的建议方式能够容易地取下管帽并牢固地重新盖上的要求。

（四）特殊末梢血——干血滴标本采集装备

1. 采集卡 样式：滤纸应由 100% 纯短棉绒制成，不含添加剂；基重应为 179g/m²，24in×36in（1in=2.54cm）；pH 应为 5.7～7.5（检测方法为国际标准化组织发布的标准 ISO 6588-1）；灰分：最大 1%。采集卡上应注明的中文信息：新生儿的姓名、性别、出生日期、体重、胎龄，母亲的姓名，病历号，标本采集日期。

2. 晾干架 让血液标本在水平、非吸收性的开放表面上于 18～25℃ 的温度下风干至少 3h 或过夜。自然干燥，避免高湿度，避免阳光直射，不应加热、堆叠或让采集卡滤纸上的血斑接触其他表面。不要将采集卡放在通风口或其他移动空气源的前面。在充分干燥之前，不应将采集卡放在（气密）密封的容器中并通过气动导管运输。

采集卡之间可能会发生交叉污染，所以采集卡之间不应该接触。在将采集卡放入容器进行运输之前，采集卡应旋转 180°，在堆叠过程中，应使卡上方和下方的血斑成 180°。如果采集卡被物理屏障（折叠层或单个信封）隔开，则无须旋转标本。

（五）其他设施材料

1. 采血盘/推车 用于盛放采血所有必需品，如乙醇或成品乙醇棉片、皮肤消毒剂、止血带、无菌棉签和止血用品等，防止操作过程中物品遗漏，影响采血过程。在血液标本采集时，应将该操作所需的所有器材安放于安全、方便可及的推车或托盘上，确保所有器材均在视线范围内。如使用采血盘，应将采血盘放在坚固的表面（如床头柜）上，切勿放置于患者床上。如携带推车，推车下层可放置锐器盒、垃圾袋等物品。

消毒剂遵循《医疗机构消毒技术规范》（WS/T 367—2012）及《静脉治疗护理技术操作规范》（WS/T 433—2013）的要求。可使用的消毒剂包括（不限于）：碘酊与异丙醇复合制剂，葡萄糖酸氯己定，聚维酮碘与乙醇复合制剂，碘、醋酸氯己定与乙醇复合制剂，75% 医用酒精等。

2. 移动式采血工作站 有条件的医疗机构可配备移动式采血工作站，工作站配备托盘、锐器盒、存放抽屉和架子等，可以取代传统的采血托盘。工作站带有万向轮，具有可移动的特点，可使采血流程更加方便，提高工作效率，同时避免了在患者床上放置所需设备的情况。

（1）标本收集装置：托盘或试管架，用于存放采血管，当标本数量较多时，可将采血管分类放置，避免出现乱放、乱掉的现象，也避免了采血管的破损，同时减少使用过程中出现的失误。

（2）止血带：作用是使血压增至 40mmHg。常用乳胶止血带，但污染后必须立即弃去。条件允许的情况下可选用卡扣式止血带，其优点为与皮肤接触面积较大、操作方便、可调节松紧度。

（3）止血用品：可使用无菌棉球、纱布或棉签，采血完毕后压住穿刺处。胶带可选择低致敏性的医用胶带等。

3.采血防护装备

（1）锐器盒：应一次性使用，使用容积不宜超过其总容积的3/4，使用时间不宜超过48h。

（2）个人防护用品：包括医用帽子、口罩与手套等。工作人员应在开始采血前佩戴医用帽子、口罩与手套。每完成一位患者血液标本采集，应洗手后更换新的手套；如条件不允许，至少在完成每一位患者血液标本采集后使用速干手消毒剂，按照WHO推荐的洗手法进行消毒；如采血过程中手套沾染血液或破损，应及时更换。如采血对象有多重耐药菌感染、呼吸道传染病、血源性传染病且有血液、体液喷溅风险，应按照医院隔离技术规范及《血源性病原体职业接触防护导则》进行个人防护。

（3）刺破处理箱：应配备刺破处理箱，如发生刺破损伤，严格按照相关卫生管理条例处理。

第二节　尿液标本采集装备及应用

一、尿液标本采集装备概述

尿液标本的检测项目繁多，其中尿常规检测作为一种筛查手段，在临床上的应用非常普遍。其他尿液相关项目检查频率较低，但不同项目对尿液标本采集装备的要求有所不同。错误的尿液标本采集装备或收集方式可能导致错误的检验报告，甚至误导临床对疾病的诊断和治疗。本节将以尿常规标本采集装备为重点梳理尿液标本采集装备及其应用。

二、尿液标本采集装备介绍及应用

（一）尿常规标本采集装备

1.尿杯与尿袋　主要的尿液收集容器应该由干净、防漏、无颗粒的一次性惰性材料（不与尿液发生反应）制成，容器内或盖子不应存在干扰物质（如洗涤剂）。尿液收集容器开口为圆形，体积大于50mL，直径大于4cm，容器底部应有一个宽的底座，适于稳定放置。用于辅助尿液流入采尿管，避免直接使用尿管采集时溢出、污染。

2.离心管　用于尿液常规检查的离心管可由塑料或玻璃制成；需足够长，防止离心时尿液标本溢出；应洁净、透明、便于尿液外观检查；需带容积刻度（精确到0.1mL）。离心管底部呈锥形，便于浓缩沉渣；无化学物质污染；离心管需有盖子，可防止试管内液体溅出及气溶胶形成；建议使用一次性塑料离心试管。

（1）管体材料：尿管用于转运尿液标本，并根据需要作为离心管用于尿液沉渣的制备。因此材料需要有足够的硬度，以避免在掉落或离心过程中破损。管体材料可采用塑料或玻璃，但必须透明，以便肉眼直接观察尿液的颜色和性状。尿管应有收缩的底部（如锥形），以便离心后浓缩尿沉渣，并且在直接倒掉上清液时保证底部浓缩部分不会丢失或减少。

（2）容量分级：尿管常用的容积为12mL和15mL，管体上应有明确的刻度以进行容积分级，便于尿量标准化及显微镜检查后的结果换算。锥形底部的容积为0.2mL。

（3）标签：尿管应具有标签，标签应贴于尿管上，不能贴在盖子上。标签的材质具有防水能力，且在冷藏和冷冻时能稳定粘贴。标签应包括足够的空白空间，用来标识患者的姓名、唯一标识、标本采集日期和时间，以及防腐剂的名称（如使用的话）。如果防腐剂溢出可对人体造成伤害，应在标签上写上警示内容。

（4）盖子：尿管应有配套的密封盖，保证尿液标本在运送和传输过程中不会发生溢洒。盖子最好为螺纹样式，这样在打开盖子的过程中能减少气溶胶的形成。

3. 集尿瓶　用于收集12h或24h尿液标本，为清洁、避光、带盖的大口容器，容量为3000～5000mL。

4. 真空采尿装置　包括真空尿液收集装置和两端开口的中空针。真空尿液收集装置的顶部开口被易于中空针插入的密封件密封。通过真空尿液收集装置的负压作用直接将尿液吸入真空尿液收集装置中进行检验或培养，操作方便、快捷，减少了尿液标本在采集和转移的过程中可能被污染的环节，提高了尿液标本检测或培养所得结果的准确性。

5. 防腐剂　根据检验要求在尿中加入防腐剂。

6. 移液管　用于转移尿液标本和混匀尿沉渣，其必须洁净，且不可重复使用。

（二）特殊化学检测尿液标本采集装备

（1）收集容器：可以是一个或多个一次性、宽口、洁净的塑料或玻璃容器。容器应足够大，可容纳大约3L尿液。部分检测物质（如卟啉）对光敏感，应选用棕色收集容器。

（2）为防止尿液长时间滋生细菌或变质，对于大多数化学成分检查，有条件的可以将尿液冷藏保存。对于插尿管的非卧床患者，可将尿袋存放在冰袋上；如果是卧床患者，应定期清空尿袋，并将收集的尿液冷藏保存。

（3）无冷藏条件时，为保证尿液标本分析物的稳定，可使用防腐剂，在尿液收集开始前将防腐剂添加到收集容器中。当有几种可选用的防腐剂时，应选用最为安全的。

对于24h尿液标本，根据检查项目不同，使用不同的防腐剂。①浓盐酸：适用于24h尿液标本中17-羟皮质类固醇、17-酮类固醇、儿茶酚胺、草酸盐、钙、磷等的定量测定。②甲苯：适用于24h尿液标本中肌酐、葡萄糖、蛋白质、微球蛋白、钾、钠、丙酮等项目的定性或定量测定。③10%麝香草酚异丙醇：适用于测定24h尿液标本中钾、钠、钙、胆素原、胆红素的测定。④40%甲醛：用于管型、细胞学检查。⑤硼酸：用于24h尿液标本中蛋白质、尿酸的测定。⑥冰乙酸：用于24h尿液标本中醛固酮、儿茶酚胺、雌激素的测定。⑦碳酸钠：用于测定尿卟啉。

第三节　粪便标本采集装备及应用

一、粪便标本采集装备概述

不同粪便检验所需的采集装备要求不完全相同，目前医院粪便检测最常见的仍然是粪便常规检测，因此本节主要阐述粪便常规标本采集装备及其应用。

二、粪便常规标本采集装备介绍及应用

在收集粪便时，应让粪便和尿液分开，以免干扰检测结果。可通过竹签、干燥小棒或其他干净、干燥的材料将粪便标本转移入粪便标本容器中，采集的标本应足量，至少采集指头大小的粪便，以供复查用或防止粪便迅速干燥，稀便用塑料吸管吸取至载玻片直接镜检。

1. 粪盒和便杯

（1）粪盒：粪便标本容器原则上采用密封、不渗漏、干净、不易破损、无吸水性的容器。最好用内层涂蜡的有盖硬纸盒，便于检查后焚毁消毒。随着科技和生产能力的提高，如今多数粪盒均为商品化容器。粪盒根据是否与粪便分析仪配套使用可分为具有搅拌功能和不具有搅拌功能两种。

（2）便杯：杯体多为透明塑料材质，便于观察粪便形状。部分粪杯具有过滤网和分离、浓缩寄生虫卵的功能。粪杯应有标签，标签应贴于杯体上，不能贴在盖子上。标签不能完全覆盖杯体，应留出可视窗以便于观察。标签的材质应具有防水功能，标签应包括足够的空白空间，用来标识患者的姓名、唯一标识、标本采集日期等内容。标签可以预制条码，也可以自行打印条码，然后再贴在标签处。

容器盖必须与杯体密闭结合，否则在转运标本时可能出现盖子脱落，或者稀便溢出洒落。容器盖可附带收集粪便用的取样勺，不能有干扰检查的任何物质。

2. 肛拭子　如果无粪便排出又必须检查时，可使用肛拭子。用生理盐水湿润，肛拭子为细玻璃管材质，长约10cm，前端为光滑圆头，距离头部2～3cm处有一椭圆形光滑口，便于粪便进入，将其插入肛门4～5cm处，轻轻在直肠内旋转，蘸取肠内黏液后取出，置于密闭干燥容器中送检。灌肠或服油类泻剂所取粪便因过稀且有油滴等不适合肛拭子检查。

第四节　特殊标本采集装备及应用

一、呼吸道病原采集装备

（一）口咽拭子

口咽拭子用于采集含病原微生物标本，其由两部分组成。①涂抹棒：柄部常为塑料或

铝质，柄部的一端是具有吸附作用的采样头，采样头材质包括脱脂棉、合成聚酯纤维、聚酰胺纤维、人造丝和泡沫聚氨酯等。②手柄：位于柄部的另一端，也可作为转运装置（容器或管）的帽。

（二）采样管

核酸快速检测的采样管分为灭活型和非灭活型两种。

1. 灭活型保存液 属于病毒裂解保存液，基础液是改良的核酸提取裂解液，成分有胍盐、核糖核酸酶（RNase）抑制剂。常温保存即可。它的优点如下。

（1）内含高浓度的胍盐，可高效灭活病毒，能有效阻止核酸快速检测操作员二次感染。

（2）能在常温下保存相对较长的时间，节省了病毒标本保存及运输的成本。

2. 非灭活型保存液 属于病毒维持液型保存液。运送培养基为基础改良液，成分是Hanks液、庆大霉素、真菌抗生素、牛血清白蛋白［bovine serum albumin 或 Cohn Fraction V，简称BSA（V）］、冷冻保护剂、生物缓冲剂及氨基酸等。此类保存液必须严格低温保存。其优点是可保持病毒在体外的活性，以及抗原和核酸的完整性。

3. 注意事项

（1）对于化脓性咽炎，口咽拭子细菌培养主要用于筛查 A 群β-溶血链球菌和溶血隐秘杆菌。

（2）当怀疑口咽拭子中有淋病奈瑟菌时，临床需提前告知实验室；对于儿科患者，宜常规报告流感嗜血杆菌。

（3）一般情况下，不单独选用口咽拭子标本诊断上呼吸道感染，宜与鼻咽拭子或鼻咽吸取物联合检验以提高呼吸道感染的病原检出率。

（4）运送培养基仅用于细菌的体外培养，为一次性用品，不要重复使用以免交叉污染。请专业人员操作，严格注意无菌操作。

（5）使用前若发现拭子暴露或采样管和培养基储存管出现破裂等现象，请不要使用。

二、静脉导管标本采集装备

（一）核心采集装备

1. 采血针与适配器

（1）蝶翼针或直针：适用于导管接口连接，尤其是血培养标本采集时推荐使用蝶翼针，以减少溶血风险。

（2）导管适配器：需与导管接口匹配，确保无菌连接，避免血液污染。

2. 检测项目所需的真空采血管

3. 消毒与无菌耗材

（1）消毒剂：常用碘酊复合制剂、75%酒精或葡萄糖酸氯已定，用于导管接口及周围皮肤消毒。

（2）无菌纱布/棉球：用于按压止血及清洁操作区域。

（二）辅助工具及防护用品

1. 转注装置　若需通过注射器采集后转移至采血管，需使用专用转注装置，以减少职业暴露风险。

2. 个人防护装备　包括医用手套、口罩及帽子，确保操作者安全。

3. 锐器盒　用于规范废弃针头处理，容积不超过3/4以确保安全性。

（三）注意事项

1. 导管类型差异　对于中心静脉导管（CVC）、经外周静脉穿刺中心静脉导管（PICC）或输液港（IVAP），需根据导管结构选择适配的采血工具，部分导管需先抽取弃血再采集样本。

2. 避免污染与干扰　采血前需冲洗导管，排除残留药物或液体对检测结果的影响（如肝素封管液可能干扰凝血指标）。

3. 标签与记录　采血管需标注患者信息（姓名、年龄、采血时间等），确保样本可追溯。

三、组织标本采集装备

组织标本采集装备：一次性无菌杯和转运拭子等无菌容器。

（王国庆　李东波　王咪佳）

参 考 文 献

陈俊明，黄树林，田宁，等，2010. 中药治疗的烧伤创面细菌培养前期质量控制研究. 安徽医药，14（10）：1174-1176.

初晓坤，2016. 妇科门诊阴道宫颈异常分泌物的病原学检测. 世界最新医学信息文摘，16（30）：133-134.

丛玉隆，马骏龙，张时民，2013. 实用尿液分析技术与临床. 北京：人民卫生出版社.

郭阳，苑晓冬，佟丽娟，等，2018. 规范标本采集及送检流程对提高甲型流感病毒快速筛查阳性率的探讨与分析. 中国急救复苏与灾害医学杂志，13（6）：547-548.

姜连瑛，2014. 脑脊液检验方法及临床意义. 医药前沿，33：68-69.

李京明，2005. 细菌学检验中应注意的若干问题. 中华检验医学杂志，9：99-101.

梁平，熊晓英，皮雷鑫，等，2008. 泌尿生殖道支原体培养及药敏试验结果分析. 皮肤性病诊疗学杂志，1：26-28.

刘方鹤，刘文静，曹珍珍，等，2013. 血液和骨髓标本的细菌学检验分析. 中国现代药物应用，7（24）：83-84.

宁东，2019. 阴道与宫颈分泌物的细菌培养及其药敏分析. 华夏医学，32（2）：22-24.

尚红，王毓三，申子瑜，2015. 全国临床检验操作规程. 4版. 北京：人民卫生出版社.

孙梅，马淑清，毕艳妮，2013. 胃液的采集及检查. 医药前沿，19：375-376.

吴海福，胡必杰，许剑民，等，1999. 75例中心静脉导管培养阳性患者的回顾性调查分析. 中华医院感染学杂志，4：15-17.

徐英春，2002. 血培养操作规范. 上海：上海科学技术出版社.

许文荣，2006. 临床基础检验学. 北京：高等教育出版社.

尹保杰，贺亚雷，2016. 无菌体液标本检验前质量控制探讨. 基层医学论坛，20(10)：1380-1381.

张秀明，李炜煊，陈桂山，2011. 临床检验标本采集手册. 北京：人民军医出版社.

张艳，周威，王颖，等，2017. 呼吸系统标本采集技术在肺部感染诊断中的应用. 临床检验杂志，35 (7)：531-532.

赵建宏，戴二黑，张振国，等，2007. 医学检验标本留取及收集指南. 北京：中国科学技术出版社.

中华人民共和国国家卫生健康委员会，2018. 临床微生物学检验样本的采集和转运（WS/T 640—2018）. [2024-12-18]. http://www.nhc.gov.cn/old_file/uploadfile/20190107102306438.pdf.

中华人民共和国国家卫生健康委员会，2020. 静脉血液标本采集指南（WS/T 661—2020）. [2024-12-19]. http://www.nhc.gov.cn/wjw/s9492/202004/31b4fa14ee174bb1999142525ceba608/files/063cdfe308b74531994e90f4a6c86da7.pdf.

中华人民共和国国家卫生健康委员会，2024. 尿液标本的采集与处理（WS/T 348—2024）. [2024-12-18]. http://www.nhc.gov.cn/wjw/s9492/202407/d70afc9cbb5b45f28050c0d01628a964/files/b7762cb8d1f44ab0b2c29359f4a6cecd.pdf.

Aminabhavi T，Aithal U X，1991. Molecular transport of oxygen and nitrogen through polymer films. J. Macromol. Sci.，Polym. Rev.，1991，31(2-3)：117-163.

Burtis C，Ashwood E，2007. Tietz fundamentals of clinical chemistry. 5th ed. Philadelphia：WB Saunders Company.

第三章

检验项目的选择与临床应用

第一节 常见临床检验项目的选择

一、血液系统疾病

1. 红细胞疾病

（1）缺铁性贫血：血涂片、骨髓涂片、铁染色（缺铁金标准），血清铁蛋白、血清铁、血清可溶性转铁蛋白受体、红细胞碱性铁蛋白、红细胞游离原卟啉、网织红细胞血红蛋白容量测定。

（2）巨幼细胞贫血：血涂片、骨髓涂片，血清叶酸/维生素B_{12}、红细胞内叶酸、血清甲基丙二酸及高半胱氨酸（维生素B_{12}缺乏金标准）、内因子等测定。

（3）再生障碍性贫血：血涂片、网织红细胞计数、骨髓涂片/骨髓活检、祖细胞培养诊断。

（4）自身免疫性溶血性贫血：血涂片、骨髓涂片、直接和间接抗人球蛋白试验、酶处理红细胞凝集试验、冷凝集素试验、尿含铁血黄素试验，自身抗体的血型抗原特异性、游离血红蛋白、结合珠蛋白测定。

（5）红细胞葡萄糖-6-磷酸脱氢酶缺乏症（G6PD缺乏症）：高铁血红蛋白还原试验、硝基四氮唑蓝试验、G6PD荧光斑点试验、红细胞G6PD活性测定、G6PD基因分析。

（6）珠蛋白生成障碍性贫血：对于α珠蛋白生成障碍性贫血，有红细胞渗透脆性试验、抗碱血红蛋白测定、变性珠蛋白小体生成试验、血红蛋白电泳、肽链分析、基因分析、血涂片、骨髓涂片、网织红细胞测定。

（7）阵发性睡眠性血红蛋白尿：蔗糖溶血试验、酸溶血试验、尿含铁血黄素试验、血涂片、骨髓涂片，补体C3/C5转化酶衰变加速因子、反应性溶血膜抑制物、网织红细胞、GPI锚蛋白测定。

（8）真性红细胞增多症：血涂片、骨髓涂片、中性粒细胞碱性磷酸酶染色（neutrophil alkaline phosphatase staining，NAP染色）、骨髓活检、血清红细胞生成素测定、细胞培养。

（9）血红蛋白病：血涂片、血红蛋白电泳、变性珠蛋白小体生成试验、异丙醇沉淀试验、珠蛋白基因突变、红细胞镰变试验、肽链分析，血红蛋白、血红蛋白A2（HbA2）、血红蛋白F（HbF）、高铁血红蛋白测定。

2. 白细胞疾病

（1）传染性单核细胞增多症：血涂片（异型淋巴细胞）、骨髓涂片、血清学检查［嗜异性凝集试验、嗜异性抗体鉴别吸收试验、Epstein-Barr病毒（EBV）特异性抗体测定］、流式细胞分析。

（2）骨髓增殖性肿瘤：血涂片、骨髓涂片、血清乳酸脱氢酶测定。

（3）骨髓增生异常综合征：血涂片、骨髓涂片、骨髓活检、铁染色、过碘酸希夫染色（periodic acid Schiff stain，PAS染色）、免疫组化染色、细胞遗传学检查、分子生物学检查、骨髓细胞培养。

（4）多发性骨髓瘤：血涂片、红细胞沉降率测定（血沉）、骨髓涂片、细胞化学染色［PAS染色、酰基载体蛋白质（ACP）染色、过氧化物酶（POX）染色、苏丹黑（SB）染色、胆固醇酯（CE）染色］、凝血检查、血清蛋白电泳、免疫固定电泳、细胞遗传学检查、细胞免疫学检查，血β2微球蛋白（β2-microglobulin，β2-MG）、免疫球蛋白、本周蛋白尿测定。

（5）淋巴瘤：血涂片、组织活检、骨髓涂片、分子生物学检查、细胞遗传学检查、血沉，血β2-MG、铁蛋白、EBV、免疫球蛋白、补体、乳酸脱氢酶为测定。

（6）淋巴细胞白血病：①急性淋巴细胞白血病，血涂片、骨髓涂片、细胞化学染色（过氧化物酶染色、特异性酯酶染色、非特异性酯酶染色、PAS染色）、细胞免疫分型、细胞遗传学检查、分子生物学检查。②慢性淋巴细胞白血病，骨髓常规、细胞化学染色［PAS染色、中性粒细胞碱性磷酸酶（NAP）染色、ACP染色］、细胞免疫学检查、细胞遗传学检查、分子生物学检查、染色体检测。

（7）巨球蛋白血症：血涂片、骨髓涂片、血清蛋白电泳、免疫固定电泳、病理学检查，免疫球蛋白M（IgM）、尿游离轻链、冷球蛋白、血浆黏度、尿蛋白、血钙、肌酐测定。

（8）其他各型白血病：血涂片、骨髓涂片、细胞免疫学检查、细胞遗传学检查、分子生物学检查。

3. 出血与血栓性疾病

（1）血小板疾病：网织血小板计数、骨髓涂片、凝血检查（出血时间）、血小板表面相关抗体和补体测定、血小板生存时间、血小板聚集和黏附功能检查、游离血红蛋白和结合珠蛋白及胆红素等生化试验、血小板糖蛋白（GP）Ⅱb/Ⅲa测定等。

（2）血友病：血浆活化部分凝血活酶时间、血浆凝血酶原时间、凝血因子、出血时间、血管性血友病因子（von Willebrand factor，vWF）测定，基因分析等。

（3）获得性凝血因子缺乏症：血小板计数，凝血因子、抗凝因子、循环抗凝物质、血浆纤维蛋白降解产物（血FDP）、活化部分凝血活酶时间（activated partial thromboplastin time，APTT）、凝血酶原时间（prothrombin time，PT）、凝血酶时间（thrombin time，TT）、维生素K、肝素、抗凝血酶、血浆凝血因子Ⅷ抑制物、狼疮样抗凝物质、抗心磷脂抗体测定。

（4）血栓前状态：血小板聚集试验，APTT、PT、纤维蛋白原、活化蛋白C、血管性血友病因子抗原、血小板糖蛋白、纤维蛋白单体复合物、抗凝蛋白活性、纤溶酶原激活抑制物等测定。

（5）弥散性血管内凝血：纤维蛋白相关标志物、APTT、PT、纤维蛋白原、抗凝血酶、凝血酶-抗凝血酶复合物、纤溶酶原、优球蛋白溶解时间、纤维蛋白降解产物、生理性抗凝蛋白等测定，血浆鱼精蛋白副凝固试验（简称3P试验）。

4. 血型与输血疾病 新生儿溶血病：ABO血型鉴定、ABO血型物质相关抗体和ABO血型物质相关游离抗体测定、恒河猴（Rh）血型鉴定、母亲血清学Rh相关抗体检查、患婴血清学Rh相关抗体检查、新生儿血清学检查、抗人球蛋白试验，脐血血红蛋白（Hb）、新生儿网织红细胞、有核红细胞测定。

二、心脏疾病

1. 冠心病 肌红蛋白、肌钙蛋白、心肌酶、肌酸激酶（creatine kinase，CK）、肌酸激酶同工酶（creatine kinase isoenzyme，CK-MB）活性或质量、超敏C反应蛋白（hs-CRP）、白细胞介素（IL）-10、肿瘤坏死因子（TNF）-α等测定。

2. 心力衰竭 脑型尿钠肽、N端脑钠肽前体、可溶性致癌抑制因子2（ST2）测定。

三、肝胆胰疾病

1. 酒精性肝病 血浆乙醇浓度、酶、血清免疫球蛋白、凝血酶原时间、转铁蛋白、血浆蛋白等测定。

2. 肝硬化 蛋白质电泳、免疫学检查，总胆汁酸、血清蛋白质、单胺氧化酶、血氨、透明质酸、层粘连蛋白等测定。

3. 病毒性肝炎

（1）甲型肝炎：血清学[抗甲型肝炎病毒（HAV）IgM、抗HAV IgG或HAV总抗体]测定、抗原检测、核酸检测、核酸分子杂交[反转录PCR（RT-PCR）]、转氨酶测定。

（2）乙型肝炎：血清学定性与定量[乙型肝炎病毒表面抗原（HBsAg）、乙型肝炎病毒表面抗体（抗-HBs）、乙型肝炎病毒e抗原（HBeAg）、乙型肝炎病毒e抗体（抗-HBe）、乙型肝炎核心抗体（抗HBc）]、乙肝病毒外膜蛋白前S1抗原（PreS1）/前S2抗原（PreS2）检测、乙型肝炎病毒（HBV）-DNA定量核酸检测、HBV基因型和变异检测、转氨酶测定。

（3）丙型肝炎：丙型肝炎病毒抗体（抗-HCV）筛选试验、重组免疫印迹法（RIBA）确认试验、血清学检测（抗-HCV）、丙型肝炎病毒（HCV）-RNA核酸检测、基因分析，核心抗原、转氨酶检测。

（4）丁型肝炎：血清学检测[抗丁型肝炎病毒（HDV）IgM、抗HDV IgG抗体]、荧光免疫法或ELISA法抗原检测、HDV-RNA的RT-PCR和核酸杂交法检测、核酸检测、转氨酶检测。

（5）戊型肝炎：血清学检测[抗戊型肝炎病毒（HEV）IgM、抗HEV IgG抗体]、核酸检测、核酸分子杂交（RT-PCR）确认试验、电镜检测、抗原检测。

4. 原发性肝癌 α-L-岩藻糖苷酶、谷氨酸脱氢酶（glutamate dehydrogenase，GDH）、血清胆红素、甲胎蛋白（α-fetoprotein，AFP）、凝集素反应性甲胎蛋白（AFPL3）、异常凝血酶原（PIVKA-Ⅱ）、癌胚抗原（carcino-embryonic antigen，CEA）、α-谷氨酰转移酶

（GGT）、ALP及其同工酶检测，肿瘤基因检测。

5. 肝性脑病　血氨、前清蛋白、α1-酸性糖蛋白、凝血酶原时间测定。

6. 胰腺炎　淀粉酶、淀粉酶胰型同工酶、脂肪酶、C反应蛋白（CRP）测定。

7. 胰腺癌　肿瘤标志物［糖链抗原19-9（CA19-9）、糖链抗原50（CA50）、糖链抗原242（CA242）和癌胚抗原（CEA）］、亮氨酸氨基肽酶（leucine aminopeptidase，LAP）、胰弹性蛋白酶Ⅰ（HPEⅠ）、黏蛋白、血清胰癌相关抗原（DU-PAN-2）、肿瘤基因*p53*和*K-ras*、血清胆红素、尿胆红素、尿胆原、血清淀粉酶、ALP、GGT、LDH测定。

8. 胆囊炎、胆石症　胆红素、ALP、GGT、淀粉酶（AMY）测定。

9. 呕血　呕吐物检测、便隐血试验、血涂片。

10. 黄疸　胆红素代谢检查、凝血酶原时间测定。

11. 急性腹痛　生化、免疫学检查。

四、肾脏疾病

1. 肾小球肾炎　尿蛋白定性和24h定量、尿蛋白电泳、尿沉渣镜检、红细胞沉降率（erythrocyte sedimentation rate，ESR）、肾功能检查（内生肌酐清除率）、β溶血链球菌培养，尿α1微球蛋白（α1-MG）、β2-MG、抗链球菌溶血素O抗体、补体测定。

2. 肾病综合征　24h尿蛋白定量、尿沉渣镜检、肾功能检查［β2-MG、胱抑素C（Cys C）、视黄醇结合蛋白（RBP）、*N*-乙酰-*β*-*D*-葡萄糖苷酶、肌酐、内生肌酐清除率］，血脂、血清蛋白质测定。

3. 肾衰竭　肾功能检查［内生肌酐清除率（CCr）、胱抑素C、视黄醇结合蛋白、血清肌酐、尿素］、动态监测尿渗量，血液pH、血清离子、促红细胞生成素（EPO）、血红蛋白（Hb）测定。

4. IgA肾病　相差显微镜检畸形红细胞、24h尿蛋白定量、血浆IgA测定、肾活检标本的免疫病理学检查。

五、其他器官恶性肿瘤

1. 大肠癌　粪便隐血试验，CEA、铁蛋白、铁浓度、血清ALP、LDH、肿瘤标志物CA242和CA19-9、肿瘤基因*p53*测定。

2. 胃癌　粪便隐血试验，肿瘤标志物［胃蛋白酶原Ⅰ（PGⅠ）、胃蛋白酶原Ⅱ（PGⅡ）、PGⅠ/PGⅡ（PGR）、血清促胃液素17（G-17）、CEA、CA72-4、CA19-9］、铁蛋白、铁、维生素B$_{12}$、幽门螺杆菌检测等。

3. 肺癌　凝血功能检查，血清蛋白质、酶类、肿瘤标志物［神经元特异性烯醇化酶（NSE）、CEA、鳞状细胞癌抗原（SCCA）、细胞角蛋白19的可溶性片段（CYFRA21-1）、促胃液素释放肽前体（ProGRP）］、痰液细胞学、肿瘤基因［表皮生长因子受体（*EGFR*）基因、间变性淋巴瘤激酶（*ALK*）基因］检测等。

4. 鼻咽癌　生化常规检查、肿瘤标志物、EB病毒抗原、SCCA等检测。

5. 前列腺癌 肿瘤标志物 [前列腺特异性抗原（PSA）、游离前列腺特异性抗原（f-PSA）、ACP和前列腺酸性磷酸酶（PAP）] 检测、前列腺液常规检查、生化常规检查。

6. 宫颈癌 阴道分泌物检查、人乳头状瘤病毒（HPV）、肿瘤标志物SCCA、肿瘤基因 *HER-2*。

7. 卵巢癌 肿瘤标志物（CA125、CEA、AFP、CA72-4、β-HCG）、人附睾蛋白4（HE4）、肿瘤基因 *p53*、乳腺癌易感基因1（*BRCA1*）、乳腺癌易感基因2（*BRCA2*）检测，生化常规检查。

8. 乳腺癌 血常规、生化常规检查，性激素、肿瘤标志物CA15-3和CEA、组织多肽抗原（TPA）、雌激素受体（ER）、孕酮受体（PR）、肿瘤基因（*HER-2*、*BRCA1*、*BRCA2*和*p53*）检测。

六、神经系统疾病

1. 神经系统感染性疾病 血脑屏障功能检测、脑脊液蛋白电泳、鞘内免疫球蛋白合成检测、脑脊液葡萄糖检测、脑脊液乳酸检测、脑脊液腺苷脱氨酶检测、脑脊液溶菌酶检测、脑脊液涂片抗酸染色、脑脊液墨汁染色、细菌及真菌培养、脑脊液特异性抗体检测、分子生物学方法检测病毒和细菌核酸、病毒培养。

2. 多发性神经病变 血脑屏障功能检测、鞘内免疫球蛋白检测、脑脊液细胞学检测，脑脊液髓鞘碱性蛋白、抗P2蛋白抗体、血糖、药物及重金属浓度、抗核抗体、病原学检测。

七、脂质代谢疾病

1. 高脂血症 血清脂蛋白电泳、载脂蛋白E（ApoE）多态性分析、载脂蛋白CⅡ（ApoCⅡ）微卫星DNA多态性分析、Apo（a）基因多态性分析、LDL受体基因突变分析、脂蛋白（a）、TC、TG、HDL-C、LDL-C、ApoA、ApoB等检测。

2. 动脉粥样硬化 乳糜微粒、极低密度脂蛋白、小而密低密度脂蛋白胆固醇（sdLDL-C）、载脂蛋白、C反应蛋白、白细胞介素-6、淀粉蛋白、高敏C反应蛋白等测定。

八、糖代谢紊乱疾病

糖尿病：口服葡萄糖耐量试验（oral glucose tolerance test，OGTT）、胰岛素释放试验，随机血糖、糖化血红蛋白（HbA1c）、CA、尿糖、尿微量白蛋白、胰岛相关自身抗体、基因标志物检测。

九、酸碱平衡失调疾病

代谢性酸/碱中毒、呼吸性酸/碱中毒：血气分析，阴离子间隙（AG）、血清离子

（钾、钠、氯、钙）等检测。

十、骨代谢紊乱疾病

1. 骨质疏松症　骨形成指标（血ALP、骨ALP、骨钙素、Ⅰ型前胶原羧基末端前肽或氨基末端前肽）；骨吸收指标［血、尿羟脯氨酸，血、尿羟赖氨酸糖苷，抗酒石酸酸性磷酸酶、尿吡啶啉和脱氧吡啶啉、Ⅰ型胶原分子C（N）端吡啶并啉交联肽、Ⅰ型胶原C端交联顶端肽、Ⅰ型胶原N端交联顶端肽］；血清离子（钙、镁、磷）、甲状旁腺激素、降钙素、25-羟维生素D检测等。

2. 骨软化症/佝偻病　钙、磷、碱性磷酸酶、尿离子（钙、磷）、氨基酸尿、血甲状旁腺激素（PTH）、维生素D、骨化三醇［1, 25(OH)$_2$D$_3$］、骨钙素检测。

3. 肾性骨病　血钙、血磷、ALP、1, 25(OH)$_2$D$_3$、全段甲状旁腺激素（iPTH）、骨源性胶原代谢转换标志物检测。

4. 变形性骨炎（Paget骨病）　ALP、尿羟脯氨酸、血钙、血磷、血镁、PTH检测。

十一、性激素与内分泌疾病

1. 卵巢功能紊乱　促卵泡生成素（FSH）、黄体生成素（LH）、雌激素［包括雌二醇（E$_2$）、雌酮和雌三醇、孕酮（Prog）、17α-羟孕酮］、睾酮（Testo）、雄烯二酮、硫酸脱氢表雄酮（DHEA-S）、泌乳素测定，促性腺激素释放激素（GnRH）兴奋试验。首选项目为FSH、LH及E$_2$；次选项目为Prog、Testo和DHEA-S、GnRH。

2. 雄激素增多症　首选项目为睾酮、FSH、LH；次选项目为性激素及GnRH。

3. 闭经　首选项目：LH、FSH、E$_2$、泌乳素（PRL）；次选项目：性激素和孕激素撤退试验（又称孕酮撤退性试验、促孕激素试验）、雌激素撤退试验、卵巢兴奋试验（又称促性腺激素试验）、垂体兴奋试验。

4. 睾丸功能紊乱内分泌疾病　睾酮及游离睾酮、FSH、LH、人绒毛膜促性腺激素、泌乳素、染色体检测。

5. 生长迟缓/肢端肥大症　胰岛素样生长因子1、生长激素、钙、磷测定。葡萄糖耐量试验。特殊检验项目：剧烈运动、生长激素释放激素（growth hormone releasing hormone，GHRH）试验、精氨酸氯化物试验、胰岛素试验。

6. 尿崩症　24h尿定量，尿常规，血、尿渗透压测定，精氨酸升压素（arginine vasopressin，AVP）［又称抗利尿激素（antidiuretic hormone，ADH）］试验、过夜禁水试验、高渗盐水试验。

7. 甲状腺功能亢进/减退（甲亢/甲减）　促甲状腺激素、血清甲状腺激素［三碘甲状腺原氨酸（T$_3$）、甲状腺素、游离甲状腺素、游离T$_3$、反式T$_3$、血清甲状腺结合球蛋白、促甲状腺激素释放激素（thyrotropin releasing hormone，TRH）］兴奋试验，抗甲状腺球蛋白抗体、抗甲状腺过氧化物酶自身抗体、促甲状腺素受体抗体检测。

8. 库欣综合征　血清钾测定，血与24h尿液游离皮质醇测定，地塞米松抑制试验，皮质醇分泌的昼夜节律试验，血浆促肾上腺皮质激素测定，尿17-羟皮质类固醇（17-OHCS）、尿17-酮皮质类固醇（17-KS）测定，下丘脑促肾上腺皮质激素释放激素（CRH）刺激试验。

9. 慢性肾上腺皮质功能减退　首选实验，清晨血皮质醇、快速促肾上腺皮质激素（ACTH）兴奋试验、连续性ACTH兴奋试验；次选实验，血浆ACTH、尿游离皮质醇、尿17-羟皮质类固醇、CRH兴奋试验，肾上腺自身抗体测定。

10. 原发性醛固酮增多症　肾素-血管紧张素-醛固酮系统（RAAS）测定及卧立位试验、血浆醛固酮/血浆肾素比值（ARR）测定、钠负荷试验、高钠氟氢可的松抑制试验、卡托普利抑制试验、口服葡萄糖耐量试验（OGTT）、赛庚啶抑制试验、血气分析，血浆18-羟皮质酮、尿酸碱度、血尿醛固酮、血肾素、血管紧张素Ⅱ血钾、尿钾、血钠测定。

11. 嗜铬细胞瘤　尿总甲氧基肾上腺素、去甲氧基肾上腺素或血儿茶酚胺和尿儿茶酚胺测定，尿3-甲氧基-4羟基苦杏仁酸、动态/功能试验。

十二、风湿性疾病

1. 类风湿关节炎　首选项目：类风湿因子、抗环瓜氨酸多肽抗体、抗角蛋白抗体；次选项目：抗核周因子、抗聚角蛋白微丝蛋白抗体（AFA），红细胞沉降率（ESR）、CRP、抗核抗体（ANA）、抗核糖核蛋白抗体（抗RNP抗体）、尿蛋白、冷凝集素、细胞因子等。

2. 系统性红斑狼疮症　人喉表皮样癌细胞（HEp-2）ANA免疫荧光筛选试验，确诊试验项目：抗双链DNA抗体、抗可提取性核抗原抗体（抗Sm抗体）、抗RNP抗体、抗增殖细胞核抗原抗体（抗PCNA抗体）、抗核小体抗体、抗心磷脂抗体，鉴别试验项目：狼疮细胞检测、抗组蛋白抗体、梅毒血清假阳性试验，自身抗体、免疫球蛋白、细胞因子检测。

3. 干燥综合征　首选项目：基于HEp-2的间接免疫荧光检测ANA试验，次选项目：抗SSA抗体和抗SSB抗体检测，免疫细胞检测、自身抗体检测。

4. 强直性脊柱炎　人类白细胞抗原（HLA）-B27检测，免疫球蛋白检测，需与类风湿关节炎（RA）鉴别的项目（类风湿因子检测、自身抗体检测）。

5. 多发性肌炎/皮肌炎　首选项目：基于HEp-2的间接免疫荧光检测ANA试验；次选项目：抗组氨酰tRNA合成酶抗体（抗Jo-1抗体）等自身抗体检测，免疫球蛋白、红细胞沉降率、C反应蛋白测定。

6. 原发性胆汁性肝硬化　肝脏生化ALP、GGT、自身抗体、免疫球蛋白测定。

7. 自身免疫性肝炎　自身抗体检测、免疫球蛋白、AMA-M2、Anti-LKM-1、Anti-LC-1、Anti-SLA/LP、Anti-PML、Anti-M2-3E、Anti-Sp100、Anti-gp210、Anti-Ro-52测定。

十三、免疫缺陷病

1. 原发性抗体缺陷病　免疫球蛋白、B细胞数量和功能、Bruton酪氨酸激酶（BTK）测定，蛋白和基因分析、抗体反应、骨髓涂片、浆细胞计数。

2. 原发性T细胞缺陷病 流式细胞术（T细胞及其亚群）、皮肤试验、E玫瑰花结试验、T细胞体外免疫功能检测、钙磷检测。

3. 原发性吞噬细胞功能缺陷病 白细胞形态分析、硝基四氮唑蓝还原试验、吞噬和杀伤试验、基因突变分析、骨髓涂片、黏附分子检测等。

4. 原发性联合免疫缺陷病 淋巴细胞计数、分型和功能分析，T细胞计数、基因分析，免疫球蛋白、红细胞等检测；鉴别诊断项目：红细胞腺苷脱氨酶、红细胞嘌呤核苷酸化酶、尿酸定量。

5. 原发性补体缺陷病 补体检测［总补体活性（CH50）、C3、C4等成分或活性、C1抑制物（C1 INH）］、染色体检测。

十四、变态反应性疾病

1. 支气管哮喘 嗜酸性粒细胞计数、总IgE测定、过敏原测定、人嗜碱性粒细胞脱颗粒试验（HBDT）、血和尿组胺测定、嗜酸性粒细胞阳离子蛋白（ECP）、皮内试验、挑刺试验。

2. 变态反应性休克 皮内试验。

3. 新生儿溶血症 Rh抗体检测、间接抗人球蛋白试验、血型检测。

十五、遗传性疾病

染色体异常疾病：唐氏综合征筛查、产前基因测序（PGS、pES），妊娠相关蛋白-A（PAPP-A）、抑制素A（inhibin-A）、染色体数量及结构检查。

十六、感染性疾病

1. 血流感染 血培养、血涂片、降钙素原（PCT）测定。

2. 中枢神经系统感染 脑脊液常规、脑脊液生化、脑脊液培养、血培养、病毒抗体检测、PCT测定。

3. 呼吸系统感染 鼻咽拭子培养、痰培养、通过气管收集的标本培养、病毒抗体检测、免疫学检测，PCT、CRP、SAA（血清淀粉样蛋白A）、IL-6等测定。

4. 胃肠道感染 粪便培养细菌鉴定与药敏试验（沙门菌、志贺菌、弯曲菌、霍乱弧菌、小肠结肠耶尔森菌、气单胞菌和邻单胞菌、艰难梭菌）、粪便涂片、粪便常规检查、粪便病毒学检查、寄生虫检查。

5. 肝脏感染 肝炎病毒抗原抗体检查、脓液涂片、脓液细菌学培养等。

6. 泌尿系统感染 尿涂片、尿培养、尿寄生虫检查、血常规、肾功能试验，抗链球菌溶血素O（ASO）、CH50、尿C3和纤维蛋白降解产物（FDP）测定。膀胱炎、肾盂肾炎、急性链球菌感染、肾小球肾炎检查。

7. 皮肤及软组织感染 脓性分泌物涂片、培养。

8. 先天及新生儿感染 孕妇血清病原体检查、脓性分泌物或细胞镜检、细菌培养、病毒抗体检测、病毒核酸检测等。

9. 性传播疾病

（1）艾滋病：人类免疫缺陷病毒（HIV）-Ⅰ/Ⅱ抗体初筛试验、HIV-RNA核酸检测、免疫印迹HIV-Ⅰ/Ⅱ抗体确认试验、HIV-ⅠP24抗原检测、辅助性T淋巴细胞计数。

（2）梅毒：梅毒螺旋体检测（暗视野镜检、活体组织银染色、PCR）、梅毒非特异性抗体检测（甲苯胺红不加热血清反应素试验、性病研究实验室试验、不加热血清反应素玻片试验、快速血浆反应素试验）、特异性抗体检测［荧光梅毒螺旋体抗体吸收试验（FTA-ABS）、梅毒螺旋体血凝试验、梅毒螺旋体乳胶凝集试验、梅毒螺旋体免疫印迹试验、梅毒螺旋体酶联免疫吸附试验、化学发光试验］、白细胞计数、蛋白定量、脑脊液白细胞计数、脑脊液总蛋白定量、性病研究实验室试验、脓液或淋巴液镜检。

（3）淋病：生殖道分泌物涂片、革兰氏染色镜检、尿淋病奈瑟菌PCR法检测，男性尿道、女性宫颈标本ELISA法检查淋球菌，细菌培养，药敏试验。

（4）非淋菌性尿道炎：吉姆萨染色（碘染色、直接免疫荧光染色）镜检查找沙眼衣原体包涵体、ELISA法衣原体抗原检测、立明衣原体快速免疫测定、细胞培养、核酸检测；解脲支原体分离培养、代谢抑制试验、间接血凝试验、ELISA法查抗体、PCR法查解脲支原体；采用分离培养法和PCR法查人型支原体和生殖支原体抗原。

（5）生殖器疱疹：吉姆萨染色（巴氏染色、荧光抗体染色）镜检查找单纯疱疹病毒包涵体及特征病变、ELISA和PCR法查病毒抗原抗体（单纯疱疹病毒抗体、抗体IgM）。

（6）尖锐湿疣：醋酸白试验、细胞学帕氏染色镜检查找空泡化细胞和角化不全细胞、组织病理学检测、过氧化物酶-抗过氧化物酶（PAP）免疫荧光法测人乳头状瘤病毒（HPV）抗原、核酸杂交试验、PCR查HPV DNA、HPV检测等。

（7）软下疳：直接涂片革兰氏染色（吉姆萨染色）镜检查找杜克雷嗜血杆菌（革兰氏阴性杆菌）、单克隆抗体间接免疫荧光测定、涂片检查、细菌培养与药敏试验等。

（8）性病性淋巴肉芽肿：沙眼衣原体血清学检测（补体结合试验、微量免疫荧光法、ELISA法）、细胞培养分离、生殖道衣原体检查。

第二节　常见临床检验项目及标本采集注意事项

临床检验项目的选择各有侧重，标本采集的注意事项也各有不同，具体要求见表3-1。

表3-1 常见临床检验项目及标本采集注意事项

项目名称	标本类型	采血管颜色/器具	抗凝剂选择及用量	标本采集后运送要求	标本处理和储存条件	备注
全血细胞计数（CBCC）	全血	紫色	EDTA-K₂	0.5h内	2~8℃	避免凝集和溶血
ABO血型鉴定	全血	紫色	EDTA-K₂	0.5h内	2~8℃	避免凝集和溶血
Rh血型鉴定	全血	紫色	EDTA-K₂	0.5h内	2~8℃	避免凝集和溶血
C反应蛋白（CRP）测定	全血	紫色	EDTA-K₂	0.5h内	2~8℃	避免凝集和溶血
快速葡萄糖（Glu）测定	指血	无	不需要	0.5h内	—	准确计时
网织红细胞分析	全血	紫色	EDTA-K₂	0.5h内	2~8℃	避免凝集和溶血
尿常规化学分析	尿液	尿管	不需要	0.5h内	2~8℃	请留取中段尿，避免溢洒，尽量避免月经期留取
特异人绒毛膜促性腺激素（HCG）试验	尿液	尿管	不需要	0.5h内	2~8℃	请留取中段尿，避免溢洒，尽量避免月经期留取
尿糖分析	尿液	尿管	不需要	0.5h内	2~8℃	四步尿糖，即三餐前和睡前的尿液，即餐前和睡前前1h排空膀胱，将尿弃去，再过0.5~1h后留取尿液。例如，想留取早晨6:00~6:30先排一次尿，再留取7:00的尿液。标记每管留取时间
尿沉渣镜检	尿液	尿管	不需要	0.5h内	2~8℃	请留取中段尿，避免溢洒，尽量避免月经期留取
红细胞检查	尿液	尿管	不需要	0.5h内	2~8℃	请留取中段尿，避免溢洒，尽量避免月经期留取
粪便常规检查	粪便	便盒	不需要	0.5h内	常温	避免尿液混入、溢洒
隐血试验	粪便	便盒	不需要	0.5h内	常温	避免尿液混入、溢洒
粪便寄生虫卵集卵镜检	粪便	便盒	不需要	0.5h内	常温	避免尿液混入、溢洒
人轮状病毒抗原测定	粪便	便盒	不需要	0.5h内	常温	避免尿液混入、溢洒
外周血细胞形态学检查	全血	紫色	EDTA-K₂	0.5h内	2~8℃	避免凝集和溶血
骨髓细胞学检查	骨髓	玻片	不需要	0.5h内	常温	避免标本混入血液、溢洒

续表

项目名称	标本类型	采血管颜色/器具	抗凝剂选择及用量	标本采集后运送要求	标本处理和储存条件	备注
中性粒细胞碱性磷酸酶染色检查	全血	紫色	EDTA-K$_2$	立即送检	立即送检	尽量避免溶血
铁染色检查	骨髓	玻片	不需要	0.5h内	常温	避免标本混入血液、溢洒
糖原染色检查	骨髓	玻片	不需要	0.5h内	常温	避免标本混入血液、溢洒
过氧化物酶染色检查	骨髓	玻片	不需要	0.5h内	常温	避免标本混入血液、溢洒
无菌体液针穿刺细胞学检查与诊断	无菌体液	白色	不需要	立即送检	2~8℃，0.5h内检测	及时送检，避免溢洒
脑脊液细针穿刺细胞学检查与诊断	脑脊液	白色	不需要	立即送检	2~8℃，0.5h内检测	及时送检，避免溢洒
纤维蛋白降解产物（FDP）测定	血浆	蓝色	枸橼酸钠	0.5h内	3000r/min离心15min，2h内检测；分离血浆于2~8℃保存，4h内检测	避免溶血、凝集、乳糜
血浆D-二聚体（D-dimer）测定	血浆	蓝色	枸橼酸钠	0.5h内	3000r/min离心15min，2h内检测；分离血浆于2~8℃保存，4h内检测	避免溶血、凝集、乳糜
活化部分凝血活酶时间（APTT）测定	血浆	蓝色	枸橼酸钠	0.5h内	3000r/min离心15min，2h内检测；分离血浆于2~8℃保存，4h内检测	避免溶血、凝集、乳糜
血浆纤维蛋白原测定	血浆	蓝色	枸橼酸钠	0.5h内	3000r/min离心15min，2h内检测；分离血浆于2~8℃保存，4h内检测	避免溶血、凝集、乳糜
凝血酶时间（TT）测定	血浆	蓝色	枸橼酸钠	0.5h内	3000r/min离心15min，2h内检测；分离血浆于2~8℃保存，4h内检测	避免溶血、凝集、乳糜

续表

项目名称	标本类型	采血管颜色/器具	抗凝剂选择及用量	标本采集后运送要求	标本处理和储存条件	备注
血浆抗凝血酶活性（AT：A）测定	血浆	蓝色	枸橼酸钠	0.5h内	3000r/min离心15min，2h内检测；分离血浆2~8℃保存，4h内检测	避免溶血、凝集、乳糜
血浆蛋白C活性（PC）测定	血浆	蓝色	枸橼酸钠	0.5h内	3000r/min离心15min，分离血浆-20℃保存，7日内检测	避免溶血、凝集、乳糜
血浆蛋白S活性（PS：A）测定	血浆	蓝色	枸橼酸钠	0.5h内	3000r/min离心15min，分离血浆-20℃保存，7日内检测	避免溶血、凝集、乳糜
狼疮抗凝物检测	血浆	蓝色	枸橼酸钠	0.5h内	3000r/min离心15min，分离血浆-20℃保存，7日内检测	避免溶血、凝集、乳糜
标准化比率（SCT-TR）	血浆	蓝色	枸橼酸钠	0.5h内	3000r/min离心15min，分离血浆-20℃保存，7日内检测	避免溶血、凝集、乳糜
血浆凝血酶原时间（PT）测定	血浆	蓝色	枸橼酸钠	0.5h内	3000r/min离心15min，2h内检测；分离血浆2~8℃保存，4h内检测	避免溶血、凝集、乳糜
血浆凝血因子活性测定（FⅡ、FⅤ、FⅦ、FⅧ、FⅨ、FⅩ、FⅪ、FⅫ）	血浆	蓝色	枸橼酸钠	0.5h内	3000r/min离心15min，2h内检测；分离血浆2~8℃保存，4h内检测	避免溶血、凝集、乳糜
血管性血友病因子（vWF）抗原测定	血浆	蓝色	枸橼酸钠	0.5h内	3000r/min离心15min，分离血浆-20℃保存，7日内检测	避免溶血、凝集、乳糜
血管性血友病因子（vWF）活性测定	血浆	蓝色	枸橼酸钠	0.5h内	3000r/min离心15min，分离血浆-20℃保存，7日内检测	避免溶血、凝集、乳糜

续表

项目名称	标本类型	采血管颜色/器具	抗凝剂选择及用量	标本采集后运送要求	标本处理和储存条件	备注
纤维蛋白降解产物(FDP)测定	血浆	蓝色	枸橼酸钠	0.5h内	3000r/min离心15min,分离血浆于-20℃保存,3日内检测	避免溶血、凝集、乳糜
血小板聚集(PAgT)试验	血浆	蓝色	枸橼酸钠	0.5h内	常温	①空腹抽血;②避免在抽血前30min内剧烈运动、吸烟;避免在抽血前2h内摄入咖啡因;③避免餐前摄入高脂食物或补充脂防乳制品
降钙素原(PCT)检测	全血	紫色	EDTA-K$_2$	0.5h内	2~8℃	尽量避免溶血
胃液隐血试验	胃液	便盒	不需要	0.5h内	常温	避免溢洒
细菌抗体测定(幽门螺杆菌)	血清	黄色	不需要	0.5h内	3000r/min离心5min,血清检测	尽量避免溶血
脑脊液(CSF)常规细胞计数检查	脑脊液	白色	不需要	立即送检	0.5h内 2~8℃	避免溢洒 及时送检
胸腔积液、腹腔积液常规检查	胸腔积液、腹腔积液	白色	不需要	1h	2~8℃	避免标本混入血液、溢洒
精液常规检查	精液	便盒	不需要	0.5h内	立即送检	收集一次射精,全部精液送检。①采集前禁欲2~7日;②采集的方法:手淫法;③应将射精全部精液射入洁净干燥瓶内;④标本采集后温度应保持在20~37℃,送检
前列腺液常规检查	前列腺液	涂片	不需要	即时送检	即时送检	①采集标本前禁欲3日;②避免标本混入精液
痰液常规检查	痰	痰盒	不需要	0.5h内	2~8℃	避免溢洒、及时送检
红细胞沉降率(ESR)测定	全血	紫色	EDTA-K$_2$	0.5h内	2~8℃	尽量避免溶血
糖化血红蛋白(HbAlc)测定	全血	紫色	EDTA-K$_2$	0.5h内	2~8℃	尽量避免溶血

续表

项目名称	标本类型	采血管颜色/器具	抗凝剂选择及用量	标本采集后运送要求	标本处理和储存条件	备注
一氧化碳（CO）测定	全血	紫色	EDTA-K₂	0.5h内	2~8℃	尽量避免溶血
肺炎支原体检测	全血	紫色	EDTA-K₂	0.5h内	2~8℃	尽量避免溶血
甲型流感病毒抗原检测	鼻咽分泌物	鼻咽拭子	不需要	0.5h内	2~8℃	避免溢洒，及时送检
呼吸道病原检测	鼻咽分泌物	鼻咽拭子	不需要	0.5h内	2~8℃	避免溢洒，及时送检
羊水结晶检查	羊水	玻片	不需要	0.5h内	无	标本中不能加生理盐水
阴道分泌物检查	阴道分泌物	宫颈拭子	不需要	尽快，防止干燥	无	拭子蘸取生理盐水后采集分泌物，尽量采集较多的标本。①采集标本前24h内避免性生活，避免阴道内使用药物；②月经期间或有阴道出血时不宜进行此项检查
细菌性阴道病唾液酸酶测定	阴道分泌物	宫颈拭子	不需要	尽快，防止干燥	无	
唐氏综合征三联筛查	血清	黄色	不需要	0.5h内	3000r/min离心10min，分两管，一管于4℃保存，6日内检测；另一管于-20℃保存，3个月内检测	空腹，避免溶血和乳糜；注意孕查时间：孕15周0天～20周6天，最佳孕周范围为16~18周
谷丙转氨酶测定	血清	黄色	不需要	0.5h内	3000r/min离心10min，直接上机检测	尽量避免溶血。溶血、乳糜标本影响检测结果
谷草转氨酶测定	血清	黄色	不需要	0.5h内	3000r/min离心10min，直接上机检测	尽量避免溶血。溶血、乳糜标本影响检测结果
总蛋白（TP）测定	血清	黄色	不需要	0.5h内	3000r/min离心10min，直接上机检测	尽量避免溶血。溶血、乳糜标本影响检测结果
白蛋白（Alb）测定	血清	黄色	不需要	0.5h内	3000r/min离心10min，直接上机检测	尽量避免溶血。溶血、乳糜标本影响检测结果

续表

项目名称	标本类型	采血管颜色/器具	抗凝剂选择及用量	标本采集后运送要求	标本处理和储存条件	备注
球蛋白（Glb）测定	血清	黄色	不需要	0.5h内	3000r/min离心10min，直接上机检测	尽量避免溶血。溶血、乳糜标本影响检测结果
白蛋白/球蛋白（A/G）测定	血清	黄色	不需要	0.5h内	3000r/min离心10min，直接上机检测	尽量避免溶血。溶血、乳糜标本影响检测结果
碱性磷酸酶（ALP）测定	血清	黄色	不需要	0.5h内	3000r/min离心10min，直接上机检测	尽量避免溶血。溶血、乳糜标本影响检测结果
γ-谷氨酰转移酶（GGT）测定	血清	黄色	不需要	0.5h内	3000r/min离心10min，直接上机检测	尽量避免溶血。溶血、乳糜标本影响检测结果
总胆红素（TBil）测定	血清	黄色	不需要	0.5h内	3000r/min离心10min，直接上机检测	尽量避免溶血。溶血、乳糜标本影响检测结果
直接胆红素（DBil）测定	血清	黄色	不需要	0.5h内	3000r/min离心10min，直接上机检测	尽量避免溶血。溶血、乳糜标本影响检测结果
间接胆红素（IBil）测定	血清	黄色	不需要	0.5h内	3000r/min离心10min，直接上机检测	尽量避免溶血。溶血、乳糜标本影响检测结果
胆碱酯酶（ChE）测定	血清	黄色	不需要	0.5h内	3000r/min离心10min，直接上机检测	尽量避免溶血。溶血、乳糜标本影响检测结果
总胆汁酸（TBA）测定	血清	黄色	不需要	0.5h内	3000r/min离心10min，直接上机检测	尽量避免溶血。溶血、乳糜标本影响检测结果
乳酸脱氢酶（LDH）测定	血清	黄色	不需要	0.5h内	3000r/min离心10min，直接上机检测	尽量避免溶血。溶血、乳糜标本影响检测结果
肌酸激酶（CK）测定	血清	黄色	不需要	0.5h内	3000r/min离心10min，直接上机检测	尽量避免溶血。溶血、乳糜标本影响检测结果
肌酸激酶同工酶（CK-MB）活性测定	血清	黄色	不需要	0.5h内	3000r/min离心10min，直接上机检测	尽量避免溶血。溶血、乳糜标本影响检测结果

续表

项目名称	标本类型	采血管颜色/器具	抗凝剂选择及用量	标本采集后运送要求	标本处理和储存条件	备注
α-羟丁酸脱氢酶（α-HBD）测定	血清	黄色	不需要	0.5h内	3000r/min离心10min，直接上机检测	尽量避免溶血。溶血、乳糜标本影响检测结果
葡萄糖（Glu）测定	血清	黄色	不需要	0.5h内	3000r/min离心10min，直接上机检测	尽量避免溶血。溶血、乳糜标本影响检测结果
尿素（Urea）测定	血清	黄色	不需要	0.5h内	3000r/min离心10min，直接上机检测	尽量避免溶血。溶血、乳糜标本影响检测结果
肌酐（Cr）测定	血清	黄色	不需要	0.5h内	3000r/min离心10min，直接上机检测	尽量避免溶血。溶血、乳糜标本影响检测结果
肾小球滤过率测定	血清	黄色	不需要	0.5h内	3000r/min离心10min，直接上机检测	尽量避免溶血。溶血、乳糜标本影响检测结果
总二氧化碳（TCO₂）测定	血清	黄色	不需要	0.5h内	3000r/min离心10min，直接上机检测	尽量避免溶血。溶血、乳糜标本影响检测结果
尿酸（UA）测定	血清	黄色	不需要	0.5h内	3000r/min离心10min，直接上机检测	尽量避免溶血。溶血、乳糜标本影响检测结果
总钙（Ca）测定	血清	黄色	不需要	0.5h内	3000r/min离心10min，直接上机检测	尽量避免溶血。溶血、乳糜标本影响检测结果
无机磷（P）测定	血清	黄色	不需要	0.5h内	3000r/min离心10min，直接上机检测	尽量避免溶血。溶血、乳糜标本影响检测结果
三酰甘油（TG）测定	血清	黄色	不需要	0.5h内	3000r/min离心10min，直接上机检测	尽量避免溶血。溶血、乳糜标本影响检测结果
总胆固醇（TC）测定	血清	黄色	不需要	0.5h内	3000r/min离心10min，直接上机检测	尽量避免溶血。溶血、乳糜标本影响检测结果
高密度脂蛋白胆固醇（HDL-C）测定	血清	黄色	不需要	0.5h内	3000r/min离心10min，直接上机检测	尽量避免溶血。溶血、乳糜标本影响检测结果

续表

项目名称	标本类型	采血管颜色	器具	抗凝剂选择及用量	标本采集后运送要求	标本处理和储存条件	备注
低密度脂蛋白胆固醇（LDL-C）测定	血清	黄色		不需要	0.5h内	3000r/min离心10min，直接上机检测	尽量避免溶血。溶血、乳糜标本影响检测结果
载脂蛋白A1（ApoA1）测定	血清	黄色		不需要	0.5h内	3000r/min离心10min，直接上机检测	尽量避免溶血。溶血、乳糜标本影响检测结果
载脂蛋白B（ApoB）测定	血清	黄色		不需要	0.5h内	3000r/min离心10min，直接上机检测	尽量避免溶血。溶血、乳糜标本影响检测结果
钠（Na）测定	血清	黄色		不需要	0.5h内	3000r/min离心10min，直接上机检测	尽量避免溶血。溶血、乳糜标本影响检测结果
钾（K）测定	血清	黄色		不需要	0.5h内	3000r/min离心10min，直接上机检测	尽量避免溶血。溶血、乳糜标本影响检测结果
氯（Cl）测定	血清	黄色		不需要	0.5h内	3000r/min离心10min，直接上机检测	尽量避免溶血。溶血、乳糜标本影响检测结果
前白蛋白（PA）测定	血清	黄色		不需要	0.5h内	3000r/min离心10min，直接上机检测	尽量避免溶血。溶血、乳糜标本影响检测结果
超敏C反应蛋白（hs-CRP）测定	血清	黄色		不需要	0.5h内	3000r/min离心10min，直接上机检测	尽量避免溶血。溶血、乳糜标本影响检测结果
同型半胱氨酸（Hcy）测定	血清	黄色		不需要	0.5h内	3000r/min离心10min，直接上机检测	尽量避免溶血。溶血、乳糜标本影响检测结果
脂蛋白a（LPa）测定	血清	黄色		不需要	0.5h内	3000r/min离心10min，直接上机检测	尽量避免溶血。溶血、乳糜标本影响检测结果
小而密低密度脂蛋白（sdLDL）测定	血清	黄色		不需要	0.5h内	3000r/min离心10min，直接上机检测	尽量避免溶血。溶血、乳糜标本影响检测结果
β-羟基丁酸（β-HB）测定	血清	黄色		不需要	0.5h内	3000r/min离心10min，直接上机检测	尽量避免溶血。溶血、乳糜标本影响检测结果
糖化白蛋白（GA）测定	血清	黄色		不需要	0.5h内	3000r/min离心10min，直接上机检测	尽量避免溶血。溶血、乳糜标本影响检测结果

续表

项目名称	标本类型	采血管颜色/器具	抗凝剂选择及用量	标本采集后运送要求	标本处理和储存条件	备注
胱抑素C（Cys-C）测定	血清	黄色	不需要	0.5h内	3000r/min离心10min，直接上机检测	尽量避免溶血。溶血、乳糜标本影响检测结果
单胺氧化酶（MAO）测定	血清	黄色	不需要	0.5h内	3000r/min离心10min，直接上机检测	尽量避免溶血。溶血、乳糜标本影响检测结果
腺苷脱氨酶（ADA）测定	血清	黄色	不需要	0.5h内	3000r/min离心10min，直接上机检测	尽量避免溶血。溶血、乳糜标本影响检测结果
脂肪酶（LPS）测定	血清	黄色	不需要	0.5h内	3000r/min离心10min，直接上机检测	尽量避免溶血。溶血、乳糜标本影响检测结果
淀粉酶（AMY）测定	血清	黄色	不需要	0.5h内	3000r/min离心10min，直接上机检测	尽量避免溶血。溶血、乳糜标本影响检测结果
β2微球蛋白（β2-MG）测定	血清	黄色	不需要	0.5h内	3000r/min离心10min，直接上机检测	尽量避免溶血。溶血、乳糜标本影响检测结果
	尿液	尿管	不需要	2h内	3000r/min离心10min，直接上机检测	中段尿
口服葡萄糖耐量试验（OGTT）	血清	黄色	不需要	0.5h内	3000r/min离心10min，直接上机检测	1. 口服葡萄糖耐量试验：被测试者清晨空腹静脉采血测定血糖浓度，然后一次服用75g葡萄糖，服糖后的0.5h、1h、2h、3h各测血糖一次，试验前3日正常饮食 2. 试验前应禁食10～16h，可以喝水，但试验前一日起及试验时禁止喝咖啡、喝茶、饮酒和吸烟 3. 许多药物如水杨酸钠、烟酸、口服避孕药、口服降血糖药等，均可使糖耐量降低，在试验前应至少停用3～4日 4. 试验中服用的葡萄糖浓度不应过高或者过低，一般来说，75g糖粉溶于300mL温开水，在5min内服完 5. 要准时抽血

续表

项目名称	标本类型	采血管颜色/器具	抗凝剂选择及用量	标本采集后运送要求	标本处理和储存条件	备注
铁蛋白（Fer）测定	血清	黄色	不需要	2h内	3000r/min离心10min，直接上机检测	尽量避免溶血。溶血、乳糜标本影响检测结果
转铁蛋白（TF）测定	血清	黄色	不需要	2h内	3000r/min离心10min，直接上机检测	尽量避免溶血。溶血、乳糜标本影响检测结果
总铁结合力（TIBC）测定	血清	黄色	不需要	2h内	3000r/min离心10min，直接上机检测	尽量避免溶血。溶血、乳糜标本影响检测结果
铁（Fe）测定	血清	黄色	不需要	2h内	3000r/min离心10min，直接上机检测	尽量避免溶血。溶血、乳糜标本影响检测结果
氯（Cl）测定	脑脊液	白色	不需要	1h内	3000r/min离心10min，直接上机检测	—
微量总蛋白（mTP）测定	脑脊液	白色	不需要	1h内	3000r/min离心10min，直接上机检测	—
葡萄糖（Glu）测定	脑脊液	白色	不需要	1h内	3000r/min离心10min，直接上机检测	—
乳酸（LA）测定	脑脊液	白色	不需要	1h内	3000r/min离心10min，直接上机检测	—
腺苷脱氨酶（ADA）测定	脑脊液	白色	不需要	1h内	3000r/min离心10min，直接上机检测	—
转铁蛋白（TF）测定	尿液	尿管	不需要	2h内	—	
α1微球蛋白（α1-MG）测定	尿液	尿管	不需要	2h内	—	
α2巨球蛋白测定	尿液	尿管	不需要	2h内	—	
尿IgG测定	尿液	尿管	不需要	2h内	—	

续表

项目名称	标本类型	采血管管颜色/器具	抗凝剂选择及用量	标本采集后运送要求	标本处理和储存条件	备注
微量白蛋白（mAlb）测定	尿液	尿管	不需要	2h内	3000r/min离心10min，直接上机检测	随机尿
肌酐（Cr）测定	尿液	尿管	不需要	2h内	—	—
氯（Cl）测定	胸腔积液、腹腔积液	白色	不需要	2h内	3000r/min离心10min，直接上机检测	—
微量总蛋白（mTP）测定	胸腔积液、腹腔积液	白色	不需要	2h内	3000r/min离心10min，直接上机检测	—
葡萄糖（Glu）测定	胸腔积液、腹腔积液	白色	不需要	2h内	3000r/min离心10min，直接上机检测	—
乳酸脱氢酶（LDH）测定	胸腔积液、腹腔积液	白色	不需要	2h内	3000r/min离心10min，直接上机检测	—
腺苷脱氨酶（ADA）测定	胸腔积液、腹腔积液	白色	不需要	2h内	3000r/min离心10min，直接上机检测	—
白蛋白（Alb）测定	胸腔积液、腹腔积液	白色	不需要	2h内	3000r/min离心10min，直接上机检测	—
肌钙蛋白I（TnI）测定	血浆	绿色	肝素锂	0.5h内	3000r/min离心10min，直接上机检测	尽量避免溶血。溶血、乳糜标本影响检测结果
肌红蛋白（Mb）测定	血浆	绿色	肝素锂	0.5h内	3000r/min离心10min，直接上机检测	尽量避免溶血。溶血、乳糜标本影响检测结果
肌酸激酶同工酶质量（CK-MB mass）测定	血浆	绿色	肝素锂	0.5h内	3000r/min离心10min，直接上机检测	尽量避免溶血。溶血、乳糜标本影响检测结果
脑利尿钠肽（BNP）测定	血浆	绿色	肝素锂	0.5h内	3000r/min离心10min，直接上机检测	尽量避免溶血。溶血、乳糜标本影响检测结果
血清蛋白电泳测定	血清	黄色	不需要	0.5h内	3000r/min离心10min，直接上机检测	尽量避免溶血。溶血、乳糜标本影响检测结果

续表

项目名称	标本类型	采血管颜色 器具	抗凝剂选择及用量	标本采集后运送要求	标本处理和储存条件	备注
铜蓝蛋白测定	血清	黄色	不需要	0.5h内	3000r/min离心 10min，直接上机检测	尽量避免溶血。溶血、乳糜标本影响检测结果
24h尿钠（Na）测定	尿液	尿管	不需要	2h内	3000r/min离心 10min，直接上机检测	早上8点排空膀胱所有尿液，收集至次日早上8点之前的所有尿液（包含次日8点最后一次尿），置于同一容器内，量取总尿量，混匀后留 10mL 送检
24h尿钾（K）测定	尿液	尿管	不需要	2h内	3000r/min离心 10min，直接上机检测	
24h尿微量总蛋白测定	尿液	尿管	不需要	2h内	—	—
尿淀粉酶（AMY）测定	尿液	尿管	不需要	2h内	3000r/min离心 10min，直接上机检测	—
胸腔积液/腹腔积液淀粉酶（AMY）测定	胸腔积液/腹腔积液	白色	不需要	2h内	3000r/min离心 10min，直接上机检测	—
血气分析	动脉	血气针	肝素锂	即刻送检	标本置于冰盒内	血气采集并排除空气后立即盖上盖子，将血气标本混匀后立即送检
甲胎蛋白（AFP）测定	血清	黄色	不需要	2h内	3000r/min离心 10min，直接上机检测	尽量避免溶血。溶血、乳糜标本影响检测结果
癌胚抗原（CEA）测定	血清	黄色	不需要	2h内	3000r/min离心 10min，直接上机检测	尽量避免溶血。溶血、乳糜标本影响检测结果
糖类抗原125（CA125）测定	血清	黄色	不需要	2h内	3000r/min离心 10min，直接上机检测	尽量避免溶血。溶血、乳糜标本影响检测结果
糖类抗原199（CA199）测定	血清	黄色	不需要	2h内	3000r/min离心 10min，直接上机检测	尽量避免溶血。溶血、乳糜标本影响检测结果
糖类抗原724（CA724）测定	血清	黄色	不需要	2h内	3000r/min离心 10min，直接上机检测	尽量避免溶血。溶血、乳糜标本影响检测结果
神经元特异性烯醇化酶（NSE）测定	血清	黄色	不需要	2h内	3000r/min离心 10min，直接上机检测	尽量避免溶血。溶血、乳糜标本影响检测结果
细胞角蛋白19片段测定	血清	黄色	不需要	2h内	3000r/min离心 10min，直接上机检测	尽量避免溶血。溶血、乳糜标本影响检测结果

续表

项目名称	标本类型	采血管颜色/器具	抗凝剂选择及用量	标本采集后运送要求	标本处理和储存条件	备注
鳞状细胞癌相关抗原测定	血清	黄色	不需要	2h内	3000r/min离心10min，直接上机检测	尽量避免溶血。溶血、乳糜标本影响检测结果
促胃液素释放肽前体（ProGRP）测定	血清	黄色	不需要	2h内	3000r/min离心10min，直接上机检测	尽量避免溶血。溶血、乳糜标本影响检测结果
总前列腺特异抗原（t-PSA）测定	血清	黄色	不需要	2h内	3000r/min离心10min，直接上机检测	尽量避免溶血。溶血、乳糜标本影响检测结果
游离前列腺特异性抗原（f-PSA）测定	血清	黄色	不需要	2h内	3000r/min离心10min，直接上机检测	尽量避免溶血。溶血、乳糜标本影响检测结果
糖类抗原153（CA153）测定	血清	黄色	不需要	2h内	3000r/min离心10min，直接上机检测	尽量避免溶血。溶血、乳糜标本影响检测结果
β人绒毛膜促性腺激素（β-HCG）测定	血清	黄色	不需要	2h内	3000r/min离心10min，直接上机检测	尽量避免溶血。溶血、乳糜标本影响检测结果
I型单纯疱疹病毒抗体测定（IgG）	血清	黄色	不需要	2h内	3000r/min离心10min，直接上机检测	尽量避免溶血。溶血、乳糜标本影响检测结果
风疹病毒抗体测定	血清	黄色	不需要	2h内	3000r/min离心10min，直接上机检测	尽量避免溶血。溶血、乳糜标本影响检测结果
巨细胞病毒抗体测定	血清	黄色	不需要	2h内	3000r/min离心10min，直接上机检测	尽量避免溶血。溶血、乳糜标本影响检测结果
弓形虫抗体测定	血清	黄色	不需要	2h内	3000r/min离心10min，直接上机检测	尽量避免溶血。溶血、乳糜标本影响检测结果
抗核抗体（ANA）测定	血清	黄色	不需要	2h内	3000r/min离心10min，于2~8℃保存	避免溶血、乳糜
抗平滑肌抗体（ASMA）检测	血清	黄色	不需要	2h内	3000r/min离心10min，于2~8℃保存	避免溶血、乳糜
抗胃壁细胞抗体检测	血清	黄色	不需要	2h内	3000r/min离心10min，于2~8℃保存	避免溶血、乳糜

续表

项目名称	标本类型	采血管颜色	器具	抗凝剂选择及用量	标本采集后运送要求	标本处理和储存条件	备注
抗心肌抗体测定	血清	黄色		不需要	2h内	3000r/min离心10min，于2～8℃保存	避免溶血、乳糜
抗线粒体抗体（AMA）测定	血清	黄色		不需要	2h内	3000r/min离心10min，于2～8℃保存	避免溶血、乳糜
抗肝肾微粒体抗体（LKM）测定	血清	黄色		不需要	2h内	3000r/min离心10min，于2～8℃保存	避免溶血、乳糜
抗核提取物抗体测定	血清	黄色		不需要	2h内	3000r/min离心10min，于2～8℃保存	避免溶血、乳糜
抗双链DNA抗体测定	血清	黄色		不需要	2h内	3000r/min离心10min，于2～8℃保存	避免溶血、乳糜
抗组蛋白抗体（AHA）测定	血清	黄色		不需要	2h内	3000r/min离心10min，于2～8℃保存	避免溶血、乳糜
抗线粒体M2亚型抗体（AMA-M2）测定	血清	黄色		不需要	2h内	3000r/min离心10min，于2～8℃保存	避免溶血、乳糜
抗增殖细胞核抗原抗体（抗PCNA）测定	血清	黄色		不需要	2h内	3000r/min离心10min，于2～8℃保存	避免溶血、乳糜
抗着丝点抗体测定	血清	黄色		不需要	2h内	3000r/min离心10min，于2～8℃保存	避免溶血、乳糜
抗核小体抗体（AnuA）测定	血清	黄色		不需要	2h内	3000r/min离心10min，于2～8℃保存	避免溶血、乳糜
抗PM-Scl抗体（抗PM-1抗体）测定	血清	黄色		不需要	2h内	3000r/min离心10min，于2～8℃保存	避免溶血、乳糜
抗Ro-52抗体测定	血清	黄色		不需要	2h内	3000r/min离心10min，于2～8℃保存	避免溶血、乳糜
抗中性粒细胞胞质抗体测定	血清	黄色		不需要	2h内	3000r/min离心10min，于2～8℃保存	避免溶血、乳糜

续表

项目名称	标本类型	采血管管颜色/器具	抗凝剂选择及用量	标本采集后运送要求	标本处理和储存条件	备注
抗蛋白酶3测定	血清	黄色	不需要	2h内	3000r/min离心10min,于2~8℃保存	避免溶血、乳糜
抗髓过氧化物酶测定	血清	黄色	不需要	2h内	3000r/min离心10min,于2~8℃保存	避免溶血、乳糜
抗心磷脂抗体（ACA）测定	血清	黄色	不需要	2h内	3000r/min离心10min,于2~8℃保存	避免溶血、乳糜
抗β2-糖蛋白1抗体（IgG）测定	血清	黄色	不需要	2h内	3000r/min离心10min,于2~8℃保存	避免溶血、乳糜
抗β2-糖蛋白1抗体（IgA）测定	血清	黄色	不需要	2h内	3000r/min离心10min,于2~8℃保存	避免溶血、乳糜
抗β2-糖蛋白1抗体（IgM）测定	血清	黄色	不需要	2h内	3000r/min离心10min,于2~8℃保存	避免溶血、乳糜
抗双链DNA抗体	血清	黄色	不需要	2h内	3000r/min离心10min,冷冻保存	避免溶血、乳糜
抗胰岛细胞抗体（ICA）测定	血清	黄色	不需要	2h内	3000r/min离心10min,冷冻保存	避免溶血、乳糜
抗胰岛素抗体（IAA）测定	血清	黄色	不需要	2h内	3000r/min离心10min,冷冻保存	避免溶血、乳糜
抗谷氨酸脱羧酶抗体检测	血清	黄色	不需要	2h内	3000r/min离心10min,冷冻保存	避免溶血、乳糜
神经元原谱抗体IgG检测	血清	黄色	不需要	2h内	3000r/min离心10min,于2~8℃保存	避免溶血、乳糜
食物特异性IgG抗体检测	血清	黄色	不需要	2h内	3000r/min离心10min,于2~8℃保存	避免溶血、乳糜
混合型过敏原特异性IgE检测	血清	黄色	不需要	2h内	3000r/min离心10min,于2~8℃保存	避免溶血、乳糜

续表

项目名称	标本类型	采血管颜色/器具	抗凝剂选择及用量	标本采集后送运要求	标本处理和储存条件	备注
抗戊型肝炎病毒抗体（抗HEV）测定	血清	黄色	不需要	2h内	3000r/min离心10min，于2~8℃保存	避免溶血、乳糜
肺炎衣原体抗体检测	血清	黄色	不需要	2h内	3000r/min离心10min，直接检测	避免溶血、乳糜
单纯疱疹病毒抗体测定	血清	黄色	不需要	2h内	3000r/min离心10min，于2~8℃保存	避免溶血、乳糜
柯萨奇病毒抗体测定	血清	黄色	不需要	2h内	3000r/min离心10min，于2~8℃保存	避免溶血、乳糜
结核杆菌抗体测定	脑脊液	白色	不需要	2h内	3000r/min离心10min，直接检测	避免溶血、乳糜
	血清	黄色	不需要	2h内		
乙型肝炎表面抗原（HBsAg）测定	血清	黄色	不需要	2h内	3000r/min离心10min，直接上机检测	尽量避免溶血、溶血、乳糜标本影响检测结果
乙型肝炎表面抗体（HBsAb）测定	血清	黄色	不需要	2h内	3000r/min离心10min，直接上机检测	尽量避免溶血、溶血、乳糜标本影响检测结果
乙型肝炎e抗原（HBeAg）测定	血清	黄色	不需要	2h内	3000r/min离心10min，直接上机检测	尽量避免溶血、溶血、乳糜标本影响检测结果
乙型肝炎e抗体（HBeAb）测定	血清	黄色	不需要	2h内	3000r/min离心10min，直接上机检测	尽量避免溶血、溶血、乳糜标本影响检测结果
乙型肝炎核心抗体（HBcAb）测定	血清	黄色	不需要	2h内	3000r/min离心10min，直接上机检测	尽量避免溶血、溶血、乳糜标本影响检测结果
丙型肝炎病毒抗体（抗HCV）测定	血清	黄色	不需要	2h内	3000r/min离心10min，直接上机检测	尽量避免溶血、溶血、乳糜标本影响检测结果
人类免疫缺陷病毒抗体（抗HIV）测定	血清	黄色	不需要	2h内	3000r/min离心10min，直接上机检测	尽量避免溶血、溶血、乳糜标本影响检测结果

续表

项目名称	标本类型	采血管管颜色/器具	抗凝剂选择及用量	标本采集后运送要求	标本处理和储存条件	备注
梅毒螺旋体抗体（抗TP）测定	血清	黄色	不需要	2h内	3000r/min离心10min，直接上机检测	尽量避免溶血。乳糜标本影响检测结果
甲型肝炎病毒抗体（抗HAV）测定	血清	黄色	不需要	2h内	3000r/min离心10min，直接上机检测	尽量避免溶血。乳糜标本影响检测结果
甲苯胺红不加热血清试验（TRUST）	血清	黄色	不需要	2h内	3000r/min离心10min，直接上机检测	尽量避免溶血。乳糜标本影响检测结果
生长激素（GH）测定	血清	黄色	不需要	2h内	3000r/min离心10min，直接上机检测	尽量避免溶血。采集时间遵医嘱 乳糜标本影响检测结果。采
皮质醇测定	血清	黄色	不需要	2h内	3000r/min离心10min，直接上机检测	尽量避免溶血。采集时间遵医嘱 乳糜标本影响检测结果。采
泌乳素（PRL）测定	血清	黄色	不需要	2h内	3000r/min离心10min，直接上机检测	尽量避免溶血。采集时间遵医嘱 乳糜标本影响检测结果。采
促黄体生成素（LH）测定	血清	黄色	不需要	2h内	3000r/min离心10min，直接上机检测	尽量避免溶血。采集时间遵医嘱 乳糜标本影响检测结果。采
卵泡刺激素（FSH）测定	血清	黄色	不需要	2h内	3000r/min离心10min，直接上机检测	尽量避免溶血。采集时间遵医嘱 乳糜标本影响检测结果。采
雌二醇（E₂）测定	血清	黄色	不需要	2h内	3000r/min离心10min，直接上机检测	尽量避免溶血。采集时间遵医嘱 乳糜标本影响检测结果。采
孕酮（P）测定	血清	黄色	不需要	2h内	3000r/min离心10min，直接上机检测	尽量避免溶血。采集时间遵医嘱 乳糜标本影响检测结果。采
睾酮（T）测定	血清	黄色	不需要	2h内	3000r/min离心10min，直接上机检测	尽量避免溶血。采集时间遵医嘱 乳糜标本影响检测结果。采
三碘甲状腺原氨酸（T₃）测定	血清	黄色	不需要	2h内	3000r/min离心10min，直接上机检测	尽量避免溶血。乳糜标本影响检测结果
甲状腺素（T₄）测定	血清	黄色	不需要	2h内	3000r/min离心10min，直接上机检测	尽量避免溶血。乳糜标本影响检测结果

续表

项目名称	标本类型	采血管颜色/器具	抗凝剂选择及用量	标本采集后运送要求	标本处理和储存条件	备注
游离甲状腺素（fT$_4$）测定	血清	黄色	不需要	2h内	3000r/min离心10min，直接上机检测	尽量避免溶血。溶血、乳糜标本影响检测结果
游离三碘甲状腺原氨酸（fT$_3$）测定	血清	黄色	不需要	2h内	3000r/min离心10min，直接上机检测	尽量避免溶血。溶血、乳糜标本影响检测结果
促甲状腺激素（TSH）测定	血清	黄色	不需要	2h内	3000r/min离心10min，直接上机检测	尽量避免溶血。溶血、乳糜标本影响检测结果
抗甲状腺球蛋白抗体（TGAb）测定	血清	黄色	不需要	2h内	3000r/min离心10min，直接上机检测	尽量避免溶血。溶血、乳糜标本影响检测结果
抗甲状腺过氧化物酶自身抗体（TPOAb）测定	血清	黄色	不需要	2h内	3000r/min离心10min，直接上机检测	尽量避免溶血。溶血、乳糜标本影响检测结果
甲状腺球蛋白（TG）测定	血清	黄色	不需要	2h内	3000r/min离心10min，直接上机检测	尽量避免溶血。溶血、乳糜标本影响检测结果
胰岛素（Ins）测定	血清	黄色	不需要	2h内	3000r/min离心10min，直接上机检测	尽量避免溶血。溶血、乳糜标本影响检测结果
C肽（C-P）测定	血清	黄色	不需要	2h内	3000r/min离心10min，直接上机检测	尽量避免溶血。溶血、乳糜标本影响检测结果
空腹/随机/餐后2小时葡萄糖（Glu）测定	血清	黄色	不需要	2h内	3000r/min离心10min，直接上机检测	尽量避免溶血。溶血、乳糜标本影响检测结果
生长激素（GH）测定	血清	黄色	不需要	2h内	3000r/min离心10min，直接上机检测	尽量避免溶血。溶血、乳糜标本影响检测结果
降钙素（CT）测定	血清	黄色	不需要	2h内	3000r/min离心10min，直接上机检测	尽量避免溶血。溶血、乳糜标本影响检测结果
甲状旁腺激素（PTH）测定	血清	黄色	不需要	2h内	3000r/min离心10min，直接上机检测	尽量避免溶血。溶血、乳糜标本影响检测结果

续表

项目名称	标本类型	采血管颜色/器具	抗凝剂选择及用量	标本采集后运送要求	标本处理和储存条件	备注
促肾上腺皮质激素（ACTH）测定	血清	紫色	EDTA-K₂	2h内	3000r/min离心10min，直接上机检测	尽量避免溶血。溶血、乳糜标本影响检测结果
促甲状腺素受体抗体（TRAb）测定	血清	黄色	不需要	2h内	3000r/min离心10min，直接上机检测	尽量避免溶血。溶血、乳糜标本影响检测结果
叶酸（FA）测定	血清	黄色	不需要	2h内	3000r/min离心10min，直接上机检测	尽量避免溶血。溶血、乳糜标本影响检测结果
维生素B₁₂测定	血清	黄色	不需要	2h内	3000r/min离心10min，直接上机检测	尽量避免溶血。溶血、乳糜标本影响检测结果
铁蛋白（Fer）测定	血清	黄色	不需要	2h内	3000r/min离心10min，直接上机检测	尽量避免溶血。溶血、乳糜标本影响检测结果
免疫球蛋白亚类定量测定	血清	黄色	不需要	2h内	3000r/min离心10min，直接上机检测	尽量避免溶血。溶血、乳糜标本影响检测结果
肿瘤坏死因子α（TNF-α）测定	血清	黄色	不需要	2h内	3000r/min离心10min，直接上机检测	尽量避免溶血。溶血、乳糜标本影响检测结果
白细胞介素-6（IL-6）、IL-8、IL-10测定	血清	黄色	不需要	2h内	3000r/min离心10min，直接上机检测	尽量避免溶血。溶血、乳糜标本影响检测结果
C3测定	血清	黄色	不需要	2h内	3000r/min离心10min，直接上机检测	尽量避免溶血。溶血、乳糜标本影响检测结果
C4测定	血清	黄色	不需要	2h内	3000r/min离心10min，直接上机检测	尽量避免溶血。溶血、乳糜标本影响检测结果
免疫球蛋白G（IgG）定量测定	血清	黄色	不需要	2h内	3000r/min离心10min，直接上机检测	尽量避免溶血。溶血、乳糜标本影响检测结果
免疫球蛋白M（IgM）定量测定	血清	黄色	不需要	2h内	3000r/min离心10min，直接上机检测	尽量避免溶血。溶血、乳糜标本影响检测结果
免疫球蛋白E（IgE）定量测定	血清	黄色	不需要	2h内	3000r/min离心10min，直接上机检测	尽量避免溶血。溶血、乳糜标本影响检测结果

续表

项目名称	标本类型	采血管颜色/器具	抗凝剂选择及用量	标本采集后运送要求	标本处理和储存条件	备注
免疫球蛋白A（IgA）定量测定	血清	黄色	不需要	2h内	3000r/min离心10min，直接上机检测	尽量避免溶血。溶血、乳糜标本影响检测结果
类风湿因子（RF）测定	血清	黄色	不需要	2h内	3000r/min离心10min，直接上机检测	尽量避免溶血。溶血、乳糜标本影响检测结果
抗链球菌溶血素O（ASO）测定	血清	黄色	不需要	2h内	3000r/min离心10min，直接上机检测	尽量避免溶血。溶血、乳糜标本影响检测结果
C反应蛋白（CRP）测定	血清	黄色	不需要	2h内	3000r/min离心10min，直接上机检测	尽量避免溶血。溶血、乳糜标本影响检测结果
25-羟维生素D[25(OH)D]测定	血清	黄色	不需要	2h内	3000r/min离心10min，直接上机检测	尽量避免溶血。溶血、乳糜标本影响检测结果
总1型胶原氨基端延长肽（P1NP）测定	血清	黄色	不需要	2h内	3000r/min离心10min，直接上机检测	尽量避免溶血。溶血、乳糜标本影响检测结果
骨钙素N端中分子片段（N-MID）测定	血清	黄色	不需要	2h内	3000r/min离心10min，直接上机检测	尽量避免溶血。溶血、乳糜标本影响检测结果
β-胶原特殊序列（β-Crosslaps）测定	血清	黄色	不需要	2h内	3000r/min离心10min，直接上机检测	尽量避免溶血。溶血、乳糜标本影响检测结果
24h IgG鞘内合成率测定（血＋脑脊液）	血清 脑脊液	黄色 白色	不需要	2h内	3000r/min离心10min，直接上机检测	尽量避免溶血。溶血、乳糜标本影响检测结果
胰岛素样生长因子测定	血清	黄色	不需要	2h内	3000r/min离心10min，直接上机检测	尽量避免溶血。溶血、乳糜标本影响检测结果
胰岛素样生长因子结合蛋白-3测定	血清	黄色	不需要	2h内	3000r/min离心10min，直接上机检测	尽量避免溶血。溶血、乳糜标本影响检测结果
淋巴细胞亚群检测	全血	紫色	EDTA-K$_2$	2h内	平放于4℃冰箱内	尽量避免溶血
人类白细胞抗原（HLA）测定	全血	紫色	EDTA-K$_2$	2h内	平放于4℃冰箱内	避免血液标本凝集、溶血；空腹采集标本

续表

项目名称	标本类型	采血管颜色/器具	抗凝剂选择及用量	标本采集后运送要求	标本处理和储存条件	备注
单克隆蛋白电泳分析	血清 脑脊液	黄色 白色	不需要	2h内	3000r/min离心5min, 血清用1.5mL离心管分装, 于-20℃冻存	血液标本及脑脊液标本应同时采集, 血液标本避免溶血, 乳糜血。空腹采集血液标本
免疫固定电泳测定	血清	黄色	不需要	2h内	3000r/min离心5min, 血清用1.5mL离心管分装, 于-20℃冻存	避免血液标本溶血, 乳糜血, 空腹采集标本
乙型肝炎病毒脱氧核糖核酸扩增定量检测	血清	黄色	不需要	2h内	3000r/min离心5min, 血清用1.5mL离心管分装, 于-20℃冻存	避免血液标本溶血, 乳糜血, 空腹采集标本
丙型肝炎病毒核糖核酸扩增定量检测	血清	黄色	不需要	2h内	3000r/min离心5min, 血清用1.5mL离心管分装, 于-20℃冻存	避免血液标本溶血, 乳糜血, 空腹采集标本
MTHFR基因检测	全血	紫色	EDTA-K$_2$	2h内	放于4℃冰箱内	避免血液标本凝集, 溶血, 空腹采集标本
人乳头状瘤病毒(HPV)基因检测	脱落细胞	无菌容器	不适用	2h内	放于4℃冰箱内	患者24h内不应有性行为; 男性患者采样前2h内不能排尿; 女性患者应在非月经期进行, 3日内不应使用阴道内药物或对阴道进行清洗
CYP2C9基因检测	全血	紫色	EDTA-K$_2$	2h内	放于4℃冰箱内	避免血液标本凝集, 溶血, 空腹采集标本
CYP2C19基因检测	全血	紫色	EDTA-K$_2$	2h内	放于4℃冰箱内	避免血液标本凝集, 溶血, 空腹采集标本
SLCO1B1基因检测	全血	紫色	EDTA-K$_2$	2h内	放于4℃冰箱内	避免血液标本凝集, 溶血, 空腹采集标本
痰细菌学检测	痰	无菌容器	不适用	2h内	培养基接种	以采集清晨第一口痰为宜。建议患者晨起后用清水反复漱口, 然后用力咳出气管深处痰液(不要从咽部或口腔咳出), 盛于无菌痰杯内, 盖紧杯盖, 立即送检(不应超过2h)
尿细菌学检测	尿	无菌容器	不适用	0.5h内	培养基接种	领取无菌容器。患者自行排尿, 用无菌小瓶收集清洁中段尿。以晨起第一次排尿液为宜, 盖紧瓶盖, 立即送检(不要超过30min)。采集量>1mL

续表

项目名称	标本类型	采血管颜色	器具	抗凝剂选择及用量	标本采集后运送要求	标本处理和储存条件	备注
粪便细菌学检测	粪便		便盒	不适用	1h内	培养基接种	准备便盒。采集新鲜粪便，挑取粪便中脓血或黏液部分（固体粪便取约栗子大小，2~3g；液体粪便取絮状物，2~3mL），放入便盒中送检
分泌物细菌学检测	各类分泌物		无菌容器	不适用	2h内	培养基接种	—
宫颈拭子细菌学检测	各类分泌物		无菌容器	不适用	2h内	培养基接种	—
咽拭子细菌学检测	各类分泌物		无菌容器	不适用	2h内	培养基接种	—
B族链球菌（GBS）筛查	阴道+肛拭子		无菌容器	不适用	2h内	培养基接种	—
血液细菌学检测	全血		需氧培养瓶 厌氧培养瓶	不适用	2h内	培养瓶接种；常温储存	采集量每瓶8~10mL
脑脊液细菌学检测	脑脊液		无菌容器	不适用	0.5h内	培养瓶接种	采集量>1mL
胸腔积液、腹腔积液细菌学检测	胸腔积液、腹腔积液		无菌容器	不适用	2h内	培养瓶接种	采集量>5mL
无菌体液细菌学检测	各类无菌体液		无菌容器	不适用	2h内	培养瓶接种	采集量>1mL
厌氧菌检测	深部标本		无菌容器	不适用	2h内	常温厌氧储存	—
真菌检测	各类标本（无菌体液除外）		无菌容器	不适用	2h内	培养基接种	—

续表

项目名称	标本类型	采血管颜色/器具	抗凝剂选择及用量	标本采集后运送要求	标本处理和储存条件	备注
无菌体液真菌药敏定量试验	无菌体液	无菌容器	不适用	2h内	培养基接种	—
脑脊液涂片革兰氏染色	脑脊液	无菌容器	不适用	0.5h内	涂片	—
脑脊液涂片抗酸染色	脑脊液	无菌容器	不适用	0.5h内	涂片	—
脑脊液涂片墨汁染色	脑脊液	无菌容器	不适用	0.5h内	涂片	—
痰涂片革兰氏染色/抗酸染色	痰	无菌容器	不适用	2h内	涂片	以采集清晨第一口痰为宜。建议患者晨起用清水反复漱口，然后用力咳出气管深处痰液（不要从咽部或口腔咳出），盛于无菌痰杯内，盖紧杯盖，立即送检（不应超过2h）
	痰	无菌容器	不适用	2h内	涂片	
粪便涂片革兰氏染色	粪便	便盒	不适用	2h内	涂片	—
无菌体液涂片革兰氏染色	无菌体液	无菌容器	不适用	0.5h内	涂片	—
无菌体液涂片抗酸染色	无菌体液	无菌容器	不适用	0.5h内	涂片	—
生殖道标本涂片革兰氏染色镜检查细菌	分泌物	无菌容器	不适用	0.5h内	涂片	—
艰难梭菌毒素A/B检测	粪便	便盒	不适用	1h内	标本冷藏（4~8℃）保存	—
真菌（1,3）-β-D葡聚糖检测	血清	黄色	不适用	2h内	3000r/min离心10min	—
曲霉菌半乳甘露聚糖检测	血清、肺泡灌洗液	黄色/无菌容器	不适用	2h内	3000r/min离心10min	—

续表

项目名称	标本类型	采血管颜色/器具	抗凝剂选择及用量	标本采集后运送要求	标本处理和储存条件	备注
新型隐球菌荚膜多糖检测	血清、脑脊液	黄色/无菌容器	不适用	2h内	3000r/min 离心10min	—
结核感染T淋巴细胞检测	血	绿色	肝素/肝素锂/肝素钠	4h内	标本于室温（18～25℃）保存，不得冷冻/冷藏	为了保证实验结果的准确性，请遵守下列注意事项 1. 采集外周全血4mL，无须空腹，需用肝素抗凝标本（绿帽采血管），每人采集1管血液标本（每管4mL），于4h内送到实验室，以保证淋巴细胞存活，尽快完成检测 2. 标本于室温（15～25℃）保存和运输，不得冷冻/冷藏 3. 1周内有输血史或做过PET/CT的患者会影响血液中淋巴细胞的分离，建议2周后再行检测

（张国军 刘竞争 陈柯霖）

参 考 文 献

丛玉隆，毛远丽，赵景民，2006. 检验与临床诊断-肝病分册. 北京：人民军医出版社.

丛玉隆，王传新，王谦，2006. 检验与临床诊断-肾病分册. 北京：人民军医出版社.

国家肾脏疾病临床医学研究中心，2019. 中国慢性肾脏病矿物质和骨异常诊治指南概要. 肾脏病与透析肾
　移植杂志，28（1）：52-57.

吕建新，陈晓东，2006. 血液系统疾病的检验诊断. 北京：人民卫生出版社.

吕建新，郑景晨，2007. 内分泌及代谢疾病的检验诊断. 北京：人民卫生出版社.

王兰兰，2010. 医学检验项目选择与临床应用. 北京：人民卫生出版社.

王学谦，2006. 检验与临床诊断-骨质疏松与骨关节病分册. 北京：人民军医出版社.

许以平，郑捷，1999. 现代免疫学检验与临床实践. 上海：上海科学技术文献出版社.

杨晓林，2020. 发光免疫分析技术与应用. 北京：科学出版社.

叶顺章，张木有，1999. 现代性传播疾病实验诊断技术. 广州：广东科技出版社.

张美和，2006. 检验与临床诊断-儿科学分册. 北京：人民军医出版社.

Ralston S H，Corral-Gudino L，Cooper C，et al.，2019. Diagnosis and Management of Paget's Disease of
　Bone in Adults：A Clinical Guideline. J Bone Miner Res，34（4）：579-604.

第四章

血液标本采集

第一节　概　述

血液标本采集是临床最常见的护理工作之一，所采集血液标本的检验结果对疾病的诊断、治疗和预后都具有重要意义。可靠的标本是高质量检验的第一步，是全过程检验质量控制的关键环节。正确的检验结果与正确的标本采集密切相关。在标本采集过程中，护士应了解检验的目的，掌握正确的标本采集方法，并严格执行查对制度、遵守无菌操作原则，采集后应将标本及时送检，以保证检验结果的准确性。

一、血液标本类型

（一）全血

1. 静脉全血　来自静脉的全血标本应用最广泛。常用的采血部位有肘前静脉、腕静脉、手背静脉等，婴幼儿和新生儿有时采用颈静脉和股静脉。

2. 动脉全血　主要用于血气分析，采血部位有桡动脉、肱动脉和股动脉等。

3. 末梢全血　包括毛细血管血和干血滴，适用于仅需微量血液的检验项目，采血部位有耳垂、指端，小儿采血部位有时为足趾或足跟。

（二）血浆

全血标本经抗凝离心后去除血细胞成分即为血浆，主要用于化学成分测定和凝血项目检测等。

（三）血清

血清是血液离体凝固后分离出来的液体，血清与血浆相比，主要是缺乏纤维蛋白原，某些凝血因子也发生了变化。血清主要用于化学和免疫学等检测。

（四）血细胞

某些特殊的检验项目需要特定的血细胞作为标本，如浓集的粒细胞、淋巴细胞和分离的单个核细胞等。

二、血液标本的采集要求

（一）血液标本采集的一般要求

保持标本完整性，控制各种干扰因素；保持标本新鲜，必须在规定时间内送检和完成检测；拒绝接收不合格血标本，如脂血、溶血和凝固的血标本等。

（二）血液标本采集的环境要求

血液标本采集的环境应该体现人性化设计，空间宽敞，光线明亮，通风良好，血液标本采集的台面高低和宽度适宜，座位舒适。采用紫外灯定时对标本采集的周边环境和空气进行消毒，并采用消毒液擦拭台面。

（三）血液标本采集的时间要求

1. 随机和急诊标本　是指无时间限定或无法规定时间而必须采集的标本，一般无法让患者提前进行准备。此类标本主要是门诊、急诊和抢救患者必须做的一些检验标本，或在体内代谢相对较稳定、受体内外干扰较小的检查物质的标本。

2. 空腹标本　一般指禁食8h后采集的标本（但不能超过12h，禁食时间过长可引起部分指标异常，如补体C3、转铁蛋白等结果增高），住院患者多在清晨采集标本，此类标本常用于临床生化定量检查。在空腹和安静时采集，标本受饮食质和量及日间生活、生理活动的影响较小。对于患者来讲，若多次检查相同项目，也便于比较、对照。测定血肌酐时还应禁肉食3天，且不能饮咖啡、茶等。

3. 指定时间标本　多属功能试验的标本，因其目的不同，采集标本的时间各有不同，必须按照要求采集，如葡萄糖耐量试验等。

第二节　常规静脉穿刺血液标本采集

一、静脉穿刺血液标本采集标准操作规程

（一）了解及评估

（1）了解患者病情、意识、配合程度。

（2）评估穿刺部位皮肤、血管状况，根据患者年龄、病情选择合适的静脉。

（3）了解需做检验项目的名称、种类。

（4）向患者做好解释，取得配合。做生化检查时，应提前通知患者空腹。例如，做血脂类测定时，要求验血者在采血前24h内禁食高脂类食物，要空腹12h后清晨抽取空腹血等。

（5）评估患者有无运动、吸烟、饮酒或服用影响检查结果的特殊药物。

（二）操作前准备

1. 环境准备 环境清洁、安静、光线充足。

2. 物品准备 治疗盘：常规皮肤消毒用物一套、采血针、持针器、止血带、一次性治疗巾、手套、胶带。根据检查项目选择适宜的真空采血管，并检查有效期。粘贴采血条码。

用注射器取血时根据抽血量准备不同型号的注射器、根据检验单上的采血项目准备适宜的采血管并确定采血量。

3. 工作人员准备 衣帽整洁，洗手，戴口罩和手套。

（三）操作规程

（1）核对医嘱，持检验单和医嘱单核对患者姓名、病案号、采血项目等，检查采血项目与采血管种类是否一致，确保无误。

（2）携用物至患者旁，采用两种方法识别患者身份，做好解释，协助患者取合适体位。

（3）评估静脉，根据患者静脉充盈度选择采血部位，一般采用上肢肘部浅静脉，如贵要静脉、肘正中静脉、腕部及手背静脉。若患者正在输液、输血治疗，应从对侧肢体采血。

（4）戴手套，铺一次性治疗巾，于穿刺处上部约6cm处系止血带，以穿刺点为中心常规消毒皮肤2遍，范围5cm×5cm，每遍均自然待干。

（5）穿刺取血。

1）使用真空采血系统采血

A. 将穿刺针与持针器连接，持穿刺针刺入静脉，穿刺成功后，固定针头。

B. 核对真空采血管与检验单上的项目，选择正确的真空采血管插入持针器中，血液在负压下流入真空采血管（注意血液进入第一支采血管后立即松开止血带，若血液流出不畅，应重新结扎止血带）。同时采集多种血标本时，根据采血管说明书要求依次采集血标本，采血顺序依次为血培养、蓝、黑、红、黄、绿、紫、灰管（试管帽颜色），注入具有相应抗凝剂（或不含抗凝剂）的真空管后按要求颠倒摇匀，颠倒次数为3～8次。

C. 以无菌棉签/棉球置于穿刺点处迅速拔出针头，按压局部1～2min，对于有凝血功能障碍的患者，按压时间应延长至10min或更长。再次核对采血管与检验单上的项目，并确定血量足够。

2）使用注射器采血

A. 绷紧静脉下端皮肤，持注射器与皮肤呈20°角进针，见回血后，抽出适量血液。

B. 抽血完毕，以无菌棉签置于穿刺点处迅速拔出针头，按压局部1～2min，对于有凝血功能障碍的患者，按压时间应延长至10min或更长。

C. 核对试管与检验单上的项目，根据检验项目将标本置于相应的试管中。采全血时将血液沿试管壁慢慢注入抗凝试管中，立即混匀（轻轻转动试管8～10次），使血液与抗凝剂充分混匀，防止血液凝固。采集血清标本时将血液缓慢注入干燥试管中，注意勿将泡沫注入，避免震荡，防止红细胞破裂。注意：同时抽取不同种类的标本时，用无菌注射器或无菌采血针采血均应先将血液注入抗凝试管（不同抗凝试管无顺序要求），再注入干燥试管。

D. 再次核对试管与检验单上的项目，并确定血量足够。

（6）脱去手套，快速手消毒。整理床单位，协助患者取舒适卧位。处理用物，分类放置。

（7）洗手，处理医嘱，做好记录，标本及时送检。

（四）指导要点

（1）告知患者按压穿刺部位的方法及时间。
（2）指导患者采血后要注意穿刺部位的清洁，防止感染。

二、静脉穿刺血液标本的采集顺序

根据美国临床实验室标准化委员会（Clinical and Laboratory Standards Institute，CLSI）H3-A6指南，采血顺序宜如下。

1. 采用直针采血方式　顺序如下：①血培养瓶（厌氧瓶优先）；②凝血管（蓝帽）；③血沉管（黑帽）；④血清管（红帽或黄帽）；⑤肝素管（绿帽）；⑥EDTA管（紫帽）；⑦抑制血糖酵解管（灰帽）。

2. 采用蝶翼采血方式　如果有血培养，需氧瓶优先，其他顺序同上。如果没有血培养，顺序如下：①白帽管（弃置管，也可送检生化免疫项目）；②凝血管（蓝帽）；③血沉管（黑帽）；④血清管（红帽或黄帽）；⑤肝素管（绿帽）；⑥EDTA管（紫帽）；⑦抑制血糖酵解管（灰帽）。

在实际工作中，如果患者静脉条件差，可能采血量不足，此时血培养优先考虑需氧瓶，其他管应优先考虑凝血管及血沉管，因为这两项检测对血量要求最严格，且二者抗凝剂均为枸橼酸钠。采集血液时针头不要触碰试管内壁，管壁上的抗凝剂或促凝剂可能会对下一个采血管产生影响。

3. 凝血采血顺序　早在20世纪40年代，发明PT试验的Armand Quick即提出为了尽量避免组织液（组织凝血活酶）对血浆凝固试验的影响，需在采集标本时将最先流出的部分血液用一支丢弃管或无添加剂管收集并弃去不用。根据CLSI H3-A6指南的建议，当同时有多个抗凝类型的标本需要采集时，出凝血检测标本应在血培养标本和（或）不含添加剂（抗凝剂或激活剂）的标本之后、其他抗凝剂类型标本之前采集。随后发布的CLSI H21-A5指南指出，虽然有研究显示当枸橼酸盐抗凝标本作为第一管时，对于凝血功能正常或华法林抗凝治疗患者的PT及国际标准化比值（INR）结果无影响，对于凝血功能正常患者的APTT也无影响，但其他特殊项目是否受标本采集顺序影响目前仍不十分明确，故仍建议应放在第二管采集。国内的行业标准《血浆凝固实验血液标本的采集及处理指南》（WS/T 359—2011）在制订时也参考了CLSI的指南，建议无论使用真空采血管、注射器还是密闭式静脉留置针进行静脉采血，均需要将采集的第二管血液用作凝血标本的检测。

近年来不断有文献指出，首管丢弃是不必要的，无论是第一管、第二管还是在 EDTA 抗凝管、肝素抗凝管或含激活剂的血清管之后采集的标本，其 PT 和 APTT 检测结果没有明显差异，凝血酶原等绝大多数特殊试验的第一管和第二管标本的检测结果也没有显著性差异。不必首管丢弃不仅降低了患者的采血量，而且减少了医疗废物。需要注意的是：当特殊情况下需要使用蝶翼针采集标本且枸橼酸盐抗凝标本为第一管时，需在之前增加一支丢弃管（白帽管），且只需血液充满蝶翼针的连接管（无效腔）即可，其目的是保证后续采集的标本体积准确和抗凝比例适当。

三、静脉穿刺血液标本采集注意事项

（一）采集前注意事项

（1）采集任何标本前，都应先填写检验单，选择适当的标本容器，抽血前应认真进行身份核查。

（2）对于住院患者，必须在容器外面贴上标签，标明科室、床号、姓名、住院号、检验目的及送检时间等，有条码尽可能使用条码。严格执行三查八对，避免张冠李戴。

（3）做生化检查，事先通知患者空腹，避免因进食进水而影响检验结果。

（二）采集中注意事项

（1）采集各项标本均应按照规定做到及时采集。

（2）采静脉血时止血带不宜结扎过久，以免引起误差（不应超过 1min）。

（3）真空采血法同时采集多种血标本时，采集顺序依次为血培养、蓝、黑、红、黄、绿、紫、灰管。量要准确。若血液比例过高，由于抗凝剂相对不足，血浆中会出现微血凝块；若血液比例过低，抗凝剂相对过剩，会对很多检验造成严重影响。

（4）采血不能在输液的同侧进行，更应杜绝在输液管内采血，因输液成分会影响检测结果。血气分析和测定 pH 的血液以动脉血为原则，且不可混入空气。细菌培养的标本要严格无菌技术操作，防止污染。

（5）采血过程中应当避免导致溶血的因素；需要抗凝的血标本，应将血液与抗凝剂混匀，送检过程中避免过度震荡。

（6）所有标本在收集血清和血浆时，均不能混入纤维蛋白丝、血细胞、尘埃颗粒及气泡，否则会影响分析结果，而溶血、脂血及气泡对结果影响较大。

（三）采集后注意事项

如遇个别患者采血后发生晕厥，可让其平卧，通常休息片刻即可恢复。按时送检，标本不应放置过久，以免影响检验结果，特殊标本要注明采集时间。

四、静脉穿刺血液标本采集过程中的复杂问题

血液标本采集过程中会出现各种操作及患者方面的复杂问题，如不能顺利获取血液标本、标本不合格或患者出现不适等。

（一）不能顺利获取血液标本

这是血液标本采集过程中最为常见，也是极为复杂的问题。

1. 采血时未能获得血液

（1）穿刺针未刺入静脉：穿刺之前没能很好地固定静脉，经常会导致无法获得血液。例如，穿刺针可能会滑到静脉一侧，实际并未穿刺入静脉。此时可用戴手套的手指轻轻触摸针头周围的区域，如可以确定静脉和针头的位置，可使针头稍稍改变方向，重新穿刺进入血管内。

（2）穿刺针穿透血管壁：穿刺角度过大、针头刺入过深、穿透下面血管壁，也可能无法获得血液。此时可慢慢向后退针，直至采血成功。

（3）穿刺针部分刺入静脉：穿刺角度过小，则针头可能仅部分进入静脉腔，从而导致血液泄漏到组织中。此时缓慢将针头推入静脉，直至采血成功。

（4）真空采血管故障：如果穿刺针在静脉内，则应排除真空采血管问题，此时需要更换一个新的真空采血管。

2. 采血管内血量少、流速慢　可能是针尖斜面一半在血管内，一半在血管外，可再稍进针或退针。

3. 采血时血量时有时无　可能是穿刺针针头的斜面靠在静脉的上壁或下壁，此时可将针头旋转1/4圈、稍微向后拉针头或抬高、降低针头位置。

4. 血液不再流出　可能是因为负压过大，当注射器针栓回抽过快、负压过大时，会导致静脉塌陷，造成血液不再流出。可将注射器针栓缓慢回抽，如仍不能正常采血，则需再次进行穿刺。

因此，护理人员要掌握可能导致这些复杂问题的原因及处理措施，以减少不必要的反复穿刺。但应注意的是，不应盲目地进行反复探测，这样可能致使患者疼痛加剧、形成血肿，甚至造成神经损害。如果仍未能获得血液，护理人员则应重新选择穿刺部位，更换采血针重新穿刺。

（二）皮下出血及血肿

血肿是由血液进入静脉穿刺部位周围组织引起的。血肿伴随的皮肤颜色改变和肿胀通常会引起患者焦虑和不适，并可能导致神经受到压迫性损伤。在正常情况下，静脉壁的弹性可防止静脉穿刺过程中针头周围的血液渗漏。老年患者的静脉壁弹性降低导致他们更容易形成血肿。如果采血部位出血或开始形成血肿，应立即取下止血带、拔除针头，加压按压。

另外，拔针时操作不当是导致血肿出现的常见原因。例如，拔针之前未松开止血带，

抽完血后按压时间过短、按压部位不准确（仅仅按住了皮肤上的针眼，而未按住血管上的针眼）等，从而造成皮下出血或血肿。

抽血完毕后未及时放下衣袖，影响了静脉回流，也易引起皮下出血。因此，如选择在贵要静脉、肘正中静脉抽血，可以让患者脱下衣袖进行操作，防止衣袖过紧引起静脉回流障碍导致皮下出血。操作者穿刺技术不熟练，穿刺时多次回针，造成局部血管破裂，也可引起皮下出血或血肿。如果出现皮下出血，早期应冷敷，以使毛细血管收缩，减轻局部充血和出血，3天后再热敷，改善血液循环，加快皮下出血的吸收。

（三）神经损伤

错误的静脉部位选择或不正确的静脉穿刺技术可能导致暂时或永久性神经损伤，并可能导致手臂或手失去活动能力。神经受累的症状包括刺痛、烧灼感或电击感、手臂感到疼痛或麻木等。因此静脉穿刺时，应熟悉穿刺神经与血管的解剖结构与走向，进针的深度应根据患者体型、胖瘦及血管显露情况而定，尽可能一次成功。

（四）标本溶血

真空采血法引起标本溶血的原因包括以下几点。

（1）进针不准，针尖在静脉中探来探去，造成第一管溶血。

（2）混匀时用力过猛，运输时震荡过猛。

（3）从已有血肿的静脉中采血。

（4）采血量不足，造成添加剂浓度过高，血细胞因渗透压的改变发生溶血。同时由于采血量不足，真空采血管内仍然有负压存在，血细胞被挤破，造成溶血。

（5）消毒乙醇未干即开始采血，乙醇经针孔进入血标本中而导致溶血。

（6）离心时，用竹签剥离血块或离心机内温度过高/过低等。标本溶血时红细胞胞膜破裂将细胞内含物释放到血清或血浆中，从而干扰许多检测结果，因此需要重新采集血液标本。

（五）患者并发症

患者可能出现晕针、晕血，可能的原因如下。

1. 心理因素 个别患者在接受抽血或见到血液时，由于情绪过度紧张、恐惧，反射性地引起迷走神经兴奋，血压下降，脑供血不足而发生晕厥。

2. 体质因素 在空腹或饥饿时抽血，患者机体正处于应激阶段，亦可通过兴奋迷走神经引起血压下降而导致脑供血不足。

3. 疼痛刺激 患者对疼痛特别敏感，对疼痛的恐惧导致神经高度兴奋，反射性地引起小血管扩张，血压下降，脑供血不足，发生晕厥。

采血过程中，患者往往自述头晕眼花、心慌、恶心、四肢无力、出冷汗，随后出现面色苍白、四肢冰凉、血压下降、脉搏细速、瞬间昏倒、不省人事，一般持续2～4min后上述症状逐渐消失，患者神志恢复正常。

因此，采血操作前应向患者做好解释工作，消除患者的紧张情绪，教会患者放松技巧，给患者以心理安慰；采血过程中设法分散患者的注意力，消除其紧张情绪。对有晕针史或已晕针的患者，采血时可采取平卧位，以防止患者发生晕针后摔伤。熟练掌握操作技术，动作稳、准，以减少疼痛的刺激。发生晕针后让患者平卧，以增加脑部供血，指压或针灸人中、合谷穴，口服温水或温糖水，适当保暖，数分钟后即可自行缓解。

五、特殊人群患者的静脉穿刺血液标本采集

（一）老年患者

老年患者血管有以下特点：①老年人的末梢血管因纤维化而失去弹性，静脉血管质地较硬而脆，皮下脂肪组织减少、萎缩、穿刺时血管易滑动。②老年患者动脉和静脉通常会硬化，由于血流受损而成为静脉穿刺的不良部位。③老年患者往往多种疾病并存，反复穿刺容易造成穿刺部位血管弹性下降、脆性增加。以上特点均给老年患者的静脉穿刺增加了难度。

因此，护理人员在为老年患者选择血管时，要选择容易固定的部位，用手绷紧松弛的皮肤，以使静脉在穿刺时不会移动。对于血管充盈不良的老年人，可用毛巾局部热敷使局部血管暂时性充盈，然后进行穿刺，以提高穿刺成功率。切勿拍打静脉，以免引起疼痛或造成损伤。对于皮下脂肪组织减少的老年人，因其静脉通常靠近表皮，静脉穿刺时可适当减小穿刺针进针时的角度。

另外，当老年患者患有某些疾病（如阿尔茨海默病、脑卒中、关节炎、帕金森病）时，也会给血液标本采集带来较大的挑战。阿尔茨海默病患者通常需要他人协助以使自己平静并保持采血部位的稳定；脑卒中患者可能患有瘫痪；关节炎患者可能会感到疼痛或无法伸直手臂；帕金森病患者可能会因震颤而无法保持手臂静止不动。这些情况下就需要医护人员协助其保持穿刺部位的稳定，以免在进行穿刺时出现采血失败、血肿等。

（二）小儿患者

由于小儿年龄较小、好动、不易配合、血管较细，故采血较成人困难。通常情况下，对于小于2岁的小儿，应通过皮肤穿刺法（毛细血管采血法）收集血液。但是，针对凝血、红细胞沉降率、血培养等项目，必须通过静脉穿刺收集。

因小儿血液标本采集在技术上存在一定的难度，应由经验丰富的医护人员进行操作。小儿易哭闹，固定小儿对血液标本采集是否成功及小儿的安全至关重要，因此可要求家长/其他医务人员帮忙固定小儿。如果由家长固定孩子，应告诉家长该如何抱住孩子，手要握住孩子什么部位。

（1）如小儿取卧位，采血人员与固定人员分别位于其两侧。固定人员将一只手臂在台面上伸开，使其仰卧，将其头放在固定人员伸展的手臂上方。

（2）将小儿靠近固定人员，仿佛正在哄小儿。

（3）固定人员用台面上的手臂抓住小儿的肘部。

（4）用另一只手掌心向上握住小儿的手腕（俯向穿过小儿从上方固定其肩膀，防止扭动，同样，紧紧抓住小儿的手腕也能起到"止血带"的作用）。

（5）如小儿取垂直位，可让固定人员抱住小儿，协助固定小儿身体和穿刺部位。例如，家长可将孩子抱坐在膝盖上，一只手臂在肘部弯曲处从后面环绕稳固地握住孩子的静脉穿刺手臂上方，另一只胳膊从前方固定孩子的手腕。

选择采血装备时，还应注意减少穿刺时对小儿血管的压力，以防止血管坍塌，减少溶血，如应用小号的蝶翼采血针、小容量注射器、容量小和负压低的真空采血管等。在采集过程中还应尽可能保持患儿镇静，因为情绪压力和哭闹会影响血液分析结果并导致错误的检测结果。

另外需要注意的是，为小儿进行血液标本采集应选择最小的血液采集量，同时由于新生儿和小儿体内的血液量很少，需对24h内采集的血液量进行监测。因为一旦抽出过多的血液，有可能会导致小儿贫血。

六、特殊项目的静脉穿刺血液标本采集

（一）口服葡萄糖耐量试验标本的采集方法

（1）试验前每天糖类摄入量不少于150g，有正常的体力活动至少3天。

（2）过夜空腹10～14h。

（3）试验前禁饮酒、咖啡、茶，保持情绪稳定。

（4）上午8∶30以前空腹抽血，然后饮用含75g葡萄糖（12岁以下为1.75g/kg）的水250～300mL，5min内饮完（若空腹血糖＞15.0mmol/L或有1型糖尿病、有酮症倾向者以100g面粉馒头替代，10～15min内吃完）。

（5）分别于饮糖水或吃完馒头后0.5h、1h、2h、3h各抽血一次，测定血糖值。

（二）常用血栓与止血检验标本采集

血栓与止血检验结果易受多种因素的影响（如饮食、药物、应激、标本采集过程、标本体外放置时间和环境温度等），了解标本采集与处理环节的重要影响因素、明确规范操作方法和要求，对于获得合格的标本进而得出正确的检测结果至关重要。本部分主要参考卫生行业标准（WS/T359—2011和WS/T477—2015）、CLSI指南（H3-A6和H21-A5）、国外权威专家的专著和文献报道，对常用血栓与止血检验项目（主要是血浆凝固试验）标本采集与处理的关键环节的主要影响因素及质量控制要求进行介绍。

1. 标本采集　血栓与止血检验标本采集仍有一些需要特别注意的地方，涉及患者的准备、使用合适的采血器具和正确的采血技术等。对于有特殊要求的检测项目，实验室应有文件对其进行详细规定，并通过对相关人员进行培训和对患者进行指导等方式予以实施。

实验室应明确常用血栓与止血检验项目采血前患者准备的要求和与患者有关的影响因素，制订相应的政策以对患者和标本采集人员进行指导。

（1）患者准备：对于血栓与止血常用项目，采血前患者通常宜保持空腹状态8～12h，至少24h内避免剧烈运动或重体力劳动，标本采集前至少静坐10～15min，避免精神紧张和吸烟等。保持空腹的主要目的是避免脂血对光学法检测项目［如PT、APTT和纤维蛋白原（Fbg）等］的结果产生影响，也应避免某些食物（如含咖啡因的食物）对血小板功能检测结果的影响；剧烈活动和精神紧张可引起一些急性时相反应蛋白如vWF、FⅧ和Fbg的应激性升高，可能导致APTT检测结果假性正常；采血前30min内吸烟可对血小板功能产生明显影响。

（2）采血时机：正确选择标本采集时机对于某些检测非常重要。例如，用于低分子肝素（low molecular weigh heparin，LMWH）治疗监测的抗凝血因子Ⅹa活性检测应在用药后4～6h采集标本，否则难以反映抗凝药物的真实水平和抗凝效果；血栓急性期和急性炎症反应期血浆抗凝蛋白水平会消耗性降低，不应在此时进行抗凝蛋白相关检测，否则易出现假性降低结果。

（3）标本混匀：标本采集后应立即轻轻颠倒混匀，混匀不及时或不充分易引起标本凝固，而混匀过度则可能导致标本溶血。

2. 标本处理 标本的采集和检测通常在不同的地方进行，一些医疗机构的特殊检测项目可能外包至其他实验室进行检测，这些都需要将标本从采集地点运输至检测实验室。实验室在收到标本后，需尽快对其进行处理。最常见的标本处理方式是离心分离血浆，绝大多数检测项目需使用乏血小板血浆，血小板功能检测需要制备富血小板血浆；一些标本量较少的特殊检测项目可能需将离心后的血浆分装冻存，以便集中进行检测；一些血栓与止血分子的生物学检测需要提取DNA；已完成检测的血浆标本有时需要分装冻存，以便日后复查或用于其他目的的检测；冰冻保存的标本在检测前需进行复融。

（1）标本运输：标本在采集后应尽快运输至检测实验室。标本的运输应由经过培训的专职人员按照规范的要求进行。未离心处理或仅离心未分离血浆的标本应在室温条件下带盖保存和运输，低温或冰水浴条件运输可引起血小板和FⅧ活化，以及FⅢ和vWF随时间延长显著降低。标本在运输过程中应保持垂直方向，避免剧烈摇晃，否则会引起血小板活化、红细胞破裂，导致PT/INR检测结果显著延长及其他多个项目的检测结果受到影响。对于已进行离心处理的标本，应尽量避免再次将血浆与细胞层混合。

标本运输时应符合生物安全防护的要求，如将标本置于专用密闭的塑料盒内进行运输。若使用空气动力系统运输标本，需在正式使用前对其是否会使检测结果产生显著影响进行充分评估，并应采取有效保护措施尽量避免标本剧烈震荡。标本剧烈震荡可导致血小板活化和细胞内二磷酸腺苷的释放，故进行血小板功能检测时检测结果易受血小板活化影响（如狼疮抗凝物和抗FⅩa检测等）的标本宜采用人工转运方式运输。

（2）标本离心：除了少数使用全血标本进行检测的项目（如凝血酶生成试验）的标本不需要离心处理外，多数血栓与止血检验项目的标本需要进行离心处理。

为了最大限度保证标本的完整性，理想情况下标本应在采集后1h内尽快离心。标本在离心前应于室温条件下保持密闭状态。离心前应对标本的外观进行观察，确保标本采集所用的试管含有正确的抗凝剂、在有效期内使用且标本采集量符合要求（不能少于标示量的90%，除非经过验证表明对结果不会造成显著影响），并检查标本中是否有凝块。标本离心后应再次仔细观察是否存在潜在的干扰因素，如溶血、脂血、黄疸及纤维蛋白凝块等。有些发生凝固的标本在离心后更容易发现，如出现肉眼可见的纤维蛋白凝块；有些仅发生细小凝集的标本可能不容易发现，APTT 和（或）PT结果出现严重异常具有提示作用。

3. 抗凝剂及其比例

（1）血浆凝固试验的标本需使用枸橼酸钠作为抗凝剂，国内外标准化机构通常推荐使用浓度为105～109mmol/L（即3.13%～3.20%，商品采血管通常标为3.2%）的枸橼酸钠，不建议使用浓度为3.8%的枸橼酸钠，也不能使用草酸盐、肝素和EDTA作为抗凝剂。无论是健康人还是抗凝药物治疗患者的标本，使用3.8%枸橼酸钠作为抗凝剂不仅会导致PT和APTT检测结果延长（表4-1），还会导致活化蛋白C抵抗（activated protein C resistance，APCR）和INR结果的异常，原因是高浓度的枸橼酸盐能结合检测时添加的钙离子，使其促进凝块形成的时间延后。EDTA、肝素抗凝的标本和血清标本血浆凝固试验的检测结果会出现较大偏差（表4-2）。EDTA抗凝血浆的PT和APTT会出现中度延长，F Ⅲ大幅降低。值得注意的是，使用含EDTA抗凝剂的血浆标本进行混合试验会产生一种抑制剂效应，可能出现F Ⅴ或F Ⅷ抑制物假阳性。在血清标本中，由于凝固反应的发生，F Ⅶ和F Ⅸ活化导致结果异常升高，而F Ⅴ和F Ⅷ活性的检测结果显著降低，进行PT和APTT检测时因凝块无法形成而不能得出结果。当检测结果出现极度异常时，应注意排除抗凝剂使用错误的可能。

（2）血液和枸橼酸钠抗凝剂的正确比例为9∶1。引起标本抗凝比例不当的两个主要原因：①采血量不当。②标本血细胞比容过高。

采血量不足会导致抗凝剂比例过高，血浆凝固时间延长；采血量过多、抗凝剂不足、标本与抗凝剂混合不充分可导致试管内产生凝块。一般认为采血量与采血管标示量间的误差不能超过10%。禁止将采血量不足的多份标本进行混合。血细胞比容过高的标本，由于血浆量减少而导致抗凝剂比例过高。通常，血细胞比容大于55%的患者的标本可出现PT和APTT假性延长，特别是在使用含3.8%枸橼酸钠抗凝剂的采血管时。健康人和抗凝治疗患者的不同浓度枸橼酸盐抗凝剂标本PT和APTT检测结果比较见表4-1；不同类型抗凝剂和非抗凝标本对常用血栓与止血检验结果的影响见表4-2。

表4-1 健康人和抗凝治疗患者的不同浓度枸橼酸盐抗凝剂标本PT和APTT检测结果比较

标本种类	PT（s）			APTT（s）		
	3.2%	3.8%	P	3.2%	3.8%	P
健康人标本	11.2±2.5	11.8±2.3	<0.000 4	28.2±4.0	30.3±3.5	0.000 6
UFH治疗标本	16.4±8.3	17.8±9.9	<0.000 5	44.0±11.0	48.6±14.0	0.000 1
UFH和VKA治疗标本	25.1±28.0	26.3±28.0	<0.2	65.5±16.0	69.0±14.0	0.010 9
VKA治疗标本	27.6±13.0	34.3±17.0	<0.000 1	40.2±9.7	44.1±13.0	0.000 1

注：VKA，维生素K拮抗剂；UFH，普通肝素；PT和APTT分别使用Innovin和Actin FSL试剂检测。

表4-2　不同类型抗凝剂和非抗凝标本对常用血栓与止血检验结果的影响

检测项目	3.2%枸橼酸盐	EDTA	肝素钠	血清
APTT（s）	29（25～33）	68（45～92）	＞180	＞180
PT（s）	12.4（11.5～13.2）	23（19～27）	＞60	＞60
dRVVT（s）	34.6（27～43）	55（45～64）	＞150	＞150
FⅤ：A（%）	113（84～142）	71（39～103）	81（59～103）	23（13～33）
FⅦ：A（%）	115（50～180）	116（51～182）	77（43～107）	308（80～437）
FⅧ：A（%）	141（80～202）	7.5（2～19）	＜1	4.5（1.3～7.7）
FⅨ：A（%）	122（97～148）	115（63～168）	＜1	350（135～565）
vWF：Ag（%）	122（50～194）	143（59～228）	70（42～98）	101（32～169）
vWF：RCo（%）	114（41～188）	131（46～215）	37（13～60）	74（25～124）
PC：Ag（%）	97（60～134）	115（97～159）	125（94～156）	120（71～169）
PC：A（%）	111（66～155）	152（100～205）	＜1	21.6（0～70）
PS：A（%）	96（73～119）	30（17～42）	＜1	15.3（0～39.5）
FPS：Ag（%）	108（72～144）	131（91～171）	126（94～159）	131（97～164）
AT：A（%）	102（86～118）	121（105～138）	126（108～143）	47（30～65）
AT：Ag（%）	110（832～138）	121（92～150）	100（83～118）	114（79～148）

注：A，活性；Ag，抗原；APTT，活化部分凝血活酶时间；AT，抗凝血酶；dRVVT，稀释蝰蛇毒时间；EDTA，乙二胺四乙酸；PC，蛋白C；PS，蛋白S；FPS，游离蛋白S；PT，凝血酶原时间；vWF，血管性血友病因子。

4. 标本采集过程的注意事项

（1）采血方式：目前实验室采用的采血方式有真空静脉穿刺采集系统、蝶翼针、注射器、静脉血管通路装置（vascular access device，VAD）和毛细玻璃管等。

推荐使用静脉穿刺针直接将标本采集至含有抗凝剂的真空采血管。其他标本采集方法都存在可能影响标本质量的潜在问题。蝶翼针后有一段较长的空管，由于无效腔的存在易导致采血管中采集到的标本不足，甚至会激活凝血因子和血小板；使用注射器采集时，若不尽快将标本注入含抗凝剂的采血管，可能导致凝血因子激活，在注射器抽吸和排出血液时，若用力过大，容易引起标本溶血；VAD会引起肝素污染、标本稀释甚至部分凝血因子激活（VAD管理不当）；使用毛细管采集标本，若血液不能顺畅流出，需要外力挤压，会导致凝血因子激活，且容易混进组织液而被稀释，甚至发生溶血。

（2）压脉带的使用：压脉带常用于辅助静脉抽血时的血管定位。压脉带使用时间应尽可能短，且应在安全进针后尽快移去。目前普遍认为，压脉带在同一穿刺部位使用的时间不应大于1分钟，在收集标本时仍未移去压脉带的操作是不当的，不但可能促使血管内凝块形成，而且压脉带引起的局部血液浓缩和静脉血行停滞可能导致实验结果假性改变，如APTT和PT缩短，Fbg、D-二聚体及某些凝血因子活性升高。有研究显示，压脉带使用时间超过3min会导致PT缩短3.1%，Fbg增高10.1%，D-二聚体增高13.4%，FⅦ活性增高10.6%，FⅧ活性增高10.2%。

某些凝血检测项目，如凝血酶-抗凝血酶复合物（thrombin antithrombin complex，TAT）

和凝血酶原片段1+2（prothrombin fragment 1+2，PF+2），标本采集时不宜使用压脉带。使用压脉带会导致这些指标的假性升高，尤其是使用时间超过1min时。有研究显示，使用压脉带3min，可使TAT和PF1+2检测结果分别升高27倍和2.5倍，产生假性异常结果。

（3）从血管通路辅助装置采集标本：某些特殊情况下，不得不从静脉注射留置管、中心静脉导管等VAD处采集时，应规范操作，并在结果报告单上予以注明。若从肝素封口的VAD采集标本，为了避免肝素污染及标本被稀释，需先用5mL生理盐水冲洗装置，并将初始5mL或6倍无效腔体积量的初始血液丢弃；若从生理盐水封口的VAD留取标本，丢弃2倍无效腔体积量的初始血液即可。此外，还应注意检查VAD和采血器具连接的气密性，以免因漏气可能导致的溶血或标本量采集不足。

第三节 动脉血液标本采集

只有动脉血能真实反映血的氧化作用和酸碱状态。评价器官的氧化作用时，必须分析流向细胞的动脉血，来自细胞的末梢静脉血的氧分压（PO_2）不能提供有关氧气传递的信息，因此不可能从静脉PO_2得到对氧化作用有意义的结论。当测量静脉PO_2时（特别是混合静脉氧分压），可能是对其本身感兴趣（如测定动静脉氧气差）。

动脉血液标本主要用于进行血液气体分析，通过测量人体动脉血液中的pH、PO_2和二氧化碳分压（PCO_2）等指标，对人体的呼吸功能和血液酸碱平衡状态做出评估。动脉血液标本能客观地反映患者呼吸衰竭的性质和程度，对指导氧疗、调节机械通气参数、纠正酸碱失衡具有重要意义，是为呼吸、代谢紊乱等急危重症患者制订诊疗方案的重要参考指标，在临床中得到了越来越广泛的应用。

血气分析采样前，应注意下列分析前影响因素：必须是动脉或动脉化毛细血管；采血通常以桡动脉、肱动脉、股动脉为主，在条件不允许动脉取血时可用动脉化毛细血管采样代替，采血部位以手指、耳垂或婴儿的足跟及踇趾为宜；患者如使用呼吸机、吸氧将直接影响PO_2检测结果，应在检测时予以校正；血气分析常采用肝素钠或肝素锂作为抗凝剂，应注意抗凝剂的浓度，抗凝剂浓度过高会轻度降低Ca^{2+}的检测结果；患者情绪紧张将导致其呼吸急促，从而引起过度通气，导致PO_2和pH升高、PCO_2降低。由于血液中的细胞在体外持续进行糖酵解，导致氧气的消耗和二氧化碳生成，使pH、PO_2降低，而PCO_2升高。毛细血管采样时应使采样部位充分动脉化，否则血样将只代表局部组织而不反映患者的整体状态。采样时应慢慢吸入血液以免产生溶血，采样后立即将样本同肝素混合。血气分析对于危重患者的识别和抢救十分重要。

动脉血气分析标本采集操作要求较高，且标本采集及送检过程中有很多因素可能影响检测结果的准确性，从而影响医护人员实施正确的病情判断及诊疗措施。研究表明，规范的操作可有效降低标本重采率，提高动脉血气分析结果的准确性。因此，动脉血气分析采血流程规范化、管理标准化十分必要。

一、动脉血液标本采集标准操作规程

（一）评估

（1）了解患者意识状态、生命体征、合作程度。

（2）评估患者穿刺部位皮肤有无红、肿、硬结、感染、皮疹等，触诊动脉搏动是否良好。

（3）评估患者体温、氧疗方式、呼吸机参数、吸氧浓度，如患者给氧方式发生改变，应在采血前等待至少20～30min，以达到稳定状态。

（4）评估患者凝血功能，包括血小板计数、凝血分析结果、是否使用抗凝药物。对于凝血功能有障碍者，应尽量避免穿刺股动脉。

（5）告知患者采血的目的和意义，协助患者取舒适卧位，消除患者的紧张、恐惧心理，以保证检测结果的准确性，提高穿刺成功率。

动脉血是一种用于评价酸碱状态的公认媒介，根据取样部位，静脉PO_2和pH只能反映局部情况，尽管如此，取样时仍要非常小心（取血时将止血带放松），避免错误操作。动脉血关键的优点是它从主动脉到末梢循环都是均一的，在一个患者的肱骨、桡骨和股骨同时取样，在同样条件下测定$pH/PCO_2/PO_2$的结果是相同的。

（二）操作前准备

1. 环境准备　环境整洁、安静、光线充足、温度适宜，隔帘遮挡。

2. 物品准备

（1）消毒剂。

（2）纱布块、无菌棉签、棉球等。

（3）采血器具：专用动脉采血针、针塞和针座帽。

（4）无菌手套。

（5）锐器盒。

（6）冰袋/冰桶：如果无法在采血后30min内完成检测，应在0～4℃低温保存。

3. 工作人员准备　衣帽整洁，洗手，戴口罩和手套。

（三）操作规程

（1）核对医嘱，持检验单和医嘱单核对患者姓名、性别、病案号等信息是否一致。

（2）携用物至患者床旁，采用两种方法识别患者身份，做好解释。

（3）血标本采集。取样部位的选择：在所有动脉中血气值是相同的，因此任何一个部位的动脉都可进行取样。取样部位的选择取决于操作者的经验、患者的舒适程度、使用的器具和安全性。由于针头设计的改进，以前通常采用的股动脉已逐渐被肱动脉（此处有侧支循环）替代，更多地被桡动脉替代。对于取样部位，理想的动脉应有以下特点：足够大；体表；与大静脉和神经离得尽可能远；从解剖学考虑，出现意外时侧支循环能够补偿；容易操作。特殊情况下，也可选择动脉化毛细血管。

1）桡动脉穿刺采血

A. 采血器准备，采集动脉血气标本之前，应先按照产品说明书的要求将针栓调整到预设位置。

B. 侧支循环检查：自桡动脉穿刺采集动脉血标本前，应进行艾伦试验检查。艾伦试验方法：①嘱患者握拳；②同时按压患者尺动脉及桡动脉，阻断手部血供；③数秒后，嘱患者伸开手指，此时手掌因缺血变苍白；④压迫尺动脉的手指抬起，观察手掌颜色恢复的时间。若手掌颜色在5～15s恢复，提示尺动脉供血良好，该侧桡动脉可用于动脉穿刺。若手掌颜色不能在5～15s恢复，提示该侧手掌侧支循环不良，该侧动脉不适宜穿刺。

C. 体位：患者取坐位或平卧位，前臂外展，掌心向上，手腕下放小垫枕，手掌稍背伸，暴露穿刺部位。

D. 确定穿刺位置：距腕横纹一横指（1～2cm）、距手臂外侧0.5～1cm，动脉搏动最强处；或以桡骨茎突为基点，向尺侧移动1cm，再向肘部方向移动0.5cm，动脉搏动最强处。

E. 戴无菌手套。

F. 消毒：消毒患者穿刺区域皮肤，操作者的食指及中指。患者穿刺区域皮肤消毒时应以穿刺点为中心进行擦拭，至少消毒两遍，皮肤消毒范围直径≥5cm，待自然干燥后方可穿刺。操作者食指及中指消毒时，消毒范围为第1、2指节掌面及双侧面。

G. 穿刺采血：用已消毒手指再次确认穿刺点，使穿刺点固定于手指下方。另一只手单手以持笔姿势持动脉采血器，针头斜面向上逆血流方向。微移定位食指（不离开皮肤），暴露定位点，与皮肤呈30°～45°角缓慢穿刺，见血后停止进针，待动脉血自动充盈采血器至预设位置后拔针。

H. 按压止血：拔针后立即用干燥无菌纱布或棉签按压3～5min，并检查出血是否停止。如患者有高血压、凝血时间延长或应用抗凝药物时，应按压穿刺部位更长时间。按压松开后立即检查穿刺部位，如未能止血或开始形成血肿，重新按压直至完全止血。不得使用加压包扎替代按压止血。

I. 排气：若血标本中有气泡，翻转采血器，将纱布置于动脉采血器上端，轻推针栓，缓慢排出气泡。

J. 标本处理：拔针后立即封闭动脉采血器，迅速将针尖斜面刺入无菌胶塞或专用凝胶针帽，并将动脉血气针置于双手掌心，两只手搓动血气针1min，使血液与动脉采血器内的抗凝剂充分混匀。将标本固定在冰盒上（或放入冰桶中），尽快送检。

2）肱动脉穿刺采血

A. 采血器准备，同桡动脉穿刺采血。

B. 体位：患者手臂完全伸展，转动手腕使手心向上，必要时可使用小垫枕帮助肘部保持过伸和定位。

C. 确定穿刺位置：以肘横纹为横轴，肱动脉搏动为纵轴，交叉点周围0.5cm范围搏动最明显处为穿刺点。

D. 戴无菌手套，消毒方法同桡动脉穿刺采血。

E. 穿刺采血：进针角度为45°，其余同桡动脉穿刺采血。

F. 按压止血、排气、标本处理等，同桡动脉穿刺采血。

3）股动脉穿刺采血

A. 采血器准备，同桡动脉穿刺采血。

B. 体位：采取适当措施（如屏风）遮挡，协助患者脱去内裤，患者取平卧位，下肢略外展。

C. 确定穿刺位置：腹股沟韧带中点下方1～2cm，或耻骨结节与髂前上棘连线中点，以股动脉搏动最明显处为穿刺点。

D. 戴无菌手套，消毒方法同桡动脉穿刺采血，必要时剃除穿刺部位阴毛。

E. 穿刺采血：用已消毒手指再次确认穿刺点，食指及中指沿动脉走向固定血管。另一只手单手以持笔姿势持动脉采血器，在食指与中指之间，穿刺针头与皮肤垂直进针，见血后停止进针，待动脉血自动充盈采血器至预设位置后拔针。

F. 按压止血、排气、标本处理等，同桡动脉穿刺采血。

4）动脉留置导管采血

A. 开放式导管的标本采集：①采血器准备。将动脉采血器从无菌包装中取出，按照产品说明书的要求将针栓调整到预设位置，准备废弃血液用注射器（5～10mL），将针栓推至0刻度。②稀释血液移除。戴无菌手套，消毒采血处的三通，连通注射器与患者动脉端，抽出导管无效腔体积3倍的混合血液，将三通转动至三不通（患者端、空气端、冲洗液端）状态。③标本采集。移除注射器，将动脉采血器与三通连接，打开三通，待血液自动充盈至预设位置，关闭三通，将动脉采血器与导管分离。④排气。若血标本中有气泡，翻转采血器，将纱布置于动脉采血器上端，轻推针栓，缓慢排出气泡。⑤标本处理。立即封闭动脉采血器，并使血液与动脉采血器内的抗凝剂充分混匀。将标本固定在冰盒上（或放入冰桶中），尽快送检。⑥稀释血液处理。通常废弃混合血液，但对于特别关注失血问题的患者，在保证混合血液未出现血凝块及无污染风险的情况下，可考虑回输入患者体内。⑦冲洗导管。按压冲洗阀门，冲洗动脉导管：转动采血处的三通，将三通内的血液冲洗干净，关闭三通。

B. 封闭式导管的标本采集：①采血器准备。将动脉采血器从无菌包装中取出，按照产品说明书的要求将针栓调整到预设位置。②稀释血液移除。戴无菌手套，连通注射器与患者动脉端，抽出导管无效腔体积3倍的混合血液，将三通转动至三不通（患者端、空气端、冲洗液端）状态。③标本采集。消毒采血窗，将动脉采血器与采血窗连接，待血液自动充盈采血器后，将动脉采血器与导管分离。④排气、标本处理。同开放式导管的标本采集。⑤稀释血液处理。打开连接注射器的三通，在保证混合血液无污染风险的情况下，将注射器内的混合血液回输给患者，关闭连接注射器的三通。⑥冲洗导管。同开放式导管的标本采集。

冲洗液可选用生理盐水（加或不加肝素），若使用肝素生理盐水封管，可采用500mL生理盐水加入1000～2500U肝素保持管路通畅（肝素浓度2～5U/L）。

（四）指导要点

（1）告知患者按压穿刺部位及按压时间。

（2）告知患者采血后要注意穿刺部位的清洁，防止感染。

二、抗凝剂

肝素作为抗凝剂通常用于血气分析，如今肝素锂已逐步取代肝素钠。

肝素锂的优点：①锂的含量（3.5%～4.5%）比钠（9.5%～12.5%）少，因此减少了血中微纤维形成的可能。②排除了同一标本测定钠时出现错误的危险，特别是现在一些仪器可将血气分析与电解质分析结合。

当然，如果用同一标本测定锂，就不能用肝素锂作为抗凝剂。如果血气分析还直接或间接测定离子钙，需要使用特殊的"钙缓冲"肝素，因为普通肝素可与部分钙结合，使读数明显低于实际值，造成测定误差。

肝素锂作为抗凝剂更广泛地用于测定pH和血气，每个实验室使用的包装不同，相应的测定结果也不相同。

1. 液体肝素 通常装在小瓶中，每瓶装有足够一次测定的量，也可装在安瓿中（不易多次使用）。为保证结果误差最小，实验时肝素最终浓度应为500～1000U/mL，作为抗凝药物出售的肝素通常浓度很高（5000～25 000U/mL），浓度不适用时需要分装。

2. 安瓿 在使用安瓿时，肝素与保留在液面上的部分空气接触，与瓶装一样，由于操作步骤的改变，条件也不同，操作者应该注意以下几点。

（1）使每瓶液体肝素保持原样。

（2）塑料注射器：肝素体积变化较大（由操作者、橡胶密封圈的形状等因素导致）。

（3）干燥肝素：没有稀释作用。

（4）在密封瓶中注入定量压力空气，当密封瓶倒立时，肝素可自动流入注射器。

三、标本的不均一性

这里讨论抗凝（稀释作用）的情况。血中的细胞有一种自然趋势即沉淀，这种情况在一些病理状态下会更明显。

原理上，不太均匀的标本不影响血气和pH的测定，分压是细胞与血浆间的平衡，任何血气分析仪测定的pH只是血浆的pH，现在采用的技术不能测定细胞内的pH。然而对于所用仪器，由纯技术问题改变了pH系统的连接电位，可造成测定不准确，还很可能污染或堵塞测量室，因此即使是简单的血气分析，标本在注入分析仪之前也必须充分混合，如果同时测定血红蛋白/血细胞比容，混匀也是必要的。如果在注入仪器（如血气分析仪）前，血样没有完全混匀，要想得到准确的血红蛋白浓度和血细胞比容是绝对不可能的，这个步骤和相关的措施往往被忽略。将标本在手心中慢慢滚动至少1min，并上下翻转几次。大实验室每天接收许多标本，应使用质量好的旋转搅拌器，操作要准确。另外，必须记住，在多数情况下，最先注入分析仪的血样部分存于注射器针尖部位（死体积），在这里标本不能混匀，因此在标本注入分析仪之前，需将第一、第二滴血从注射器排出。

搅拌是有效的，但不能太剧烈，要避免溶血，否则可使测定的pH和钾结果不准确，记住正常血浆钾浓度为4.6mmol/L，而红细胞中钾浓度为90mmol/L。轻度溶血（1%）可使钾相应增高0.7mmol/L，这也是在采用"注射方式"加样时要慢慢注入仪器中的原因。

小结：在血样注入分析仪器之前，必须仔细混匀，特别是血红蛋白/血细胞比容与pH/PCO_2/PO_2同时测定时，并且应从注射器中排掉第一滴血，然后慢慢小心地注入。

四、空气的污染

本部分介绍在取样或测定时与周围空气接触造成的直接污染和由标本容器的渗透及塑料中气体的溶解所造成的间接污染。

1. 直接污染　对PCO_2和PO_2有明显影响，特别是用毛细管取样时，通常周围空气PCO_2接近0mmHg，PO_2为150mmHg，当它与血样直接接触时，血样的PCO_2总是比0高（一般为40mmHg），而PO_2通常低于150mmHg（一般为90mmHg），但有时也会高，两者会自然趋向平衡，标本中PCO_2就有降低的危险，PO_2也会发生变化，变化取决于标本中原来PO_2的值，这个值只能估计。周围空气对标本的污染可发生在取样点（多半是毛细管取样）、注射器内部（取样时意外吸入空气或分析仪本身吸入空气）及分析仪内部（标本管的头），所有制造商都采取适当措施消除了分析仪内部的污染，可将其忽略，关于毛细管取样的特殊问题，将在后面讨论。

（1）取样后注射器中存在空气：注射器中存在空气是异常的，造成这种情况或者是由于取样技术误差，或者是为了使血进入注射器，取样时拉注射器栓塞过猛，操作仔细及使用适当的取样器可消除这种污染。如果注射器中有气泡存在并与标本接触，在送往测试地点之前，必须就地立即排除，注射器必须适当密封，不要使用大针头的注射器。

（2）仪器本身吸入造成空气存在：由于血气分析仪的不同，标本操作既有仪器本身进行的（由注射器吸入血），也有由操作者推动栓塞注入标本进行的。毛细管吸入是由仪器完成的。

在取样过程中，尽快排除由吸入或操作意外造成的气泡。仪器从注射器中吸入血会自动产生气泡（周围空气取代标本的体积），它会与标本接触，除非由一个受过很好训练的操作者同时推动栓塞。

2. 间接污染　不仅周围空气（或冷水中溶解的气体）可渗透注射器的管壁造成污染，而且在塑料中溶解的气体也能造成污染。实验中需要同时考虑多种因素（取样与测定之间的时间，取样与测定之间的过程中标本保存于低温，标本代谢，原始PCO_2/PO_2，塑料的类型）。PO_2是一个经常要评价的参数，它被认为是最关键的，但结果可能并不是预期的那样，Evers等认为使用塑料注射器（聚丙烯）或玻璃注射器在0min、30min、1h、2h、4h（其间于4℃保存）后，测定pH/PCO_2/PO_2结果没有显著差别，而使用聚苯乙烯注射器时结果会不同，空气可透过聚苯乙烯注射器，另一研究也得出相似结论。

一些研究者提出30～60min内，标本PO_2与用于冷却标本的冰水的PO_2达到平衡，PCO_2和pH没有明显变化。在1991年发表的重要论文中，Mahoney的总结如下：将玻璃注射器保存在冰水中，而对被测物不采取任何措施，是血气取样和测定最好的器械。如果测定可在30min内完成，其间不冷藏，可用塑料注射器。

一些论文对此问题已有论述，但结论仍不明确，主要是因为同时考虑了太多的变量，对这些论文进行总结，可以得出以下结论。

（1）对于周围空气污染，PO_2比PCO_2更敏感。

（2）只要标本运送期间不搅动，取样后20min内，小于标本总体积10%的空气气泡不会明显影响血气分析值，如有搅动对PO_2有显著影响。

（3）只要标本在两次测定间不搅动，并在其间将气泡小心排出，由血气分析仪吸入同一标本重复测定PCO_2/PO_2 5次，即使在注射器中每次留有小气泡，仍可得到满意的重现性。

（4）大于标本体积10%的空气气泡会明显影响PO_2值，对PCO_2影响较小。

总之，对于血气测定来说，气泡与标本密切接触是很危险的，应尽快排出气泡。

3. 小结

（1）避免意外使空气气泡进入注射器中，取样后立即仔细密封。

（2）使用可使血自动进入的取样装置，无须拉注射器栓塞。

（3）在送往实验室前，迅速仔细地排出注射器中存在的气泡。

（4）如果不能马上进行测定，其间要把标本冷藏，并使用玻璃注射器。

五、动脉血液标本采集注意事项

（1）代谢条件：在取样时患者必须处于稳定状态，以不卧床患者为例，取样前至少应平躺3～5min。患者洗澡、运动后，应休息30min后再采血。

（2）要注意患者的忧虑：在心理上亲近患者是不可忽视的，操作者应避免使用令患者恐惧的词语（动脉穿刺），应用各种方法使患者感到舒适、避免忧虑的影响。由于害怕取样，有些患者呼吸急促（引起pH和PO_2增高，PCO_2降低），另一些患者瞬间憋气（引起pH和PO_2降低，PCO_2增高）。

（3）严格无菌技术操作，消毒直径不小于5cm，防止感染。

（4）不得多次反复穿刺，防止形成血肿。凝血功能障碍者穿刺后应延长按压时间。采血过程中避免混入气泡或静脉血，以免影响结果。

（5）采集血标本后立即送检，标本送检时在化验单上注明患者的体温、吸氧浓度、给氧方式。尽量减少取样和测定之间的时间，取样后如在30min内测定，不要冷冻标本。如果时间超过30min，将标本浸入碎冰水中保存，直至进行测定，在此条件下最长允许时间为2h，尽管如此，标本PO_2值已可疑。对于在取样后30min到2h间测定的临床血气值，要非常谨慎采用。对于没有冷冻的标本或2h后测定的冷冻标本，在报告上要注明。

（6）辅助吸氧或人工呼吸：如果进行辅助吸氧或人工呼吸（从富氧空气的简单主动吸入 - 面罩 - 鼻管等到可完全控制的人工呼吸，或改变治疗的氧量，如增加氧流量或改变吸氧的设定），取样前至少要等20min。这一注意事项在用血气分析结果评价吸氧治疗的效果并以此适当调节治疗时非常重要。

（7）血标本送到实验室后要检测全部有关数据和氧流量近似值，否则可能得不到临床医师感兴趣的肺动脉氧分压差和呼吸指标。

（8）当患者呼吸周围空气时（吸入氧浓度为20.9%）或处于已知成分气体混合物的控制吸氧状态下，氧流量很容易确定。在其他条件下，需由氧分析仪固定在呼吸循环的吸入端来确定氧流量。氧流量表示为：已知氧气流的速率及吸入时间，必须注明肺动脉氧分压差和呼吸指标。在任何情况下，对于吸氧状态的患者，应通知实验室自主呼吸有无补充氧气辅助吸氧。

（9）如果测定值有重要的法医意义，应立即测定。如果测定不能马上进行，其间要把标本冷藏，并使用玻璃注射器。

（10）对于白细胞增多症，要特别注意测定结果（特别是PO_2）。

六、动脉血液标本采集常见并发症及处理方法

（一）动脉痉挛

疼痛、焦虑或其他刺激可能导致一过性动脉痉挛，此时即使穿刺针进入动脉管腔，仍可能无法成功采血。

若穿刺针确定在血管内，可暂停抽血，等待血流量逐渐增加后，再行抽血，避免反复穿刺；若穿刺未成功，则拔针暂停穿刺，热敷局部血管，待痉挛解除后再次进行动脉穿刺。向患者耐心解释操作方法，协助其采取舒适的体位，帮助其放松心情，可降低动脉痉挛发生率。

（二）血肿

动脉压力比静脉压力高，因此动脉穿刺部位更容易出现渗血或血肿。血肿的发生率与患者年龄（老年人动脉壁弹性组织减少，穿刺孔不易闭合）、穿刺针直径、是否接受抗凝治疗、有无严重凝血障碍等有关。

血肿较小时，应密切观察肿胀范围有无增大。若肿胀逐渐局限、不影响血流，可不予特殊处理。若肿胀程度加剧，应立即按压穿刺点；局部按压无效时，应给予加压包扎或遵医嘱处理。

（三）感染

感染大多由未能严格执行无菌操作所致。穿刺前应慎重选择血管，避开皮肤感染部位。穿刺时需严格遵守无菌原则和其他操作规范，所使用的穿刺针、导丝、导管均应严格消毒，穿刺时如有污染，应立即更换穿刺工具。

对于留置动脉导管的患者，病情稳定后应尽快拔除导管。若怀疑存在导管感染，应立即拔管并送检。拔出导管时，穿刺部位需严格消毒，压迫止血后，用无菌纱布覆盖，弹力绷带包扎。对于发生感染者，可根据医嘱使用抗生素。

（四）血管迷走神经反应

穿刺时，若患者出现血管迷走神经反应，可能会导致晕厥。应立即通知医师，协助患

者取平卧位，松开扣紧的衣物。

为预防出现血管迷走神经反应，采血前可协助患者取平卧位并抬高下肢。患儿可坐在家长的膝上，由家长温柔地抱住，以缓解患儿的紧张、抗拒情绪。

第四节　皮肤（毛细血管）穿刺血液标本采集

一、皮肤（毛细血管）穿刺血液标本采集方法

皮肤穿刺采血法（skin puncture for blood collection）主要用于需要微量血液的检验项目和婴幼儿血常规检验。皮肤穿刺采血法所获得的血液标本是微动脉血、微静脉血和毛细血管血混合的末梢全血。

二、皮肤（毛细血管）穿刺血液标本采集程序

（一）采血针皮肤穿刺采血法

1. 器材准备　一次性采血针、消毒用品和微量吸管等。

2. 部位选择　一般采用手指指端或耳垂（婴幼儿可选择踇趾或足跟）。凡局部有水肿、炎症、发绀或冻疮等病变的部位，均不可作为穿刺部位；严重烧伤患者可选择皮肤完整处采血。由于末梢血与静脉血的成分有差异，有条件时应尽可能采集静脉血。采血针皮肤穿刺采血法的部位与评价：耳垂采血痛感较轻且操作方便，适用于反复采血（手指皮肤粗厚者），但血液循环较差，受气温影响较大，结果不稳定；红细胞计数、血红蛋白、血细胞比容较手指血或静脉血高（特别是冬季），不推荐使用。手指采血操作方便，可获得相对较多血量，检验结果比较恒定，但有时痛感较重，检验结果与静脉血比较仍有差异。

3. 采血方法

（1）轻轻按摩采血部位（左手无名指指腹内侧或耳垂），使局部组织自然充血。

（2）消毒皮肤，待其干燥后，紧捏采血部位两侧。

（3）右手持一次性消毒采血针迅速刺入（深度以2～3mm为宜），血液自行流出或稍加挤压后流出。第1滴血液因混入组织液，一般弃之不用，或根据检验项目要求决定是否使用。

（4）使用配套胶帽封堵微量吸管一端，通过挤压配套胶帽并使用微量吸管取血至要求的刻度，然后用无菌干棉签压住采血部位以止血。

4. 注意事项

（1）采血时必须注意严格消毒和生物安全防范，采血针、微量吸管为一次性使用。

（2）取血时可稍加挤压，但切忌用力过大，以免使过多组织液混入血液中。

（3）采血要迅速，防止流出的血液发生凝固。

（4）进行多项常规检验时，血液标本采集顺序为血小板计数、红细胞计数、血红蛋白测定、白细胞计数及白细胞分类计数。

（二）激光皮肤穿刺采血法

激光皮肤穿刺采血法属于非接触式采血法，激光采血器能在极短时间内发出一束特定波长的激光束，接触皮肤后瞬间在采血部位产生高温，使皮肤气化形成 1 个 0.4～0.8mm 的微孔，血液自微孔流出，从而实现采集末梢全血的目的。该方法具有感染概率小、痛感轻和工作强度低等优点。

1. 器材准备　激光采血器、一次性激光防护罩、微量采血管、消毒用品等。

2. 部位选择　手指（其他要求与采血针皮肤穿刺采血法相同）。

3. 采血方法　按摩采血部位（手指指腹），使局部组织自然充血，消毒皮肤后，将激光手柄垂直置于一次性激光防护罩上方，垂直对准、紧贴采血部位，按下"触发键"，然后将防护罩推出，血液自行流出或稍加挤压后流出，及时采集标本。

4. 注意事项

（1）禁止在易燃易爆性气体环境中使用激光采血器，以免发生爆炸事故。

（2）在使用过程中，禁止用肉眼观看激光窗口，或将激光窗口对准采血部位以外的身体其他位置；禁止使用反光镜或其他反光器材观察激光窗口，以免造成视力损害。

（3）采血时防护罩要紧贴采血部位，不能倾斜或悬空，以免影响血液标本采集效果。

（4）激光采血器的透镜是重要的部件之一，在使用一段时间后会有挥发物附着于表面，一般工作50次后需要消毒清洁1次。

三、血气分析动脉化毛细血管血采集

在条件不允许动脉取样或有某种原因不易反复动脉穿刺时，动脉化毛细血管取样是可选择的一种替代方法。理想的动脉化毛细血管血可提供酸碱状态的真实情况。PO_2是最可疑的参量，其结果高于100mmHg以上时要特别小心。

正确进行毛细血管取样主要取决于两个方面：①理想的局部血管扩张，需要对取样部位及用于血管扩张和取样的器械进行正确选择。②排除周围空气污染的风险。

1. 器材准备　一次性采血针、消毒用品和微量吸管等。

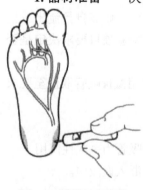

2. 部位选择　足跟、指尖或耳垂。

3. 采血方法　对于成年人，通常选择耳垂（不是指尖，指尖太敏感），对于早产婴儿和未满月的婴儿，最好的位置是足跟，足跟采血位置见图4-1，可用水浴、热敷、灯加热或软膏（不适用于婴幼儿）将此部位小心加热（42℃左右），使之充血（动脉血快速通过毛细血管网，达到毛细血管血动脉化的目的）。

（1）轻轻按摩采血部位，使其自然充血，用医用酒精棉球消毒局部皮肤，待干。

图4-1　足跟采血位置

（2）操作者用左手拇指和食指紧捏采血部位两侧，右手持无菌采血针，敏捷迅速地用采血针刺破皮肤，使血液自然流出。

（3）小于3mm深度的穿刺可在血管舒张部位的中心进行，第一滴血应去掉，标本应直接流入肝素抗凝毛细管中，在这个操作过程中，要特别注意防止污染。注意血流的密切衔接，勿使气泡进入玻管内（此为关键步骤，动作要快、准确，尽量缩短血滴与空气的接触时间），于玻管末端留3～5mm空隙。

（4）一手持玻管，一手持磁铁，沿玻管纵轴滑动，以带动管内特制小钢针的移动，达到血液与肝素相混合而抗凝的目的。

（5）在路途较远的情况下，将标本置于冰水中送检。

4. 注意事项

（1）使患者舒适。取样前患者要处于稳定状态：不卧床的患者要卧床5min，若呼吸有改变，要等待20min（如果可能）。

（2）使用液体肝素时要采取必要措施，最大限度地减小标本的稀释。标本的最终体积通常是不可预知的，如果使用液体肝素，将血取在玻璃注射器中，以避免抗凝剂的存在对结果产生干扰。

（3）尽量使用干燥肝素，抗凝剂中肝素的浓度必须足够低，在标本中的终浓度要在50～100μL/mL（最大为100μL/mL）。

（4）如果用同一标本测定钙，使用特殊的"缓冲"肝素，以避免肝素与钙离子螯合，出现错误的偏低结果。

（5）取样后要认真混匀，将注射器在手中转动，并慢慢上下混匀标本，以确保血与肝素充分混合，在标本注入仪器前（或标本吸出前）再重复一次，特别是同时测定离子、血红蛋白及血细胞比容时。

（6）避免意外使空气气泡进入注射器中，取样后立即仔细密封。

（7）在送往实验室前，迅速仔细地排出注射器中存在的气泡。

（8）如果测定不能马上进行，要把标本冷藏，并使用玻璃注射器。尽量减少取样和测定之间的时间，取样后如在30min内测定，不要冷冻标本。对于在取样后30min到2h测定的临床血气值，要非常谨慎采用。对于没有冷冻的标本或2h后测定的冷冻标本，在报告上要注明。

（9）在标本注入分析仪之前，从注射器中排掉第一滴血，然后慢慢小心地注入分析仪。

（10）用适当的手段制造理想的局部血管扩张和确定合适的穿刺部位，不要对低血压患者或虚脱患者进行毛细血管取样。

四、干血滴标本的采集

1. 器材准备　一次性采血针、消毒用品和微量吸管等。

2. 部位选择　足跟、指尖或耳垂。

3. 采血方法

（1）成年人采血时手指刺伤是首选的采样模式。而新生儿筛查，从足跟采集是首选，应在足跟最内侧或外侧靠近足底面的部位采集（"内侧"定义为最靠近身体中线；"外侧"指远离身体中线）。足弓、手指、耳垂均尽量避免采样，因为新生儿足部（足弓）的中心区域刺伤可能会导致神经、肌腱和（或）软骨损伤；新生儿每个手指指端最厚部分的皮肤表面到骨骼的距离为1.2～2.2mm，用刺血针很容易损坏骨骼。

（2）需要足够量的血液彻底浸透注满采集卡滤纸上预先印好的圆圈。用血液注满全部所需的圆圈内部。不要过度地分层滴血或禁止多于一次在同一收集圆圈部位滴加血液。避免接触或涂抹斑点。在采集标本（血斑）之前、期间和之后，避免触摸滤纸（标本采集设备）部分圆圈内的区域。

（3）血斑干燥。将血滴到特种滤纸上（典型的是15～20μL，但一些研究者使用100μL），避免触摸或涂抹血斑。将血液标本置于水平、非吸收性的开放表面，在18～25℃的环境温度下风干至少3h或过夜。自然干燥，避免高湿度，避免阳光直射，不应加热、堆叠或使采集卡滤纸上的血斑接触其他表面。不要将采集卡放在通风口或其他移动空气源的前面。

采集卡之间可能会发生交叉污染，所以采集卡之间不应该接触。在将采集卡放入容器进行运输之前，采集卡应旋转180°，在堆叠过程中，应使卡上方和下方的血斑成180°。如果采集卡被物理屏障（折叠层或单个信封）隔开，则无须旋转标本。

（4）标本转运。除非筛选实验室另有指示，干燥后，将采集卡封入放有干燥剂的塑料拉链袋中，室温条件下运输到分析实验室中。标本应在干燥后尽快（至少3h）且不迟于采集后24h内运输或邮寄至实验室。应保存从采集到实验室交付的标本运输所有阶段的适当跟踪文件。跟踪过程应进行定期审查，以便在每个阶段及时处理，同时进行质量保证审核。建议尽可能每日快递运输，以控制环境条件，持续跟踪，并最大限度地减少装运延迟。及时装运的标本缩短了诊断时间，并保持了血斑和待测生化分析物的完整性。

不建议将干血斑标本包装在气密、防漏的密封容器中，因为密封容器内部环境缺乏空气交换，会导致热量积聚和水分积聚。阳光直射、湿度等对血斑标本的稳定性和分析物回收有影响。

4. 采集中质量保证　处理标本采集设备（卡）时应使用无粉末手套，并确保标本采集设备（卡）在有效期内。

手动或通过电子方式填写标本采集设备（卡）人口统计学数据部分要求的患者信息。在手动应用中，应该使用易干圆珠笔以避免复制到其他纸张上。除非处理过程可以确保患者信息不被遮挡且采血区域不受影响，否则不得使用印记设备（或胶粘标签）。请勿使用可能会压缩滤纸或标本采集设备（卡）滤纸段的打字机或打印机。

在采集标本（血斑）之前、期间和之后，避免触摸滤纸（标本采集设备）上圆圈内的区域，因为手接触到的油和其他物质可能会影响或污染标本、标本采集设备（卡）或滤纸。在使用之前或之后，不要让水、食物、防腐溶液、手套粉末、洗手液或其他材料接触滤纸。

第五节　外周静脉导管和中心静脉导管血液标本采集

一、外周静脉导管标本采集

（一）外周静脉导管简介

临床常用的外周静脉导管包括外周静脉导管和中线外周静脉导管，通过外周静脉导管直接将药品液体注入循环系统。外周静脉置管穿刺时在无菌技术下进行，使用特定的静脉内导管，其通过皮肤插入静脉。静脉内导管有多种尺寸，从14号到24号，规格数越小，导管尺寸越大。在紧急情况下，可以使用更大的导管尺寸，如16号或18号。最常见的通用静脉内导管尺寸为20号。医护人员必须了解此项技术，并且能够熟练地获得并维持静脉导管的接入，以便为患者提供持续的护理。中线外周静脉导管插入靠近肘内侧的臂中，并在大静脉内部穿入大约6英寸（1英寸=2.54cm），由经过专门培训的医疗专业人员操作。中线外周静脉导管能够持续约6周时间，对于一些使用短期抗生素治疗的患者，其也是理想的选择。特别注意外周静脉导管标本采集与从中心静脉导管采集血液的程序不同，用于实验室检测的血液只能在外周静脉插管时采集。

（二）标本采集程序

（1）从外周血管装置收集血液标本仅在初始穿刺插入装置时进行，置管后不建议从外周静脉导管内取血，且不要经常从留置的外周或中线静脉导管采集血液标本。插管时，可以在施用治疗之前采集血液。

（2）将导管插入静脉时，取下止血带。轻轻扭转以从导管上拧针头装置，同时向导管顶部施加轻微压力，从而取下针头装置。将单向连接器与连接的冲洗注射器或血液采集注射器连接。

（3）可以通过将适当尺寸的注射器连接到导管连接器上并缓慢抽出所需量的血液。

（4）使用血液转移装置将血液转移到所需的真空管中，务必拔掉注射器针头后再将血液转移。将针头连接到注射器上并刺穿真空管塞不仅对操作人员有潜在危险，而且还可能导致标本溶血。

二、中心静脉导管标本采集

（一）中心静脉导管简介

中心静脉导管（central venous catheter，CVC）是一种特殊类型的导管，需要由医护技术人员将其作为内部导管或外部导管插入身体的大血管中。CVC用于需要长期用药物（营养或化疗）或营养支持的患者；当患者被禁止使用外周静脉导管和频繁抽血时，也会考虑运用CVC。CVC主要有四种类型：①非隧道型（非袖口型）；②隧道型；③植入型；

④经外周静脉穿刺型。

（二）标本采集程序

1. 中心静脉导管（非隧道型和隧道型）**标本采集程序**

（1）中心静脉导管分为单腔、双腔、三腔导管，当患者持续输注时，在抽取标本前1min停止所有腔内的注射。如果使用多管腔导管，钳住所有管腔并从导管近端管腔取出。

（2）采集标本前用医用酒精擦拭注射帽，使用强力摩擦，将顶部和凹槽擦洗15s。如果实验室抽血是为了血液培养，用医用酒精擦拭30s。

（3）用10mL生理盐水冲洗。如果注射的是全胃肠外营养（total parenteral nutrition，TPN）或肝素，则用20mL生理盐水冲洗。

（4）使用同一注射器连接到端口末端的接入装置上，抽取5mL血液并弃掉，取下注射器，并将注射器丢弃到生物危害容器中。如果使用三腔导管，则夹紧所有端口，并从导管的近端口抽出。

（5）等待10～15s后，换用新的注射器收集标本，收集每次测试所需的最小血量，将注射器和采血管连接到输血装置上，并按正确的采集顺序抽血。将血液输送装置连接到注射器上并插入真空管，让每根管子充满血液，不要从采集的注射器中强行抽取血液，因为这可能会导致标本中的红细胞溶血，并使某些实验室分析结果发生错误。

（6）真空管填充后，立即用温和的倒置法混合，以确保检测标本符合要求。

（7）对检测标本管进行适当的标记，并与患者或识别带确认信息无误，然后将其放入传送箱中，送到检测实验室。

（8）用医用酒精擦洗静脉导管中心区域15s，清除血液。

（9）用含预消毒的10mL生理盐水注射器冲洗导管，如果有管腔没有使用，也用10mL生理盐水冲洗。

（10）将用过的物料弃置于生物危害容器内，清洗所有使用过和没用过的设备，脱下手套，洗手。

2. 中心静脉导管（植入型）**标本采集程序**

（1）洗手并戴上手套。触诊肩部区域，定位和识别进入端口的隔膜。使用葡萄糖酸氯己定对此区域进行剧烈擦洗，准备好该区域。也可以使用酒精和碘伏擦拭布从内向外进行擦拭，使溶液完全干燥。

（2）将无落屑注射针（Huber）针管连接到一个含10mL生理盐水冲洗注射器的末端，并用生理盐水灌注针头。

（3）用非惯用手定位端口的隔垫，将端口牢固地固定在拇指和食指之间。用另一只手握住注射针（Huber）针管，刺穿皮肤，并用力将针头以90°角插入隔垫。推进针头直至遇到阻力并且针头接触端口的后壁。

（4）注入1～2mL生理盐水，观察；如果发生肿胀，将针头放入端口，不要将其从皮肤上取下。如果没有肿胀，注射器吸血后出现回血。

（5）使用相同的注射器，吸取10mL血液并丢弃或保存。如果采集标本进行凝血研究，则丢弃20mL。

（6）将注射器的适配器或真空管支架连接到针管上，并收集测试所需的血液。如果使用注射器，则使用血液转移装置将血液分配到合适的血液标本管中。温和地颠倒混合血液3~8次。

（7）用10mL生理盐水冲洗针头和端口。

（8）更换注射器，用3mL肝素生理盐水冲洗。

（9）取出针头，在患处敷无菌敷料。

（10）给标本贴上适当的标签，取下手套，洗手，送实验室化验。

3. 经外周静脉穿刺的中心静脉导管（peripherally inserted central venous catheter，PICC）**标本采集程序**

（1）操作前应洗手并戴手套。

（2）如果正在输液，应暂停输液至少1min。用医用酒精擦洗注射口30s，用10mL无菌生理盐水冲洗导管，然后轻轻吸出5mL血液并丢弃。

（3）使用适当规格的注射器，缓慢而轻柔地取出所需量的血液，进行必要的实验室检测。如果从导管中吸入有任何困难，试着重新定位患者的手臂，弯曲、伸展或抬高患者的头部，或尝试冲洗导管并再次吸入。

（4）获取所需标本后，用10mL或更大的注射器冲洗导管。用生理盐水冲洗时使用脉冲式冲洗，如果不能恢复静脉输液，则使用2mL肝素冲洗。

（5）使用PICC需要经常观察，为了避免感染，必须评估插入位置、更换敷料和注射帽。

（6）使用PICC采集标本时要特别注意，若要从PICC获得血液，导管的尺寸必须为4Fr或更大。如果PICC是用于TPN，则不能用于抽血。不要用PICC将止血带或血压袖带压于手臂，因为这可能会阻塞或压塌导管。

（任　丽　张静雅　李建华）

参 考 文 献

陈红，2014. 中国医学生临床技能操作指南. 2版. 北京：人民卫生出版社.

高玉芳，魏丽丽，修红，2014. 临床实用护理技术及常见并发症处理. 北京：人民军医出版社.

刘成玉，罗春丽，2012. 临床检验基础. 5版. 北京：人民卫生出版社.

马新娟，夏欣华，董凤齐，2018. 护理技术标准操作规程及流程. 北京：人民卫生出版社.

齐星伦，杨大干，2019. CLSI GP41《诊断性静脉血液标本采集》A7和A6版的差异解析. 临床检验杂志，37（3）：191-194.

尚红，王毓三，申子瑜，2015. 全国临床检验操作规程. 4版. 北京：人民卫生出版社.

王庸晋，2007. 现代临床检验学. 2版. 北京：人民军医出版社.

向延根，2007. 临床标本的正确采集及运送. 长沙：湖南科学技术出版社.

许文荣，林东红，2015. 临床基础检验学技术. 北京：人民卫生出版社.

于涛，王晓辉，孙江涛，等，2015. 临床检验实用指南. 石家庄：河北科学技术出版社.

张秀明，李炜煊，陈桂山，2011. 临床检验标本采集手册. 北京：人民军医出版社.

中华人民共和国国家卫生和计划生育委员会，2013. 静脉治疗护理技术操作规范（WS/T433—2023）.

［2024-12-01］. http://www. nhc. gov. cn/fzs/s7852d/202309/5a9febf13a91445a9b729900440951bc/files/cfbad8865a8440048016c30fd1c13799. pdf.

中华人民共和国国家卫生健康委员会，2011. 血浆凝固实验血液标本的采集及处理指南（WS/T359—2011）.［2020-12-01］. http://www. nhc. gov. cn/wjw/s9492/201112/53787/files/24044d2b97f84906ac531dadb0ad41b6. pdf.

中华人民共和国国家卫生健康委员会，2018. 真空采血管的性能验证（WS/T224—2018）.［2020-12-01］. http://www. nhc. gov. cn/ewebeditor/uploadfile/2018/05/20180516135041401. pdf.

中华人民共和国国家卫生健康委员会，2020. 静脉血液标本采集指南（WS/T 661—2020）.［2020-12-01］. http://www. nhc. gov. cn/wjw/s9492/202004/31b4fa14ee174bb1999142525ceba608/files/063cdfe308b74531994e90f4a6c86da7. pdf.

Clinical and Laboratory Standards Institute，2017. Collection of diagnostic venous blood specimens：CLSI GP41-A7.［2020-12-01］. https://clsi. org/standards/products/general-laboratory.

Clinical and Laboratory Standards Institute，2017. Collection，Transport，and Processing of Blood Specimens for Testing Plasma-Based Coagulation Assays and Molecular Hemostasis Assays：CLSI H21-A5.［2020-12-01］. https://community. clsi. org/media.

Dalton K A，Aucoin J，Meyer B，2015. Obtaining coagulation blood samples from central venous access devices：a review of the literature. Clin J Oncol Nurs，19（4）：418-423.

Guder W G，Narayanan S，Wisser H，et al.，2003. Samples：From the Patient to the Laboratory. Hoboken：Wiley.

Hashimoto Y，Fukuta T，Maruyama J，et al.，2017. Experience of peripherally inserted central venous catheter in patients with hematologic diseases. Intern Med，56（4）：389-393.

第五章

尿液标本采集

第一节 概 述

尿液标本检验是临床实验室三大常规检查项目之一，是泌尿系统疾病诊断、疗效观察及预后的重要常规检查项目，可以间接反映全身代谢及循环等系统的功能。为了保证尿液检验结果的可靠性，必须坚持全面质量管理（total quality management，TQM），保证尿液标本的完整性。尿液标本正确、合理、规范化的采集和处理，是尿液分析（urinalysis）前质量控制的关键环节。不合格的尿液标本的检测结果并不能反映患者的实际状态，因此在标本采集的过程中，应根据标本采集的目的，严格执行查对制度，按照无菌操作的原则正确采集尿液标本，及时送检，以保证检验结果的准确性。

一、尿液标本类型

（一）晨尿

晨尿即清晨起床后第一次排尿收集的尿液标本。这种尿液标本比较浓缩，化学成分如HCG浓度较高，可用于定性或定量检查。晨尿可用普通尿常规相关装备收集、运送和储存。

（二）随机尿

随机尿即随时留取的尿液标本，这种标本易于获得且新鲜，适合门诊和急诊患者的筛查。但随机尿的影响因素多，如饮食、运动、情绪和用药等。临床结果比对性差。因此，随机尿结果仅作为参考，留取装备和方法同晨尿。

（三）计时尿

计时尿为在规定时间段收集的尿液标本，如餐后2h尿、前列腺按摩后立即收集尿、24h尿等。常用于物质的定量测定、肌酐清除率试验和细胞学研究。

1.3h尿 一般收集上午6：00～9：00时段的尿液。适用于尿液有形成分的检查，如1h尿排泄率检查，衣原体、支原体培养等。

2. 餐后尿 午餐后2h的尿液标本。适用于尿糖、尿蛋白、尿胆原等检查，有助于肝胆疾病、肾脏疾病、糖尿病、溶血性疾病等的诊断。

3. 12h尿 即从晚上8：00开始到次晨8：00终止的12h内全部尿液。可用于微量清蛋白、球蛋白排泄率的测定。

4. 24h尿 24h内排出体外的尿液总量。可用于肌酐清除率试验，儿茶酚胺、17-羟皮质类固醇（17-羟）、17-酮类固醇（17-酮）、总蛋白质、尿糖、电解质等化学物质定量或结核杆菌检查等。

（四）尿三杯试验

患者一次连续排尿，分别留取前段、中段、末段的尿液。此试验多用于泌尿系统出血部位的定位和尿道炎诊断等。

（五）耐受性试验尿

如前列腺按摩后排尿收集的尿液标本。

（六）无菌尿

1. 中段尿 留尿前先清洗外阴，在不间断排尿过程中，弃去前、后段排出的尿液，以无菌容器收集中间段的尿液。可用于细菌培养。

2. 导管尿 导尿管内流出的尿液即导管尿液标本。因存在着极大的污染可能，禁止从集尿袋中采集标本，可通过无菌操作穿刺导尿管近端侧壁采集尿液标本。用于常规筛检、微生物培养等。

3. 耻骨上穿刺尿 由医务人员采用无菌技术进行耻骨上穿刺，直接由膀胱抽取的尿液标本。可用于厌氧菌培养或儿童及其他无法配合者。

二、尿液标本采集要求及注意事项

（一）尿液标本采集一般要求

1. 患者告知 尿液标本采集，首先应告知患者关于尿液标本采集的目的，以及以口头和书面的形式具体指导尿液标本留取的方法。

（1）患者应处于安静状态，按平常生活饮食。

（2）用于细菌培养的尿液标本必须在使用抗生素治疗前采集，以利于细菌生长。

（3）运动、性生活、月经、过度空腹或饮食、饮酒、吸烟及体位等可影响某些检查结果。

（4）清洁外生殖器、尿道口及周围皮肤，女性患者应特别避免阴道分泌物或经血污染尿液。

（5）如采用导尿液标本或耻骨上穿刺尿液标本，一般应由医护人员先告知患者及家属有关注意事项，然后由医护人员进行采集。采集婴幼儿尿液时，应由儿科医护人员指导，用小儿专用尿袋收集。

2. 明确标记　在尿液采集容器和检验申请单上，应准确标记患者姓名、性别、年龄、留尿日期和时间、尿量、检验项目等信息，或以条形码做唯一标识。

（二）尿液标本采集注意事项及影响因素

1. 严格查对　采集标本前，先填写检验单，选择适当的标本容器，住院患者必须在容器外面贴上标签，标明科室、床号、姓名、住院号、检验目的及送检时间等，有条码尽量使用条码。严格执行"三查八对"，留取尿液标本前认真进行身份核查。

2. 采集标本前、后及送检前均应仔细逐项核对检验单　以防发生误差。留取标本前，医务人员应对患者进行指导，给患者介绍留取标本的正确方法及有关注意事项，如无法语言交流，应给予书面指导。

3. 采集尿液标本时应按照规定做到及时采集　保证标本新鲜，量准确，注明采集时间。采集后立即送检，夏季1h内、冬季2h内完成检验，以免细菌污染、尿内化学物质及有形成分发生改变。若不能及时检验，置于冰箱内（2～8℃条件下）或加防腐剂保存。检测前应恢复到室温并混匀。

4. 避免污染　指导患者留尿前洗手并清洁外生殖器、尿道口及周围皮肤。避免阴道分泌物、经血、精液污染尿液；避免化学物质（如表面活性剂、消毒剂）、粪便等其他污染物混入；避免光照影响尿胆原等化学物质的分解或氧化。

5. 饮食和生理状态　患者饮食和生理状态对检验结果的影响不同，如饥饿、运动、饮酒、情绪、年龄、性别、月经和妊娠等都会影响检验结果。

6. 很多治疗性药物对尿液检验有影响　服用药物可能明显干扰实验，得出假象结果。应尽可能于一定时间内在避免干扰因素的条件下进行检验，以便于比较和动态分析。如患者在治疗期间留取尿液标本，临床医师及护士应询问是否服用过可明显干扰检验结果的药物，并在申请单上注明治疗药物的名称和剂量。如患者服用吲哚美辛、异烟肼等，可使尿糖测定出现假阳性；服用皮质类固醇、左旋多巴等药物会引起尿肌酐增高等。临床医师在根据尿常规检测的结果对患者的病情进行诊断时，要先详细了解其用药的具体情况，再对其病情做出判断。

7. 保存时间和温度对尿液检验结果的影响　一般随着保存时间的延长，尿中有形成分将会有不同程度的破坏，细胞、管型将逐渐减少，而结晶、细菌逐渐增加。

三、各种因素对尿液检验结果的干扰

尿液干化学作为定性或半定量试验，可受到其他物质的干扰，各模块对应的检测项目的原理和干扰情况大致相同，但受干扰程度各不相同。为更好地解释检测结果，需要仔细阅读说明书，常见对尿液检验结果产生干扰的各种因素见表5-1。

表 5-1　各种因素对尿液检验结果的干扰

测定参数	尿液中的稳定性		影响因素	干扰因素	备注
	4～8℃	20～25℃			
比重	—	—	饮用液体、利尿剂	pH＞7	沉淀改变比重
pH	不稳定	不稳定	饮食（肉类饮食时↓，蔬菜类饮食时↑）	—	氨形成过程中升高
白细胞	1～4h	1～4h	阴道分泌物	深色尿↑，高葡萄糖、高蛋白↓，某些抗生素↑或↓	在比重＜1.010和pH＞2时快速溶解，尿液标本混合均匀
亚硝酸盐	8h	4h	细菌数量	深色尿↑	抗生素抑制亚硝酸盐形成
			尿在膀胱中存留时间	维生素C↓，非那吡啶↑	—
蛋白（白蛋白）	7d	1d	运动、妊娠	射精↑，使用防腐剂↑	—
葡萄糖	8h	2h	饮食、妊娠、发热、老年人	细菌感染↓，维生素C↓	—
酮体	6h	2h	饥饿、空腹、发热	苯丙酮类药物↑，酰类药物↑，巯基化合物↑	对乙酰乙酸的灵敏度比丙酮高
尿胆原	—	2h	—	光照↓，深色尿↑，非那吡啶↑	在空气中被氧化
胆红素	—	2h	—	光敏感↓，维生素C↓，非那吡啶↑	在空气中被氧化
血液（红细胞）	1～4h	1～4h	月经、激烈运动	使用氧化的清洁剂↑	在比重＜1.010和pH＞2时快速溶解；尿液标本混合均匀
尿沉渣	—	—	—	—	细胞的溶解依赖于pH和渗透压，渗透压＜300mOsm/kg·H₂O会降低储存时的稳定性
细菌	24h	—	尿液pH	—	
管型	1～4h	不稳定	—	—	
上皮细胞	—	数小时			
血液（红细胞）	1～4h	1～4h			
白细胞	1～4h	1～4h			
尿培养	—	—	低pH；抗生素；膀胱外（肾结石、前列腺）的感染；苛养菌	—	结果太低或假阴性结果
			留置导管；采集技术（尤其对于儿童、老年患者）；延迟采集	—	结果太高或假阳性结果

四、尿液标本的保存

尿液排出后可逐渐发生物理变化和化学变化。尿液受光照和接触空气的影响，尿液中的尿胆原、胆红素等易氧化变质；低渗或高渗尿中细胞易变形；尿液容易生长细菌，细菌的繁殖使尿素分解，产生氨，使尿液pH升高，可使管型和细胞等溶解，也能使很多有机成分分解，菌体蛋白亦能干扰蛋白质检验。因此，尿液标本留取后应及时检验，应在采集后2h内完成检验，最好在30min内完成检验。如不能及时送检，需做好尿液的防腐。

常用的尿液防腐方法如下。

（一）冷藏法

冷藏法是保存尿液标本最简便的方法，如尿液标本在2h内不能完成检测，宜置于2～8℃条件下保存，但在分析前，尿液标本应处于室温。冷藏法通常将尿液标本存放在冰箱或冰浴中，避光加盖保存。该方法可抑制微生物的生长繁殖，使尿液维持较恒定的偏酸性，保持其有形成分形态基本不变。用于微生物学检查的标本如不能立即送达实验室，可将标本保存于2～8℃冰箱中，在24h内仍可进行培养。

（二）防腐剂法

常规筛检应尽可能地避免使用防腐剂，对于计时尿液标本，以及标本收集后2h内无法进行尿液分析或分析的尿液成分不稳定时，可根据检测项目采用相应的防腐剂。如使用商品化的含防腐剂的器具，实验室应预先对该器具的适用性进行评估。有多种防腐剂适用于该分析时，应选择危害性最小的防腐剂。防腐的标本不需置于冰箱冷藏。常用的防腐剂及用途如下。

1. 甲醛　每100mL尿加入浓度400g/L的甲醛0.5mL。用于管型、细胞等有形成分的检查。但要注意如使用浓度过大，甲醛可与尿素产生沉淀物，干扰显微镜检查。由于甲醛具有还原性，不适用于尿糖等化学成分的检查。

2. 甲苯（或二甲苯）　在每升尿液中加甲苯5mL，适用于尿糖、尿蛋白等一般化学成分的定性或定量检查。当甲苯的量足够时，可在尿液标本的表面形成一层甲苯薄膜，阻止尿液中的化学成分与空气接触，达到防腐的目的。注意：取尿检测时不宜采用倾倒的方式，应采用插入式穿过甲苯液层，吸取尿液或沉渣。

3. 三氯甲烷　每升尿液中加入10mL三氯甲烷，其抑制细菌生长的效果比甲醛好，但可干扰尿糖测定或尿沉渣检查。

4. 浓盐酸　每升尿液标本加10mL浓盐酸。一些物质在酸性环境中较稳定，加酸降低尿液pH是最好的保存方法。用于对尿中肾上腺素、17-羟皮质类固醇、17-酮类固醇、儿茶酚胺、钙及磷等项目的检查。因其可破坏有形成分、沉淀溶质及杀菌，不能用于常规筛查。浓盐酸是强酸，使用时应小心，防止与皮肤接触，以免造成伤害。

5. 麝香草酚　每升尿液中加入1g麝香草酚，用于有形成分防腐。但如果过量，会使尿蛋白定性试验（如加热乙酸法）出现假阳性反应，还对尿胆红素的检出有干扰。

6. 硼酸　每升尿加入硼酸10g，在24h内可抑制细菌生长，可有尿酸盐沉淀。用于蛋白质、尿酸、5-羟吲哚乙酸、羟脯氨酸、皮质醇、雌激素、类固醇等的检查；不适用于pH检查。

7. 其他防腐剂

（1）碳酸钠：24h尿中加入碳酸钠4g，用于卟啉、尿胆原检查；不能用于常规筛查。

（2）冰醋酸：可用于尿中5-羟色胺、醛固酮等尿液的检查，一般情况下，24h尿标本中加冰醋酸25mL。

（3）戊二醛：用于尿沉淀物的固定和防腐。

若不加防腐剂，保存时间过长尿液出现腐败，可产生的变化见表5-2。

表5-2　尿液腐败对检测结果的影响

检测成分	结果变化	原因
pH	可能升高	细菌增殖，尿素分解产生氨
颜色	加深	尿胆原转化为尿胆素；细菌增殖和腐败；尿素分解为氨；盐类结晶析出
气味	恶臭	细菌繁殖，尿素分解产生氨臭味
混浊度	加重	细菌繁殖，分解尿素，产生碳酸盐
胆红素	减少或消失	见光逐渐分解
尿胆素	减少或消失	转化为尿胆素
酮体	减少或消失	挥发
葡萄糖	减少或消失	细菌、细胞和生物消耗
细菌	增加	细菌生长繁殖
管型	消失	受白细胞所生成的溶解酶或细菌作用，尿液pH升高
红细胞	溶解	渗透压改变，尿液pH升高
隐血	存在或增强	先溶血，后被分解
亚硝酸盐	可能存在或消失	细菌使亚硝酸盐还原，后被分解
蛋白	变化较小	较稳定
抗坏血酸	减少或消失	在碱性环境中被氧化性物质氧化分解
氨	增加	尿素分解

五、尿液标本及器材处理

检验后的尿液标本可能含有细菌、病毒等病原微生物及其他有害物质，除需继续保存的尿液标本，都要经过严格消毒处理，并符合相关卫生防疫法规及《中华人民共和国环境保护法》要求后才能弃去。否则，处理不当会造成医源性疾病传播。因此，检测完毕后应将剩余标本和用品做消毒处理。

1. 尿液标本　应按生物危害物处理，遵照各级医院规定的医疗废弃物处理方法进行处理。

2. 一次性使用尿杯　使用后置入医疗废弃物袋中，统一处理。

3. 尿容器及试管等器材　使用后可先浸入消毒液（如0.5%过氧乙酸、5%甲酚皂液等）浸泡消毒12～24h后再处理。

第二节　尿液标本采集技术及质量控制

一、尿液标本采集技术

尿液标本的类型和采集方式取决于尿液检查目的（通常主要包括化学检查、尿有形成分显微镜检查和细菌学检测等）、患者状况和检验要求。

1. 尿液标本采集标准操作流程

（1）核对医嘱：持检验单与医嘱单进行核对，确保准确无误。

（2）评估

1）了解患者的排尿情况、合作程度及自理能力。

2）解释尿液标本留取的目的及配合方法。

3）询问女性患者是否在月经期。评估患者有无运动、吸烟、饮酒或使用影响检查结果的特殊药物。

（3）物品准备

1）环境准备：环境安静、整洁、光线充足。

2）物品准备：根据尿液标本检验的项目选择清洁尿杯、灭菌试管或容器、带盖广口瓶、导尿包等。粘贴尿液采集条形码。

3）护士准备：衣帽整洁，洗手，戴口罩和手套。

（4）标本采集

1）核对医嘱，持检验单和医嘱单核对患者姓名、病案号、尿液标本类型等，检查尿液标本类型与使用的尿液标本容器是否一致，确保无误。

2）携用物至患者旁，采用两种方法识别患者身份，做好解释，协助患者取合适体位。

3）标本采集，根据不同类型尿液标本采集要求进行采集。

4）留取标本后，容器加盖，记录尿液标本留取时间。

5）整理床单位，协助患者取舒适卧位。处理用物，分类放置。

6）洗手，处理医嘱，记录，标本送检。

（5）指导要点

1）讲解检查目的，指导患者留尿前局部清洁，防止污染。

2）告知患者正确留取标本对检验结果的重要性。

2. 婴幼儿尿液标本采集技术　婴幼儿尿液标本的采集比较困难，国外推荐使用儿科和新生儿尿液标本收集袋作为儿科尿液收集容器，此收集袋上附有对皮肤过敏性低的胶条，适用于不能自行留尿液标本的婴幼儿。

收集儿童随机尿液标本时，医护人员应按如下步骤操作。

（1）分开儿童双腿。

（2）保证耻骨、会阴部清洁、干燥，无黏液、粉末、油和护肤品等物质污染。

（3）采用儿科尿液收集袋，移去胶条表面的隔离纸。

（4）对于女童，应拉紧会阴部皮肤，将胶条紧压于外生殖器四周的皮肤上，固定收集袋于直肠与阴道之间的位置，避免来自肛门区域的污染；对于男童，将收集袋套于阴茎上，将胶条压紧于会阴部皮肤上。

（5）定时察看收集容器（如每隔15min）。

（6）从患者处取回采集的标本，注明标识。

（7）将标本从收集袋倒入收集容器，在容器上贴标签并送检。

（8）婴幼儿收集尿液标本时，若使用了脱脂棉球，尿沉渣显微镜检查时应注意外源性污染的存在。

（9）年龄大的儿童可按成人的方法留取。

3. 首次晨尿采集技术

（1）临床目的：首次晨尿（first morning urine）指清晨起床、未进早餐和做运动之前第一次排出的尿液。住院患者最适宜收集首次晨尿标本。通常晨尿在膀胱中的存留时间达6～8h，其各种成分浓缩，已达到检验或培养所需浓度。可用于肾脏浓缩功能的评价、人绒毛膜促性腺激素（HCG）的测定，以及血细胞、上皮细胞、管型、结晶及肿瘤细胞等有形成分的检查。

（2）标本采集

1）标本采集前一日，给予患者尿液标本容器，嘱患者留取明日晨起第一次尿液于容器内，并提供书面采集说明，如外阴、生殖器清洁方法和注意事项等。

2）留取晨起后、未进早餐和做运动之前第一次排出的中段尿于清洁尿杯中。

3）在容器上记录收集尿液的准确时间。

4）标本及时送检。

（3）注意事项

1）晨尿采集后在2h内送检，否则应采取适当防腐措施。需注意，晨尿中高浓度的盐类冷却至室温可形成结晶，干扰尿液的形态学检查。

2）对于行动不便的患者，协助患者在床上使用便器，收集尿液于标本容器内。

4. 计时尿液标本采集技术

（1）临床目的：计时尿液标本（timed urine specimen）指在规定时间段收集的尿液标本，如餐后2h尿、前列腺按摩后立即收集尿、24h尿等。准确的计时和规范的操作（包括防腐方法、食物或药物禁忌等）是确保计时尿检验结果可靠的重要前提。

计时尿常用于物质的定量测定、肌酐清除率试验和细胞学研究。

（2）12h或24h尿液标本采集

1）准备清洁带盖的大口容器，容量最好大于4L，集尿瓶应放在阴凉处，根据检验要求预先在瓶内加入合适的防腐剂。容器贴上标签，注明采集的起止时间。

2）向患者说明留尿的目的、方法，明确告知患者尿液标本采集的具体步骤，并提供书面说明。①留取12h尿液标本，嘱患者于晚上8∶00排空膀胱后开始留取尿液，至次日早上8∶00留取最后一次尿液。②留取24h尿液标本，嘱患者于早上8∶00排空膀胱后开始留取尿液，至次日早上8∶00留取最后一次尿液。

3）留取最后一次尿液后，将12h或24h的全部尿液装于集尿瓶内。

4）测定尿量：准确测量总量，记录于检验单内。

5）标本送检：将全部尿液及时送检，检测前必须充分混匀尿液，再从中取出适量尿液用于检验，余尿则弃去。

（3）注意事项

1）收集计时尿液标本时，应告知患者该时段的起始和截止时间；留取前应将尿液排空，然后收集该时段内（含截止时间点）排出的所有尿液。

2）如防腐剂有生物危害性，应建议患者先将尿液收集于未加防腐剂的干净容器内，然后小心地将尿液倒入实验室提供的含有防腐剂的收集容器中。

3）对尿液标本进行多项检测时，加入不同种类的防腐剂可能有干扰。当多种防腐剂对尿液检测结果有干扰时，应针对不同检测项目分别留取尿液标本（可分次留取，也可一次留取分装至不同容器中）。

4）特定时段内收集到的尿液应保存于2～8℃条件下。对于卧床的导尿患者，将尿袋置于冰袋上；如患者可走动，应定期排空尿袋，将尿液存放在2～8℃条件下。

5）收集该时段尿时，若收集的尿量超过单个容器的容量，需用两个容器，两个容器内的尿液在检测前必须充分混匀。最常用的做法是在两个尿容器之间来回倾倒尿液标本。第二个容器收集的尿量一般较少，故加入防腐剂的量相应减少。

6）避免污染：儿童24h尿液标本采集过程中，应特别注意避免粪便污染。

5. 尿液HCG检测标本的采集

（1）标本采集

1）标本采集前一日，给予患者尿液标本容器，嘱患者留取次日晨起第一次尿液于容器内，并提供书面采集说明，如外阴、生殖器清洁方法和留中段清洁尿的注意事项等。

2）留取首次晨尿（中段尿）于清洁尿杯中。

3）在容器上记录收集尿液的准确时间。

4）标本及时送检。

（2）注意事项

1）宜采集首次晨尿检测，因为清晨第一次排出的尿液为浓缩尿液，阳性率较高。而随机尿可能因尿液被稀释而呈假阴性。

2）为避免假阳性结果，育龄期妇女应避开排卵期或在排卵后3天留尿检测。

3）采集尿液的容器必须清洁，标本采集后应及时送检。

6. 尿红细胞形态检查标本的采集

（1）标本采集

1）标本采集前一日，给予患者尿液标本容器，为患者提供书面采集说明，如不大量饮水、外阴及生殖器的清洁方法、留中段清洁尿的注意事项等。

2）患者于次日早上5：00～6：00清洁外阴后排出第一次晨尿，采集第二次晨尿的中段尿10mL于容器中。

3）在容器上记录收集尿液的准确时间。

4）标本及时送检。

（2）注意事项

1）要求患者从前一日晚上到采集此次尿液标本时，只饮水200mL，以提高细菌培养和有形成分计数灵敏度。

2）留尿前需注意有无尿道附近器官或组织出血，如有无痔疮、肛裂出血，女性有无月经或阴道出血。

3）为避免部分结晶对检查结果的影响，建议前一日晚餐清淡饮食。

7. 1h细胞排泄率试验标本的采集

（1）标本采集

1）向患者说明留尿的目的、方法，明确告知患者尿液标本采集的具体步骤，并提供书面说明。嘱患者于早上6:00排空膀胱后开始留取尿液，当日上午9:00留取最后一次尿液。

2）留取最后一次尿液后，将3h的全部尿液装于集尿瓶内。

3）测定尿量：准确测量总量，记录于检验单内。

4）标本送检：将全部尿液及时送检，检测前必须充分混匀尿液，再从中取出适量尿液用于检验，余尿则弃去。

（2）注意事项：在采集标本过程中，患者可照常工作、学习、不限制饮食，但不能服用利尿剂和过量饮水。

8. 尿液稀释试验（费氏法）标本的采集

（1）标本采集

1）测试当日不进早餐，中餐、晚餐照常进食，晚餐后饮水1杯。试验时患者应卧床。

2）早上8:00嘱患者排尽尿液弃去，然后饮水1500mL。

3）自早上8:00～12:00，每小时采集尿一次，分别收集于洁净容器内，共计4瓶。

4）准确测定尿量和相对密度。

（2）注意事项：有严重肾脏疾病、高血压、心力衰竭及水肿患者，皆不宜做此试验。

9. 尿液浓缩试验（莫氏法）标本的采集

（1）标本采集

1）试验当日正常进餐，每餐含水量限在500～1000mL，三餐之外不再饮食。

2）早上8:00排尽尿液弃去，并开始计算时间。

3）自上午10:00起每隔2h留尿一次，分别放置在不同容器内，直至晚上8:00止，共留尿6次，为日间尿。

4）自晚上8:00排尽尿液到次日早上8:00止，将全部尿液采集在一个容器内，为夜尿。

5）分别测定每份标本的尿量及相对密度。

（2）注意事项

1）从试验前一日起禁止服用利尿剂及利尿饮料，如咖啡、茶等。

2）试验前几日的饮食没有必要限制，但蛋白质摄取量的显著增减将引起尿相对密度和渗透浓度的变化。试验前数日宜高蛋白（140g/d）饮食。

3）天冷会刺激抗利尿激素的分泌，受试者应注意保暖。

4）吸烟和精神紧张都会影响试验结果。

5）心力衰竭伴有水肿者，此试验结果不可靠。

6）尿毒症患者不宜做此试验。

10. 12h尿沉淀物计数标本的采集

（1）标本采集

1）患者在试验的当日晨起，除正常饮食外，不可再饮水，使尿液浓缩。如果患者有氮质滞留情况，则不可限制液体供给。

2）患者在晚上8：00排尿弃去，并记录时间，自记录时间起，留取以后12h内全部尿液，至次日早上8：00必须将尿液全部排空。

3）将12h尿液全部收集于预先加入防腐剂的清洁容器中，准确测量12h尿量。

4）将全部尿液混匀，从中取适量（一般为40mL）送检。

（2）注意事项

1）试验前务必向患者详细说明标本留取方法，特别是禁止饮水很重要，否则尿液过多会导致结果不准确。一般以尿量不超过500mL，相对密度在1.026～1.035最为适宜，相对密度在1.016以下，不宜计数。

2）盛器应干净，用水洗净，倒置待干。为了防腐，可于第一次采集尿液后，按尿量0.5%的比例，加入10%的甲醛，注意甲醛不能过量，否则可产生甲醛-尿素复合物沉淀甚至蛋白尿，发生蛋白凝固，干扰和影响计数，必要时可改用麝香草酚防腐剂。每次排入尿液后需轻摇混合。

3）如尿液因盐类而浑浊，可将尿液连瓶浸入温水片刻，使尿酸盐溶解，如尿液呈弱碱性反应，可略加1%乙酸纠正至刚好呈酸性，使磷酸盐消失，但切勿加酸过多，以免红细胞及管型溶解。

4）患者尿液呈强碱性而不能做此试验时，可在试验前日及当日停食或减少蔬菜、水果类食物，多食富含蛋白质的食物如蛋类、肉类及鱼类等，使尿液转成酸性。

5）若为女性患者，最好以导尿术采集，不便时，至少应在排尿前预先冲洗外阴部，避免阴道内细胞混入尿中而导致试验结果不准确。避免在女性月经期采集。

11. 导管尿液标本的采集

（1）标本采集

1）夹闭导尿管不超过30min。

2）用酒精棉球消毒清洁导管近端采样部位周围外壁。

3）将注射器针头穿刺进入导管腔，抽吸出尿液。

4）收集的尿液置于无菌尿杯或试管中。

5）检查杯（管）盖是否密封，避免溢洒。

（2）注意事项

1）采集过程中严格遵守无菌操作原则。

2）采集前必须征得患者或家属同意。

12. 耻骨上穿刺尿液标本的采集

（1）标本采集

1）消毒脐部至尿道之间区域的皮肤。

2）对穿刺部位进行局部麻醉。

3）在耻骨联合和脐部中线部位将针头插入充盈的膀胱。

4）用无菌注射器从膀胱吸取尿液。

5）无菌操作下将尿液转入无菌螺口杯，尽快送至实验室培养。

6）厌氧菌培养，可进行床旁接种，将培养平板放入厌氧袋/罐内送检；或无菌操作直接将注射器中的尿液注入厌氧培养瓶中，迅速送检。

（2）注意事项

1）穿刺前，膀胱内必须有一定量的尿液。

2）对于过分膨胀的膀胱，抽吸尿液宜缓慢，以免膀胱内压减低太快而出血，或诱发休克。

3）对曾经做过膀胱手术的患者需特别慎重，以防穿入腹腔伤及肠管。

13. 酚红排泄试验标本的采集

（1）标本采集：试验前2h禁止饮水，开始试验时饮水300～500mL，以利于排尿。20min后排尿弃去，准确地静脉注射1mL酚红注射液，记录时间。注射后第15min、30min、60min及120min分别收集尿液，每次均排空膀胱，记录每次尿量，用于比色测定。

（2）注意事项

1）准确掌握排尿时间，每次排尽尿液。

2）注射酚红前不宜多饮水，否则造成残余尿量过多。

二、尿液标本的质量控制

1. 制定尿液标本采集标准操作程序　临床实验室要制订尿液标本采集的标准操作程序（SOP）文件。相关标准操作程序文件、标本采集手册等应装订成册，并下发到各病区、门诊护士站，并使负责收集尿液标本的人员方便获得这些资料或对患者进行收集说明。医务人员应对患者进行指导，给患者介绍留取标本的正确方法及有关注意事项，如无法语言交流时，应给予书面指导，标本留取书面指导至少应包括如下内容。①洗手清洁：患者留取标本前要洗手，并实施其他必要的清洁措施。②信息核实：交给患者的尿液收集容器应贴有标签，并要求核对患者姓名。③最少留尿量：留取所需检验项目的最少尿液标本量（还需口头告知患者）。④避免污染和干扰源：如避免经血、白带、精液、粪便，以及烟灰、糖纸等污染；避免光照影响尿胆原等化学物质分解或氧化。⑤容器加盖：防止尿液外溢。⑥记录标本留取时间。

2. 尿液检验项目选择和申请　临床医师应根据患者条件和需求正确选择检验项目并开具尿液分析申请单。实验室应建立尿液分析的申请程序。申请单提供的信息应包含如下内容：患者姓名；年龄或出生日期；性别；患者所在区域（住院或门诊、急诊等）；唯一性标识；标本类型（如晨尿、中段尿或其他类型的尿液标本）；申请检测的项目；诊断或主要症状；服用的与尿液分析项目有关的药物（如维生素C）；申请医师签字；收集尿液的日期和时间。

3. 尿液标本采集前患者状态的控制

（1）告知：为了使检验结果有效地服务于临床，医护人员、实验室工作人员都应了解标本采集前患者的状态和影响结果的非疾病性因素，并将相关的要求和注意事项以书面、影视片段等方式告知患者，尽可能减少非疾病性因素对标本的影响，保证标本能客观真实地反映当前的疾病状态。

（2）控制饮食、用药、活动、情绪等因素，以减少对标本采集的影响。

4. 标本留取时间

（1）收集常规尿液分析的尿液标本：应留取新鲜尿，以首次晨尿为宜，较浓缩，条件恒定，易检出异常，便于对比。

（2）收集急诊患者尿液分析的尿液标本：可随时留取（随机尿）。

（3）收集特殊检验尿液分析的尿液标本。

1）收集计时尿液标本：应告知患者留尿起始和终止时间；留取前应将尿液排空，然后收集该时段内（含终止时间点）排出的所有尿液。

2）收集使用防腐剂的尿液标本：应建议患者先将尿液收集于未加防腐剂的干净容器内，然后小心地将尿液倒入实验室提供的含防腐剂容器中。

3）收集特定时段内尿液标本：尿液应保存于 $2 \sim 8 \, ^{\circ}\mathrm{C}$ 条件下。

5. 尿液标本的运送

（1）运送尿液标本时，容器需有严密的盖子以防尿液渗漏。

（2）标本收集后应减少运送环节并缩短保存时间，病房标本的传送应由经过培训的专人负责且有制度约束。如使用轨道传送或气压管道运送，应尽量避免标本因震荡产生过多泡沫，以防引起细胞破坏。

（3）注意生物安全性，应意识到尿液是有潜在生物危害的标本，并应采取全面的预防措施，如防止标本漏出或侧翻，污染环境、器材和衣物等。

6. 尿液标本的接收　应建立尿液标本的接收程序。

（1）申请单与容器标签上的信息应一致。

（2）从收集标本到实验室收到标本的时间应符合实验室要求。

（3）如运送延迟并要求进行微生物检查，标本应保存于 $2 \sim 8 \, ^{\circ}\mathrm{C}$ 条件下。

（4）容器及其他条件（如大小、盖子密封等）符合要求。

（5）肉眼观察标本量是否适当，有无粪便或其他物质污染。进行尿液显微镜检查的实验室应制定鉴别不合格尿液标本的标准，以确认标本是否存在影响显微镜检查的污染物（如大量成熟鳞状上皮细胞、线索细胞和植物纤维等）。

（6）如标本不合格，实验室人员应立即与临床医护人员联系，以进一步采取措施，在与临床医护人员达成一致意见前，不能丢弃"不合格"标本。

对于如婴幼儿、休克、昏迷等特殊情况患者，只能留取少量尿液；女性患者在经期留取标本且标本受经血污染时，经临床医师同意后，临床实验室方可接收尿液标本并检验，但必须在检验报告单上注明标本不合格的原因及"检验结果仅作参考"的说明。

（田　丽　强万敏　陈小岑）

参 考 文 献

尚红，王毓三，申子瑜，2014.北京全国临床检验操作规程.4版.北京：人民卫生出版社.

尚红，王毓三，申子瑜，2015.全国临床检验操作规程.4版.北京：人民卫生出版社.

向延根，2007.临床标本的正解采集及运送.长沙：湖南科学技术出版社.

张秀明，李炜煊，陈桂山，2011.临床检验标本采集手册.北京：人民军医出版社.

中国标准出版社，2011.（WS/T 348—2011）尿液标本的收集及处理指南.北京：中国标准出版社.

中华预防医学会医院感染控制分会，2018.临床微生物标本采集和送检指南.中华医院感染学杂志，28（20）：3192-3200.

NCCLS，2001. Urinalysis and Collection，Transportation，and Preservation of Urine Specimens，Approved Guideline—Second Edition. NCCLS Document GP16-A2. Wayne，PA：NCCLS.

第六章

粪便标本采集和寄生虫标本采集

常规粪便检验（fecal examination）是临床上最常见的检验项目之一，与血常规、尿常规检验合称为三大常规检验。其对于许多疾病，特别是寄生虫病、消化系统病的诊断及消化道肿瘤的筛检有重要的临床价值。

粪便检验的主要目的：了解消化道及肝脏、胆道、胰腺等有无炎症、出血、溃疡、肿瘤及寄生虫感染等。例如，对于消化道感染性疾病，可通过粪便检验了解消化道有无炎症；对于肠道寄生虫感染，粪便检验找到寄生虫或其虫卵即可确诊；隐血试验阳性提示可能患有恶性肿瘤等。还可通过粪便检验了解食物消化状况，以间接判断胃肠、肝胆和胰腺的功能状态；了解肠道菌群分布是否合理、有无致病菌等，协助诊断肠道传染病。

粪便标本采集的质量可直接影响检验结果的准确性和可靠程度，应根据不同的检查目的，针对不同的患者采用不同的采集方法及采集装备，同时做好粪便标本的质量控制，以确保检验结果的准确性。本章将重点阐述粪便标本的采集技术及粪便标本的质量控制。

第一节　粪便标本采集

一、粪便常规采集技术

1. 核对医嘱　持执行单、检验单与医嘱进行双人核对，包括患者姓名、年龄、住院号、样本标识码、检验项目、与检验项目相符的留取容器，核对准确无误后，将样本标识码粘贴于标本容器上。

2. 采集前准备

（1）了解患者病情、年龄、意识状态、自理能力、合作程度、饮食、活动、心理因素、个人习惯、社会文化因素、疾病因素、治疗和检查、平日排便次数、女性患者是否在月经期。

（2）向患者及家属说明留取该检验项目的目的及注意事项，取得患者及家属的理解和合作，并告知配合要点。

（3）说明留取粪便标本的正确采集方法，并告知留取方法对检验结果的影响及意义，保障留取化验结果的准确性。

（4）留粪便前需先排小便。确保提供私密的排便环境。避免干扰，保证充足的时间。如为体质虚弱的患者，嘱患者于床上排便，防止其坠床，必要时随时提供帮助。

（5）护士准备：衣帽整洁、洗手、戴口罩和手套。

（6）用物准备：临时医嘱单、检验单、一次性便盒（备份一套）、竹签棒或取便勺、清洁便器、一次性手套、屏风、生理盐水（或甘油）。

3. 留取方法

（1）洗手、戴口罩和手套，携用物至患者床旁，再次确认患者身份，确定患者排空膀胱，在自然状态、无药物使用的前提下，无痛苦、自然、顺利地将粪便排至清洁便器内。

（2）核对临时医嘱单、检验单及样本标识码，确认无误，戴一次性手套，用取便勺或是竹签棒留取新鲜成形的中段粪便，在此处中央表面不同部位或深处多部位采样约5g（相当于拇指第一关节的大小），水样便或稀便、不成形便采样约2mL，放置于一次性检便盒内。对于有脓性、血性、黏液状或外观异常的病理性粪便，应留取有相应表现的粪便作为检验标本。

（3）立刻盖好一次性检便盒盖。

（4）洗手，再次核对粪便标本无误后，在医嘱单上注明时间，签名。

4. 采集后处理

（1）整理床单位，给予患者舒适体位。

（2）洗手，摘口罩，向患者及家属解释，并做好健康宣教。

（3）回到治疗室，再次核对无误后，及时送检。

（4）做好护理记录，记录粪便性状、颜色并跟踪检验结果。

（5）按《医疗废物处理条例》处理用物。冲洗便盆，将其浸入1000mg/L有效氯消毒液中30min，30min后用清水冲洗，然后置回原处。

（6）患者舒适、安全地积极配合完成标本采集后，无不适主诉。

（7）标本采集方法正确、有效，并且能得到实验室相关检验项目的准确、有效数据。

5. 注意事项

（1）留取粪便标本前应嘱患者排空膀胱，注意避开尿液或污水，以免细菌污染。避免留取卫生纸上或尿片上的粪便，以免粪便中的水分被吸收。

（2）结合患者病情及检测项目，提前3天指导患者饮食。在测定试验前3天内，饮食上要注意严禁食用动物血、肉、肝脏或大量蔬菜，以免造成检验结果的假阳性。应充分了解患者用药史，服用阿司匹林期间粪便隐血试验可能呈阳性。禁服铁剂、叶绿素剂或维生素C等。收集粪便标本期间应停止食用无脂肪的食物、合成脂肪替代品（如无热量合成油脂）；停止服用泻药。

（3）不可留取灌肠或开塞露助排便后的粪便，会因质地过稀或混有油状药物影响检验结果。收集期间不得使用润滑剂、矿物油或脂乳，以免对标本造成污染，引起假阳性结果。

（4）留取新鲜的粪便，并应立即送检，在1h内完成检验。标本放置过久会造成粪便中的细胞溶解被破坏，最终导致检验结果不准确。

（5）留取粪便的标本容器及检便盒应清洁、干燥、有盖，避免混入植物、泥土或污水等。采集容器如被污染，应立即更换。

（6）重症、昏迷或无粪便但仍需留取粪便检验的患者，可采取直肠拭子来留取检验标本。直肠拭子取样方法如下：直肠拭子前段被甘油或生理盐水浸润，由肛门插入4～5cm（幼儿2～3cm），顺时针或逆时针在直肠内轻轻旋转，在肛门隐窝处取样后取出，被检测的直肠拭子可见粪便或直肠内黏液，置于检便盒或直接将直肠拭子插入试管内送往检验科检验。

（7）隐血试验的粪便标本需在粪块中央挑取，避免混入肛门或直肠的出血。由于排出的粪便与血液并非均匀混合，应多点取样，以便提高检出率。要充分评估患者，如鼻出血、经血等均可导致隐血试验阳性。

（8）胆红素具有特殊性，其在强光刺激下易变为胆绿素，因此留取标本时应使用避光棕色容器，采集新鲜粪便标本。要求留取标本后于1h内检验完毕。

（9）粪胆素在碱性溶液中被硫酸亚铁还原为粪胆原，其定量试验为连续收集3天的粪便，并每天进行充分混匀称重后，取出其中约20g的粪便送检。

（10）为了保证采集粪便标本的准确性，在留取期间可使用带有颜色的标记物做标记，如炭末（0.5～0.6g）或胭脂红（0.5～1.0g），在进食试验餐开始和结束时使用，将最早出现带颜色的粪便弃去，将最后出现颜色的粪便之前的粪便标本作为试验餐便。

（11）脂肪染色镜检定性试验应随时采集新鲜粪便，可重复多次送检。

（12）特殊病情患者应执行单独采集，勿同时采集两名患者的粪便进行检验。

（13）如检验结果和实际病情不相符，应重新留取。

二、幼儿粪便标本采集

幼儿或低龄儿童由于年龄因素造成表述困难，临床上通常借助患儿的粪便检验以更直观了解患儿的胃肠道功能状态。因此，正确留取粪便进行检验对临床初步诊断有重要意义，现将采集幼儿粪便标本的方法归纳如下。

（一）幼儿一般粪便常规

1.目的　检查幼儿粪便的一般性状、代谢产物等。

2.核对医嘱　同成人粪便常规。

3.采集前准备

（1）评估患儿姓名、年龄、合作程度、病情、排便习惯及适宜采集的时间。

（2）向患儿家属说明留取该检验项目的目的、方法及注意事项，取得患儿及家属的理解及配合。

（3）操作前协助家属为患儿清洁肛周皮肤，保持清洁。

（4）护士准备：衣帽整洁、洗手、戴口罩和手套。

（5）用物准备：临时医嘱单、检验单、便盒（备用一套）、一次性采集袋。

（6）环境准备：必要时用屏风。

4.留取方法　同成人一般粪便常规。

5. 注意事项 除成人采集粪便常规注意事项以外，还需注意以下几点。

（1）3岁以下患儿可用清洁尿不湿，3岁以上患儿用清洁便器。嘱患儿及其家属或协助患儿将粪便排于清洁便盆中或清洁尿不湿上，避免触碰便盆或尿不湿。

（2）腹泻患儿需留取带有脓性、血性等异常部分的稀水样便，将检验标本盛放于大口径清洁容器内。

（3）为了避免尿液混入粪便标本而影响检验结果，需在采集前于患儿尿道口处粘贴一次性集尿袋，保证紧密无缝隙。

（二）幼儿特殊粪便常规

寄生虫及虫卵标本的采集

（1）目的：检查寄生虫、成虫、幼虫及虫卵等。

（2）采集步骤：同成人特殊粪便常规。

（3）注意事项：同成人特殊粪便常规。

三、粪便标本的质量控制

粪便检验是临床最常用的检验项目之一，具有操作简便、对患者无损伤、报告迅速等优点，能及时反映消化道及通向肠道的肝、胆、胰腺有无炎症、溃疡、出血、寄生虫感染、恶性肿瘤等情况，根据粪便的性状、组成，判断胃、肠、肝、胆、胰等器官的功能状况。粪便分析前的质量控制，因检验标本量大、中间环节多、经手人员复杂，成为质量控制较薄弱的环节。粪便标本的采集、存放及运送直接影响检验结果的可靠程度。

1. 粪便标本采集的质量控制 标本采集的方法因检验目的不同而有差别，因此做好粪便标本的质量控制对检验结果尤为重要。

（1）一般检验应留取新鲜粪便约5g（指头大小）或稀便2mL，以防止粪便迅速干燥。若孵化血吸虫毛蚴，应留取全份新鲜粪便，不得少于30g。检查胆石、胰石，寄生虫体及虫卵计数，应采集24h粪便送检。脂肪定量检查时，应先食定量脂肪，每天进食脂肪50～150g，连续6天。从第3天起，采集3天粪便，也可定时口服色素（刚果红）作为留取粪便的指示剂，将采集的粪便混合称量，从中取出60g左右送检。简易法是在正常膳食情况下，采集24h的全部粪便，混合称量，从其中取出约60g送检，测脂肪含量。粪胆原定量检查应收集3天粪便，混合称量，从其中取出约20g送检。肠道寄生虫和某些蠕虫有周期性排卵现象，未查到寄生虫和虫卵时，应连续送检3天，以免漏检。

（2）粪便标本应选择黏液、脓血等病理成分，若无病理成分，则可多部位取材（粪便表面、粪端和深处）。检查蛲虫卵需要用软玻璃纸拭子（也可用棉拭子），在清晨排便前于肛门周围皱襞处拭取标本。

（3）粪便检验的标本通常采取自然排出的粪便，但在无粪便排出而又必须检查时，可经肛门指诊或采便管拭取标本，而灌肠后的粪便常因过度稀释及混有油滴而影响检验结果。为了避免粪便标本中混入尿液、消毒剂及污水，不应采取便盆中的粪便。

若标本中混入尿液，可使柔弱的原虫致死。用白明胶膜法检查粪便中的胰蛋白酶活性时，可因尿液中存在溶解白明胶的物质而导致其检查结果错误（增高）。粪便中也不得混入植物、泥土等，因腐生性原虫、真菌孢子、植物种子、花粉易混淆实验结果。粪便标本应在采取后1h内进行检查，否则可因pH及消化酶等的影响，导致粪便有形成分的分解破坏。

（4）粪便隐血试验标本采集的质量控制

1）试验前3天患者应禁食动物血、肉、肝，同时也应禁服铁剂及维生素C。粪便隐血试验方法（化学法）的原理：血红蛋白中三价铁离子具有过氧化氢酶的作用，能使过氧化氢分解产生氧气，氧化联苯胺或邻联甲苯胺、氨基比林等，使其呈现颜色反应，通过颜色的深浅判断试验是否为阳性结果。使用大量维生素C或其他具有还原性药物可影响氧气对生色团试剂的氧化，从而造成粪便隐血试验呈假阴性反应。

2）牙龈出血、鼻出血等均可导致粪便隐血试验呈阳性反应。

3）试验所用器具必须十分清洁，不得含有铁、铜等离子，更不能沾染血迹或脓液，否则均可导致假阳性反应。

4）提倡使用新制的消毒棉棒做实验，既可避免脓血成分的干扰，又有洁白的背景，易于观察结果。

（5）可能使粪便变色的药物

1）使粪便变粉红至红色或黑色（可能有肠出血）的药物，如保泰松类、抗凝剂（华法林等）、水杨酸类。

2）使粪便变红色的药物，如恩波维铵（扑蛲灵）、利福平。

3）使粪便变白色的药物，如抗酸剂（氢氧化铝等）。

4）使粪便变黑色的药物，如铋制剂、铁盐、活性炭、亚铁盐。

5）使粪便变黄色或绿色的药物，如蒽醌类（大黄等）、吲哚美辛。

6）使粪便变泥土状、灰色的药物，如钡剂。

2. 粪便标本送检的质量控制

（1）粪便常规检查标本采集后应立即送检，并在1h内完成检查，否则可因pH及消化酶等影响而使粪便中细胞成分被破坏分解及病原菌死亡。

（2）肛拭子蛲虫、痢疾阿米巴滋养体检查应于排便后立即进行，后者在冬季需采取保温（35～37℃）措施，以免原虫失去活动力。

（3）查胆汁成分、隐血的粪便标本也不应在室温中长时间放置，以免阳性反应率降低。检验科收到合格的粪便标本后应签收，在送检单上注明收到时间并及时检查。

第二节　寄生虫标本采集

一、肠道寄生虫标本的采集

肠道寄生虫的病原学检验基于下面几种情况：寄生虫的某些发育阶段随粪便排出体

外，如蠕虫卵、幼虫、成虫或节片，原虫的滋养体、包囊、卵囊或孢子囊，以及某些节肢动物的成虫或幼虫；有些虫体或虫卵附着在肛周，如蛲虫在肛周产卵，牛带绦虫孕卵节片主动从肛门逸出的过程中被挤破，虫卵散落于肛周；有些虫体可通过十二指肠引流、肠检胶囊或肠道内镜取材检查。

最终的实验室结果则是基于寄生虫的发现和鉴定，而能否发现并正确鉴定寄生虫则依赖于对标本正确的采集和最初的处理。对可疑含有肠道寄生虫或寄生虫成分标本的收集有多种方法，选择采集方法时，应全面了解每种方法的价值和局限性。只有标本得到适当的采集和处理，才能对寄生虫感染做出正确的诊断。

采集标本不正确会造成实验时间和物力的消耗，其结果会给医师诊断造成误导。因此，应制订一定的标本拒收标准，对于正确诊断病原生物也是特别重要的。

每一个新鲜标本都是一个潜在的感染源，因此在标本采集过程中，安全措施十分重要。这些措施应包括正确的固定液标签、为标本处理指定特别区域、实验器皿的管理、废弃物管理制度，工作区域内禁止进食、饮水、吸烟等，以及生物培养和（或）接种的正确技术等。肠道寄生虫病原学检验的标本主要包括粪便、十二指肠内容物和肠壁病变处的活组织。

1. 新鲜粪便的采集　粪便采集前不能应用某些物质和药物，包括钡剂、抗酸药、矿物油、铋、抗生素（甲硝唑、四环素等）、抗疟药和不能吸收的止泻剂，服用上述任何化合物1周到数周内可能查不到寄生虫。停止使用钡剂或抗生素后，要分别推迟7～10天或至少2周才能采集标本；使用胆囊显影剂应推迟3周。

（1）采集：肠道原虫的滋养体多见于稀软便中，尤其是溶组织内阿米巴的滋养体，常见于粪便脓、血和黏液中，包囊多见于成形的粪便中。采集标本宜选择粪便的脓、血和黏液部分，如未见脓、血、黏液，则应从粪便不同部位的表面取材。粪便取材的量视检查方法而定：直接涂片，只需少量；浓集法检查，应取 5～10g（约拇指大小）；自然沉淀或血吸虫毛蚴孵化，粪量应不少于 30g；检查蠕虫成虫或绦虫节片，则应留检一日内全部粪便。

（2）注意事项：粪便标本材料要新鲜，尤其是检查运动的滋养体（阿米巴、鞭毛虫或纤毛虫）时，必须于取材后尽快检查。一般液体粪便标本，如痢疾患者的粪便标本，应在排出后 30min 内检查，而非到达实验室 30min 内。如果不能在排出后30min内检查，应该将标本放入固定液中。如气温低，标本要在 15min 内送检，否则滋养体会很快失去活力，将难以鉴别。如有条件，可进行保温和维护必要的湿度，以维持原虫的活力。存放于冰箱中的标本，时间不宜超过12h，检查时需再行加温。目前美国病理学家学会要求检验单上"新鲜（未保存的）水样便的微生物检验应当包括一张新鲜标本的直接湿涂片"。软粪便（半成形）标本中可能有原虫滋养体和包囊混在一起，应当在排出后1h内检查，如果做不到，应当用防腐剂。成形粪便不苛求即刻检验，可在排出24h内的任何时间对标本进行检验。原虫的包囊都是完整的。多数蠕虫卵和幼虫、球虫卵囊和微孢子虫的孢子可存活较长的时间。

含粪便标本的容器在送往实验室测试时应置于塑料袋内。关于粪便寄生虫标本送检的次数，推荐治疗前、治疗后各常规检测3次。标准做法是对每一个粪便样本均要做浓集和永久涂片染色。连续送检的 3 次标本应当每隔 1 天采集 1 次，或者在不超过 10 天的时间内采集。如果需要连续的 6 次标本，则应当在不超过 14 天的时间内采集。严重水样腹泻患者，因病原体极度稀释可能被漏检，咨询临床医师以后，可增加 1 天内的采集次数。

资料表明，仅一次粪便检验可发现存在虫体的 40%～50%，所以有研究者认为根据具体情况，有些患者采集 1 次或 2 次标本即可，阴性但仍然有症状时再增加检测次数。增加检验次数可使检获原虫的结果相应增加（溶组织内阿米巴 22.7%，蓝氏贾第鞭毛虫 11.3%，脆弱双核阿米巴 31.1%）。在连续 3 个粪便标本中，常见情况是并非 3 个标本都是阳性，或者虽然都是阳性，但不一定都是同一虫种。

2. 保存采集的粪便　如果标本排出后不能尽快送实验室检验，应考虑使用粪便固定剂。固定剂可保存原虫形态，防止某些蠕虫卵和幼虫继续发育，应在粪便标本排出后或在实验室收到标本后立即加入固定剂。有多种固定剂可供选用，选用前应对常用固定剂的特性有所了解。

（1）常用固定剂

1）甲醛（formaldehyde）：是一种通用的固定剂，最常用的是 10% 的甲醛水溶液，原虫包囊、球虫卵囊、蠕虫卵和幼虫在 10% 的液体甲醛中均能很好长期保存。通常推荐 5% 甲醛用于原虫包囊的保存，10% 甲醛用于蠕虫卵和幼虫的保存。应用时将几克粪便材料与 5% 或 10% 甲醛充分混匀。热甲醛（60℃）可用于含蠕虫卵的标本，因为在冷的甲醛中，厚壳虫卵可以继续发育变成感染性的，并存活较长的时期。为有助于保存虫体的形态，可以用磷酸钠缓冲液将甲醛缓冲为中性甲醛。液态甲醛使检验标本的湿片法成为可能，但该法对于鉴定肠道原虫的准确性较涂片染色法差得多。

甲醛易于制备，保存期长，对于粪便是较好的固定剂。浓集沉淀物可用于大多数新的免疫测定方法和特殊染色（改良抗酸染色和改良三色染色）。缺点是不能很好地保存滋养体，从而不能充分保持虫体形态以制备好的永久染色涂片，用于免疫测定时不太理想，不适于分子生物学诊断（如 PCR）。

2）乙酸钠-乙酸-甲醛（sodium acetate-acetic acid-formaldehyde，SAF）：SAF 是一种液态固定剂，与 10% 甲醛类似，可以保存蠕虫卵及幼虫、原虫滋养体和包囊、球虫卵囊、微孢子虫孢子，考虑只用一种防腐剂的实验室可选用它。SAF 被认为是一种比氯化汞 "温和" 的固定剂，虫体染色后的形态不如开始就用含氯化汞溶液固定的虫体那样清晰。

用 SAF 保存的标本既可用于浓集也可用于永久染色涂片。浓集的沉淀可用于大多数新的免疫测定和特殊染色（改良抗酸染色和改良三色染色）。SAF 固定材料制备永久染色涂片，用铁苏木素染色的原虫形态好于三色染色。

SAF 易于配制，保存期长，不含氯化汞，但其固定粪便的沉淀物用于制备永久涂片时黏附性差，建议将粪便材料涂于白蛋白包被的玻片上以改进其黏附性，有一定技术难度。

3）绍丁液（Schaudinn 液）：许多实验室接收住院患者的标本（不存在递送的时间问题）时常选用这一固定液。该固定液用于新鲜粪便标本或肠黏膜表面标本的固定，可极好地保存原虫滋养体和包囊，用固定的材料可制备永久染色涂片，也可将绍丁液保存的材料用于浓集技术，但一般不推荐使用。该液含氯化汞，存在废液处理的问题。该液所制作水样或黏液样标本黏附性差。

4）聚乙烯醇（polyvinyl alcohol，PVA）：PVA 是一种塑性树脂，用作粪便标本的黏合剂，通常将其混入绍丁液使用。粪便-PVA 混合物因 PVA 成分而黏附在玻片表面，固定作用仍由绍丁液来完成。PVA 对于液体标本特别有用，使用的比例为 1 份粪便标本添加 3 份 PVA。

PVA 的最大好处是可制备永久染色涂片，也可用于浓集技术操作，但较少用。PVA 可为原虫滋养体和包囊提供极好的保存条件，被推荐用于保存包囊和滋养体。PVA 所制标本适用于 DNA-PCR 分析。PVA 保存的标本可用于邮寄，可以从世界的任何一个地方寄送到检测实验室。

PVA 的缺点是在其保存的材料中可能见不到贝氏等孢球虫卵囊，粪类圆线虫幼虫的形态也很差，而用甲醛则可较好地保存它们；对鞭虫卵和蓝氏贾第鞭毛虫包囊的浓集不如用甲醛固定液容易；含有汞成分（混入绍丁液时）；当开始脱水或被冷冻时变成白色和凝胶状；在实验室中制备困难；含 PVA 的标本不能用于免疫测定。

5）改良 PVA：用硫酸铜或硫酸锌代替汞化合物，即不含汞成分，可用于制备永久染色涂片，也可用于浓集，但较少用。基于硫酸铜固定液保存的所有原虫滋养体和包囊，其形态都不如含氯化汞的固定液保存得好。基于硫酸锌的固定液保存得较好，固定的标本可用于三色染色；缺点是原虫的染色特性缺乏一致性，即有些好、有些差；虫体鉴定困难，特别是小的原虫包囊，如微小内蜓阿米巴。

目前，国外不断开发出一些不含汞成分的类似 SAF 和改良 PVA 的粪便收集、固定用专利产品，将标本用一瓶液体固定后就可以进行浓集、永久染色涂片和免疫测定，但也存在原虫染色一致性差、对某些原虫包囊鉴定困难的问题，随着新配方的不断发展，相信会有更好的采集固定系统面世。

（2）标本的固定剂与检验方法的选择：选择适当的固定剂时，应考虑几个问题。适用于制备永久染色涂片，对于寄生虫的最终鉴定是很必要的；适用于一些较新的免疫学方法，确保所用的固定剂与选择的试剂盒相匹配；是否含有汞成分，对含汞化合物的处理有严格的要求，实验室在选择固定剂时应予以考虑。

不管选择哪种固定剂，都必须将标本与固定剂充分搅匀。粪便标本与固定剂比例一般为 1：3。加入固定剂的标本应该存放于室温中。具体固定剂的选用及适于检出的虫体如下。

1）5% 或 10% 甲醛或 SAF—浓集（无乙酸）—湿片，特殊染色，免疫分析：适用于蠕虫卵/幼虫，球虫，微孢子虫，原虫包囊。

2）3～4 滴 PVA 与 1～2 滴标本混匀—永久染色涂片：适用于原虫滋养体和包囊。含氯化汞的 PVA 固定剂是最好的生物防腐剂，但存在含汞物质的处理问题。可用的替代物包括含硫酸锌的 PVA、含硫酸铜的 PVA 和 SAF。

3）0.85% 氯化钠，碘液—湿片：适用于原虫滋养体和包囊，用生理盐水可看到滋养体运动，碘将会杀死滋养体。

二、血液内寄生虫标本的采集

许多寄生虫或寄生虫生活史的某些发育时期可见于血液中,临床标本的适当收集和处理对于检查和确定血液中可疑寄生虫的感染是非常重要的。如有可能,标本的采集应该在治疗前进行。

血膜的制备与染色是血液检查的基本技术。制作血膜时要求使用绝对干净的脱脂玻片,这对于寄生虫的准确检查和鉴定是非常重要的。玻片在用前需经洗涤液处理,用自来水、蒸馏水冲洗,在 95% 乙醇中浸泡,擦干或烤干后使用。采血针在用前必须消毒或用一次性针,一人一针以免交叉感染。

制备血膜可用不含抗凝剂的新鲜全血,也可用加抗凝剂的血液(推荐使用 EDTA,也可用肝素,但虫体形态略差)或者是由各种浓集法得到的血液沉积物来制备血膜。

1. 手指针刺末梢采血 多采自中指或食指末端,替代部位有耳垂、婴儿足趾或足跟。在洗净玻片的一端标记患者姓名、日期、采集时间或其他标识。用 75% 乙醇擦拭取血部位,待干。用采血针刺入皮肤 1~2mm。用洁净纱布擦去第一滴血。取血,制备薄、厚血片至少各两张。

2. 静脉穿刺采血 在洗净的采血管或玻片一端标记患者姓名、日期、采集时间及其他标识。用 75% 乙醇擦拭取血部位,待干。用含有抗凝剂(最好是 EDTA)的真空管采集静脉血;也可用注射器采血,然后注入含抗凝剂的试管中,混匀。

查间日疟原虫时,宜在发作后数小时采血;恶性疟在发作初期采血可见大量环状体,1 周后可见配子体。微丝蚴血片检查应在晚间 9:00 到次晨 2:00 取血。

注意:采血针刺手指之后,让血液自由地流出,从手指挤出的血液将被组织液稀释,可使每个视野虫体的数量有所减少。疟疾患者早期常常没有典型的高热发作症状。一旦怀疑疟疾,在急诊室或门诊时就应采血制备血膜。对于高度可疑的疟疾患者,在首次涂片结果阴性之后,连续 3 天内应每间隔 6~8h 取样一次。

三、泌尿生殖道寄生虫标本的采集

泌尿生殖道寄生虫可通过检查尿液、阴道分泌物、前列腺液等发现病原体,常见的是阴道毛滴虫,其他如微丝蚴、埃及血吸虫卵、肾膨结线虫卵等也见于泌尿生殖系统,偶尔也可见到雌性蛲虫、蛲虫卵、蝇蛆等。近年,微孢子虫逐渐受到重视。

1. 女性阴道分泌物 一般用无菌棉签在阴道后穹隆、子宫颈及阴道壁拭取分泌物,或用聚酯海绵收集生殖道排泄物。一般要求标本采集后及时涂片检查或接种到培养基,如天气寒冷,应注意保温。

2. 前列腺液 前列腺液标本应由临床医师进行前列腺按摩后采集。液量少时可直接滴在玻片上,量多时收集在洁净干燥的试管内,若按摩后无前列腺液排出,可检查按摩后的尿液。

四、组织内寄生虫标本的采集

组织内寄生虫包括寄生于肺、肝、脑、肌肉、皮肤、眼等器官或组织及其细胞中的寄生虫，主要有杜氏利什曼原虫、弓形虫、溶组织内阿米巴、猪囊尾蚴、旋毛虫幼虫囊包、疥螨、蠕形螨等。有些寄生虫，人并非其正常宿主，但其幼虫可偶然寄生人体，并可长期在宿主皮下、组织中窜扰移行。

组织内寄生虫采集标本的来源主要包括刮拭物或挤出物、各种组织器官的抽取物、穿刺物、活组织取材、痰液等。

1. 刮拭物或挤出物　主要是从皮肤、鼻咽部黏膜、眼角膜和结膜病变部位取材。刮拭物一般用无菌刀片或棉拭子取材。疥螨寄生于人体皮肤角质层，用消毒刀片刮破皮损处血痂或丘疹，将刮出物收集到玻片上或平皿中；蠕形螨寄生于人体皮肤毛囊、皮脂腺内，挤压患处皮肤，将毛囊和皮脂腺挤出物涂置于玻片上。

2. 抽取物　是从可能发现寄生虫的器官或组织的管、腔或囊中采集的液体标本。常见的有脑脊液、鞘膜积液、支气管肺泡灌洗液、包虫病囊液等。

（1）脑脊液：由临床医师进行腰椎穿刺采集。穿刺后应由医师进行压力测定，正常人卧位脑脊液压力为 $0.78 \sim 1.76 kPa$（$80 \sim 180 mmH_2O$），儿童为 $0.4 \sim 1.0 kPa$（$40 \sim 100 mmH_2O$）。任何病变使脑组织体积或脑脊液量增加时，脑脊液压力均可升高。待压力测定后将脑脊液分别收集于 3 个无菌试管中，每管收集 $1 \sim 2 mL$，第 3 管做一般性状及显微镜检查。脑脊液标本必须立即送检，及时检测。

（2）鞘膜积液：一般局部消毒后，用注射器刺入鞘膜腔抽取液体。

（3）支气管肺泡灌洗液：借助纤维支气管镜进行收集。通常于局部麻醉后将纤维支气管镜插入右肺中叶或左肺舌段的支气管，并将其顶端楔入支气管分支开口，经气管活检孔缓缓注入 37℃无菌生理盐水，每次 $30 \sim 50 mL$，总量 $100 \sim 250 mL$，不应超过 $300 mL$。每次注液后以 $-19.95 \sim -13.3 kPa$ 负压吸出，要防止负压过大、过猛。将吸出液分别收集于用硅油处理过的容器中，容器周围宜用冰块包围，并及时送检。

（4）包虫病囊液：一旦怀疑包虫病，一般禁止以诊断为目的的穿刺，因穿刺致囊液外漏可造成继发性感染和过敏性休克。穿刺只在手术切除囊肿后进行，吸出的液体中多含有棘球蚴。

3. 组织器官穿刺物　对疑有寄生虫寄生的实质性器官组织采用细针穿刺，获取少量的组织细胞，用于诊断。

（1）骨髓穿刺：常用髂骨或棘突穿刺法。

1）髂骨穿刺法：患者侧卧，暴露髂骨部位，选髂前上棘后 1cm 处为穿刺点。用碘酒、75%乙醇局部消毒，麻醉，根据患者年龄选用 $17 \sim 20$ 号带针芯的干燥无菌穿刺针，刺入皮下，针尖触及骨面后，缓缓垂直刺入骨内 $0.5 \sim 1 cm$。当针进入骨髓腔内有阻力突然消失的感觉时，接上干燥无菌的2mL注射器，抽取少许骨髓液。

2）棘突穿刺法：患者面朝椅背跨坐于椅上，弓腰露出椎骨棘突，选取最明显的棘突进行穿刺。通常以第11、12胸椎或第1、2腰椎棘突为宜。消毒皮肤，局部麻醉，以左手拇指固定穿刺部位，将针由棘突尖垂直刺入棘突，针刺深度因年龄而异，5 岁以下者为 0.3～1.0cm，5 岁以上者为 1.0～1.5cm。以与髂骨穿刺法同样的手法抽取少许骨髓液。

（2）肺、肝、脾穿刺：首先准确定位，局部消毒后用细针刺入，吸取活组织。肺组织穿刺要防止引起气胸，肝、脾穿刺易造成出血，应引起注意。

（3）结节或淋巴结穿刺：选择有明显病变的皮肤结节或淋巴结，局部消毒后用干燥无菌注射针穿刺，吸取少许组织液。

4. 活组织取材 活组织主要包括皮下结节或包块、肌肉、淋巴结、肠黏膜、肝、肺组织等。

（1）皮下结节或包块：多种蠕虫的成虫或幼虫可在人体皮下形成结节或包块，按外科操作常规，手术取出结节或包块。

（2）肌肉组织：主要用于检查旋毛虫幼虫，按外科操作常规，手术切取患者腓肠肌处或肱二头肌处的肌肉组织，组织块为米粒大小即可。

（3）肠黏膜活组织：可用直肠镜、乙状结肠镜和小肠镜检查并取材。受检者取胸膝位或左侧卧位，在镜筒前端外壁涂抹甘油或液状石蜡等润滑剂，将肠镜经肛门缓慢插入，观察病变部位，检取病变部位、溃疡边缘或深层活组织。一般在直肠系膜主要查找血吸虫卵。结肠取材主要查找溶组织内阿米巴滋养体，但应在患者至少做 3 次常规粪检不能证实阿米巴病之后，才做结肠镜检查。小肠活组织主要用于检查蓝氏贾第鞭毛虫、血吸虫卵、绦虫囊尾蚴和等孢球虫等。黏膜表面物需吸取或刮取，要检查黏膜面 6 个代表性的区域（6 个标本，6 张玻片）。一般情况下，所取标本数量有限，应立即处理以保证最佳的检查结果。标本保存宜首选 PVA 固定。如果标本用免疫试剂盒来检测（微小隐孢子虫或蓝氏贾第鞭毛虫），则宜用 5% 或 10% 甲醛或 SAF 固定。

（4）肺、肝组织：肺组织大多通过纤维支气管镜或手术切取，肝组织通过手术切取。注意以上取材组织作为新鲜活组织材料时，应放置在生理盐水中，保持潮湿，并立即送至实验室。

5. 痰液 嘱患者晨起后用清水漱口清洁口腔，然后深呼吸几次，在深吸气后用力咳出气管深处的痰液，置于洁净的容器内送检。如痰不易咳出，让患者吸入水蒸气数分钟，以利于咳出痰液。如需要患者 24h 痰液，嘱患者将 24h 痰液全部留在容器中送检。注意当怀疑患者感染溶组织内阿米巴时，盛放痰液的容器应干燥、无药品，痰液要新鲜，最好立即送检，室温低时要注意保温。

（贾克刚 韩学晶）

参 考 文 献

陈鹏，2011. 临床护士实践指南 . 北京：人民军医出版社
丛玉隆，2009. 实用检验医学（上）. 北京：人民卫生出版社 .
姜安丽，钱晓路，2018. 新编护理学基础 . 3 版 . 北京：人民卫生出版社 .

李淑迦，应岚，2012.临床护理常规.北京：中国医药科技出版社.

刘成玉，2005.临床检验基础.北京：科学出版社.

彭明婷，2017.临床血液与体液检验.北京：人民卫生出版社.

尚红，王毓三，申子瑜，2015.全国临床检验操作规程.4版.北京：人民卫生出版社.

向延根，2007.临床标本的正确采集及运送.长沙：湖南科学技术出版社.

徐克前，2014.临床生物化学检验.北京：人民卫生出版社.

许文荣，2006.临床基础检验学.北京：高等教育出版社.

第七章

体液标本采集

第一节　骨髓标本采集

骨髓穿刺是临床常用的诊断性操作，考虑到标本质量，直面患者了解病况是诊断的需要，专门的骨髓检查科室应参与骨髓采集与标本制备。许多血液病骨髓穿刺与活检一起进行，故采集标本除了骨髓液涂片外，还常有骨髓印片、组织固定与血片的制备。

一、骨髓穿刺标本采集

骨髓穿刺术（bone marrow aspiration）是采集骨髓液的一种常用诊断技术。在临床上，骨髓穿刺液常用于血细胞形态学检查，也可用于造血干细胞培养、细胞遗传学分析及病原生物学检查等，以协助临床诊断、观察疗效和判断预后等。

（一）患者准备

向患者说明穿刺的目的和过程，以消除顾虑，取得合作。

（二）标本采集程序

1. 选择穿刺部位

（1）髂前上棘穿刺点：髂前上棘后1～2cm处，该处骨面平坦、易于固定，操作方便，危险性极小。

（2）髂后上棘穿刺点：骶椎两侧、臀部上方突出的部位。

（3）胸骨穿刺点：胸骨柄、胸骨体位于第1、2肋间隙。此处胸骨较薄，且其后有大血管和心房，穿刺时务必小心，以防穿透胸骨而发生意外。但由于胸骨的骨髓液丰富，当其他部位穿刺失败时，仍需要进行胸骨穿刺。

（4）腰椎棘突穿刺点：腰椎棘突突出的部位。

（5）3岁以下患儿常选取胫骨穿刺。

2. 体位　采用髂前上棘和胸骨穿刺时，患者取仰卧位；采用髂后上棘穿刺时，患者取侧卧位；采用腰椎棘突穿刺时，患者取坐位或侧卧位。

3. 麻醉　常规消毒局部皮肤，操作者戴无菌手套，铺无菌洞巾，然后用2%利多卡因做局部皮肤、皮下和骨膜麻醉。

4. 固定穿刺针长度 将骨穿刺针的固定器固定在适当的长度上。髂骨穿刺约1.5cm，胸骨穿刺约1.0cm。

5. 穿刺 操作者左手拇指和食指固定穿刺部位，右手持骨髓穿刺针于骨面垂直刺入，若为胸骨穿刺，则应与骨面成30°～40°角刺入。当穿刺针针尖接触骨质后，沿穿刺针的针体长轴左右旋转穿刺针，并向前推进，缓缓刺入骨质。当突然感到穿刺阻力消失且穿刺针已固定在骨内时，表明穿刺针已进入骨髓腔。如果穿刺针尚未固定，则应继续刺入少许至达到固定为止。

6. 抽取骨髓液 拔出穿刺针针芯，接上干燥的注射器（10mL或20mL），用适当的力量抽取骨髓液。当穿刺针在骨髓腔时，抽吸时患者感到有尖锐酸痛，随即有红色骨髓液进入注射器。抽取的骨髓液一般为0.1～0.2mL，若用力过猛或抽吸过多，会使骨髓液被稀释。将骨髓液放入干燥抗凝管（放入2% EDTA-K$_2$溶液0.5mL）抗凝后，按需制备涂片。如果需要做骨髓液细菌培养，应在留取骨髓液计数和涂片标本后，再抽取1～2mL，以用于细菌培养。若未能抽取骨髓液，则可能是针腔被组织块堵塞或"干抽"，此时应重新插上针芯，稍加旋转穿刺针或再刺入少许。拔出针芯，如果针芯带有血迹，再次抽取即可取得红色骨髓液。

7. 涂片 将骨髓液滴在玻片上，立即做有核细胞计数并制备数张骨髓液涂片。

8. 加压固定 骨髓液抽取完毕，重新插入针芯。左手取无菌纱布置于穿刺处，右手将穿刺针拔出，并将无菌纱布敷于针孔上，按压1～2min后，再用胶布加压固定。

（三）注意事项

（1）骨髓穿刺前应检查出血时间和凝血时间，有出血倾向者应特别注意，血友病患者禁止做骨髓穿刺。

（2）骨髓穿刺针和注射器必须干燥，以免发生溶血。

（3）穿刺针针头进入骨质后要避免过大幅度摆动，以免折断穿刺针。胸骨穿刺时不可用力过猛、穿刺过深，以防穿透内侧骨板而发生意外。

（4）穿刺过程中，当感到骨质坚硬，难以进入骨腔时，不可强行进针，以免断针。应考虑石骨症的可能，及时行骨骼X线检查，以明确诊断。

（5）做骨髓细胞形态学检查时，抽取的骨髓液不可过多，以免影响骨髓增生程度的判断、细胞计数和分类结果。

（6）行骨髓液细菌培养时，需要在骨髓液涂片后，再抽取骨髓液用于培养。

（7）由于骨髓液中含有大量的幼稚细胞，极易发生凝固，故穿刺抽取骨髓液后应立即涂片。

（8）送检骨髓液涂片时，应同时附送2～3张血涂片。

（9）麻醉前需做普鲁卡因皮试。

二、骨髓活组织检查标本采集

骨髓活组织检查（bone marrow biopsy）是临床常用的诊断技术，对诊断骨髓增生异常综合征、原发性或继发性骨髓纤维化症、增生低下型白血病、骨髓转移癌、再生障碍性贫血、多发性骨髓瘤等有重要意义。

（一）患者准备

向患者说明穿刺目的和过程，以消除其顾虑，取得合作。

（二）标本采集程序

1. 选择检查部位　骨髓活组织检查多选择髂前上棘或髂后上棘。

2. 体位　采用髂前上棘检查时，患者取仰卧位；采用髂后上棘检查时，患者取侧卧位。

3. 麻醉　常规消毒局部皮肤，操作者戴无菌手套，铺无菌洞巾，然后行皮肤、皮下和骨膜麻醉。

4. 穿刺　将骨髓活组织检查穿刺针的针管套在手柄上。操作者左手拇指和食指将穿刺部位皮肤压紧固定，右手持穿刺针手柄以顺时针方向进针至骨质一定的深度后，拔出针芯，在针座后端连接上接柱（接柱长度可为1.5cm或2.0cm），再插入针芯，继续按顺时针方向进针，其深度达1.0cm左右，再360°转动针管，针管前端的沟槽即可将骨髓组织离断。

5. 取材　按顺时针方向退出穿刺针，取出骨髓组织，立即置于95%乙醇或10%甲醛中固定，并及时送检。

6. 加压固定　以2%碘酊棉球涂布轻压穿刺部位后，再用干棉球压迫创口，敷以消毒纱布并固定。

（三）注意事项

（1）开始进针不要太深，否则不易取得骨髓组织。

（2）由于骨髓活组织检查穿刺针的内径较大，抽取骨髓液的量不易控制，因此一般不用于吸取骨髓液做涂片检查。

（3）穿刺前应检查出血时间和凝血时间。对于有出血倾向者，穿刺时应特别注意，血友病患者禁止做骨髓活组织检查。

第二节　脑脊液标本采集

成人脑脊液（cerebrospinal fluid，CSF）总量为100～150mL，儿童为60～100mL，婴儿为10～60mL。人体每天可生成脑脊液约500mL，每5～6h完全更新一次。脑脊液的功能除了可缓冲压力对脑部的冲击之外，还可保护神经系统、提供稳态化学环境，其是营养物质与废物交换的载体。脑脊液作为血液和中枢神经系统的缓冲，可调节血浆内物质进入脑组织。

一、脑脊液标本的采集程序

脑脊液标本必须由医师进行无菌采集，无脊髓低位的成年患者多由 L_2～L_3 穿刺，进入椎管内蛛网膜下腔，婴儿和新生儿脊髓圆锥位置低，可在 L_3～L_4 或 L_4～L_5 穿刺入脊髓蛛网膜下腔。患者取颈部和膝关节弯曲侧卧位，婴儿与新生儿可取颈部弯曲坐位，也可通过侧脑室或小脑延髓池穿刺获得，儿童患者多从硬膜下积液抽取硬膜下液体（非脑脊液），可用于微生物学检测。应在无菌条件下连续采集脑脊液标本（化学洁净与无菌）3～4管。第1管用于化学和免疫学项目试验（如遇穿刺创伤出血，则不能用于多发性硬化症实验诊断等以蛋白质为主要目的的分析，头部创伤患者实验诊断可使用第1管进行细胞计数），第2管用于微生物学检查，第3管用于细胞计数与分类检查，第4管用于疑似恶性肿瘤患者的细胞学检查。每管采集量为3～5mL，婴儿采集总量不超过8mL，颅内高压患者采集量不宜超过2mL。

二、脑脊液标本的运送与处理

采集后于室温下尽快送达实验室，因其细胞会在1h内发生变性，细胞计数与分类应尽快完成。用于微生物学检查的标本不需冷藏，因为某些微生物对温度敏感，冷藏保存可能会失去活性。

三、脑脊液标本的质量保证

欧洲神经科学协会联盟（European Federation of Neurological Societies，EFNS）对脑脊液采集的质量要求和推荐等级如下。

（1）标本采集、储存：要确保脑脊液检查最佳性能和结果，应有合适而标准化的脊髓穿刺和标本处理方案。

（2）脑脊液分析时限：采集后应立即检验（<1h）。

（3）脑脊液标本量、分装和储存：总量12mL脑脊液，分装于3～4管无菌试管中。脑脊液结核分枝杆菌、真菌或寄生虫检查用量为10～15mL，分装前标本不可沉淀。短期储存适宜温度为4～8℃，长期储存为–20℃。储存标本只适用于蛋白质和经适当制备后的RNA分析。3～5mL标本储存于4℃用于一般检查、细菌和真菌显微镜检查、抗体测定和抗原聚合酶链式反应分析。

第三节 心包积液标本采集

正常情况下，心包间隙含有10～50mL的清澈、淡黄色、浆液性液体，对心包的脏层和壁层起润滑作用，一般不易采集到。当心包有炎症、恶性肿瘤浸润、循环障碍等病变时，液体产生增多并积聚在心包腔内，若超过50mL则视为心包积液（pericardial effusion）。临床上超声心动图的广泛应用使心包积液的诊断率明显增加，但积液的病因往往不能确定，因此当患者因大量心包积液出现心脏压塞症状或不能明确病因时，临床医师可通过心包腔穿刺术采集心包积液标本，通过理学、化学、酶学及微生物等检查，根据性质不同，将其分为漏出液和渗出液两大类，有利于进一步明确病因，对症治疗。

临床医师通过心包腔穿刺术采集心包积液标本，放置引流的患者直接从引流管内接取，留取中段液体置于无菌容器内，一般性状检查、细胞学检查和化学检查各留取2.0mL，细菌学检测留取1.0mL，厌氧菌培养留取0.5mL，结核菌培养留取10.0mL。标本留取后应于30min内送检。为防止标本凝块的出现，一般性状检查和细胞学检查的标本应加入100g/L乙二胺四乙酸二钠（EDTA-Na$_2$）抗凝，生化检查宜采用肝素抗凝。另外，还要留取1管不加任何抗凝剂的标本，用于观察积液的凝固性。

在二维心脏超声和连续心电图监视下，在无菌与局部麻醉条件下，患者取坐位，斜向前30°～45°，易于使液体积聚于心脏前部和心囊下部。监视目的是及时发现穿刺针是否刺伤心肌。由肋骨下缓慢进针，向左肩方向连续穿刺直至获得液体。若抽出血性液体，需鉴别判断是否穿入心腔或为血性心包积液。

第四节　胸腔积液标本采集

在肺和横膈膜之间形成的液体称为肺底积液，很难采集，应避免穿入腹腔而刺到肝脏。在肺与胸壁之间形成的液体称为类肺炎性胸腔积液，其源于液体进入脏胸膜致潜在肺炎，常伴随感染和局限性，最终形成厚的纤维样层黏附于邻近肺部，积液常能自由流动，易于穿刺而不损伤邻近组织。

在无菌和胸壁局部麻醉条件下行胸腔穿刺术，针经肋骨边缘进入胸膜腔，应沿肋骨底部小沟进针，避免损伤神经血管束。一旦针进入胸腔，将导管沿针道进入以获取液体，避免因呼吸运动所致针头回退而损伤肺部。穿刺时常可得到多份标本。用于细胞计数的标本用EDTA抗凝；肝素化标本适用于大多数化学分析，也适用于细胞学检查，可预防因标本凝固而导致恶性细胞无法被检出的现象发生；用于培养的标本置于无菌容器；需测定pH的标本按动脉血气采集标准执行。胸腔积液标本采集指南见表7-1。

表7-1　胸腔积液标本采集指南

检测项目	说明
推荐试验	
乳酸脱氢酶和蛋白质	积液2～5mL 置于普通容器或血清管中。可同时测定总蛋白和乳酸脱氢酶（结果采用 Light 标准）
镜检和培养	积液5mL 置于普通容器中。怀疑胸腔感染时，应另采集 5mL 于血培养瓶中做需氧和厌氧培养
细胞学检查和分类计数	剩余积液置于普通容器中。如预计处理时间延迟，标本应冷藏

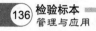
续表

检测项目	说明
疑似特定疾病推荐试验	
pH	怀疑非化脓性胸膜感染性胸腔积液时，采集积液 0.5～1.0mL 置于肝素化血气注射器中，立即加塞避免暴露空气，用血气分析仪立即检测
葡萄糖	偶用于风湿性积液诊断。积液 1～2mL 置于含氟草酸盐的容器中
抗酸杆菌和结核培养	怀疑结核性胸膜炎时，采集积液 5mL 置于普通容器中
三酰甘油和胆固醇	鉴别乳糜胸与假性乳糜胸，常与常规生化（乳酸脱氢酶、总蛋白）标本一起送检
淀粉酶	偶用于疑似胰腺炎诊断；常与常规生化标本一起送检
血细胞比容	用于血胸诊断；积液 1～2mL 置于有 EDTA 的容器中

一、胸腔积液标本运送与处理

所有标本应立即送到实验室。若不能立即运送，应冷藏标本。实验室收到标本后应尽快处理，防止细胞退变。如果液体为血性或浑浊，应尽快离心。上清液用于化学分析，沉淀物加入适宜固定剂做细胞学分析。若在自动分析仪上分析，注意堵孔现象的发生。检验报告应注明采集部位，而不应笼统标注为"胸腹腔积液"。

二、恶性胸腔积液诊断

恶性胸腔积液诊断的灵敏度取决于送检量、标本采集的细胞性质和处理技术，故在其他标本采集后，应尽可能取大量（50～60mL）标本送检。细胞学检查标本应在室温下尽快送到实验室，如预期送检延迟，标本应冷藏于4℃（约14 天内不会降低恶性肿瘤诊断率）。

三、诊断性腹腔穿刺

对临床上明显新发腹腔积液的门诊和住院患者，应进行诊断性腹腔穿刺；腹腔穿刺罕见出血，故不推荐在穿刺前使用新鲜冰冻血浆或血小板进行常规性预防出血。

四、质量保证和建议

建议胸腔积液、心包腔积液和腹腔积液在室温下尽快运送到实验室，以保持标本的完整性，否则细胞可能会溶解、退化，生长细菌，从而影响检验结果。用于细胞学检验的浆膜腔积液应尽快送检。积液内蛋白质含量较高，冷藏可保持细胞内结构稳定数天，因此对于需储存的标本应不加固定剂冷藏保存。

浆膜腔积液在送至实验室前，可将标本分装在小容量容器中。在采集中、分装前、细胞计数和细胞分类前，轻轻晃动标本。细胞计数和分类推荐使用 EDTA 抗凝剂。用于细胞计数和分类的标本冷藏时间不应超过24h，并建议为随后检测留5～8mL标本。微生物检验需使用无菌管采集标本。送至实验室用于细胞学检验的标本量变化较大（15～100mL），推荐标本量为50mL，无须使用抗凝剂，也可使用肝素和EDTA抗凝剂。若有凝块，可做细胞块检查。应使用细针（21G）和50mL注射器穿刺采集诊断性胸腔积液。

第五节　支气管肺泡灌洗液标本采集

支气管肺泡灌洗液是使用纤维支气管镜缓慢注入和回收的液体，其可采集下呼吸道细胞和非细胞成分，为感染性疾病、恶性肿瘤、间质性肺病诊断提供信息，如诊断肺孢子菌肺炎的灵敏度和特异度可达95%。采用无菌生理盐水分次灌洗与回收，每次20～50mL，典型灌注总量为100～300mL，回收到4个无菌洁净小瓶内并及时送检。应在申请单上记录部位和回收量，通常回收率为50%～70%，若少于25%为回收率太低，可见于慢性阻塞性肺疾病。

第六节　腹腔积液标本采集

采用无菌腹腔穿刺术取得腹腔积液标本。穿刺部位通常在脐下4～5cm，或位于致密纤维带的中间（称为白线或位于直肌后侧）。抽取50～100mL，分别分配到肝素化管做化学分析和细胞学检查、EDTA抗凝管做细胞计数、无菌容器做微生物学检验。

当腹部有闭合性创伤或其他疾病，如疑为异位妊娠伴腹内出血时，应采用诊断性腹腔灌洗术采集标本。

一、诊断性腹腔灌洗液

1. 目的　判断是否存在腹内出血。

2. 适应证　腹部钝器或利器创伤，除外异位妊娠破裂。

3. 方法　将导管通过脐下小切口插入腹部，用注射器抽取腹腔内液体，如有明显血性，为阳性；如抽取不出液体或未表现大体血性，则把1L无菌生理盐水注入腹腔，用导管吸取同等量液体送实验室做细胞计数，若红细胞计数≥100 000×10^6/L或白细胞计数≥500×10^6/L，视为阳性，提示需做剖腹探查；若疑为感染，应做革兰氏染色；若出现胆汁、细菌、食物颗粒或淀粉酶大于血清水平的2倍，常提示为阳性；有时红细胞计数≥1000×10^6/L临界值也可作为阳性表现，该法提高了检测结果的灵敏度。

4. 局限性　腹腔灌洗液不能检出腹膜后出血，因此不能排除肾脏、十二指肠、胰腺、横膈膜、主动脉或腔静脉损伤。若实验室结果模棱两可，应进一步做腹部CT扫描。有时插入的导管需留置1～2h后再次用于灌洗。

二、持续性流动腹膜透析液

持续性流动腹膜透析（continuos ambulatory peritoneal dialysis，CAPD）是将导管从脐周插入腹腔，导管有一个固定器和一套管路，一个袋子用于排出废液，另一个袋子用于引入由无菌盐水和葡萄糖组成的透析液，通过流经腹膜的毛细血管排出血液中毒物。

CAPD常发生腹膜炎，患者症状为发热、恶心、呕吐、红肿或导管周围疼痛，应将采集到的透析液送往实验室做革兰氏染色、细菌培养鉴定、细胞计数与分类检测。发现微生物即为感染证据，未见微生物的情况下，白细胞计数$\geq 100 \times 10^6$/L，中性粒细胞不低于50%提示腹膜炎。腹膜透析液标本白细胞计数$50 \times 10^6 \sim 100 \times 10^6$/L，中性粒细胞高于35%提示细菌感染。革兰氏阳性球菌（特别是表皮葡萄球菌）和念珠菌是最常见的病原体。

三、腹腔积液

通常由医师以无菌技术（aseptic technique）采集，即以一根套管腔针（trocar）或特殊设计的针插入欲采集的部位，然后以注射筒抽取腹腔积液，穿刺成功后，留取中段液体于干净无菌容器内，理学检查、细胞学检查和化学检查各留取2mL，厌氧菌培养留取1mL，结核杆菌检查留取10mL。因为腹腔积液需要做厌氧菌培养，所以采集过程中要避免接触空气。穿刺术时，患者取仰卧位，头部抬高，局部麻醉后，医师将穿刺针扎入腹腔内后抽取标本。

由于腹腔积液可形成凝块、细菌破坏及自溶等，抽取后应立即送检，理学与细胞学检查宜加入EDTA-Na$_2$抗凝剂，化学检查宜加入肝素抗凝。另外留取一份不加抗凝剂，观察腹腔积液的凝固性。标本应立即送检，若无法立即送检，可于4℃冰箱内保存。收集标本时严格采用无菌技术，将污染情形降至最低，将采集的标本置于已贴有患者信息标签的坚固密闭容器中，将容器置于适度的温湿度环境中运输，不可添加防腐剂。

第七节　胃液标本采集

胃液（gastric juice）由胃壁黏膜的主细胞和黏液细胞的分泌物组成，包括水、电解质、脂类、蛋白质和多肽激素。正常人每日分泌1.5～2.5L，分泌量因食物成分及各种刺激因素影响可有差异。胃液为无色透明液体，呈强酸性。随着内镜检查技术的进步，胃/十二指肠镜早已成为诊断胃及十二指肠疾病不可或缺的手段，胃液分析的应用逐渐受到制约，但是胃液检查在胃分泌功能检查、贫血鉴别诊断和肺结核辅助诊断等方面仍具有一定价值。

一、胃液标本采集与处理

胃液标本采集通常用插胃管法，患者应在检查前24～72h停服影响检测结果的药物，如抗胆碱酯类及碱性药物等，检查前一日晚餐只能进食清淡的流食，检查前12h禁止进食和饮水。因胃液内的盐酸和胃蛋白酶等对细胞、细菌有破坏分解作用，故标本采集后需立即送检。

二、采取胃液的方法

（一）患者准备

（1）首先做好患者思想工作，说明试验的目的和操作方法，取得患者充分的配合。

（2）必须停用所有影响试验结果的药物，除非检查的目的是观察药物对胃酸分泌治疗的效果。

（3）试验前一日晚餐只能进流食，试验前12h内不能再进食或饮水。

（4）H_2受体拮抗剂或抗胆碱能药和抗酸剂必须分别在采集72h或24h之前停用。如果检查目的是了解H_2受体拮抗剂对泌酸的作用，则不能停药，此时胃酸测定应在早晨服药后1h进行。

（5）实验当日早晨不准吸烟。

（6）有胃潴留的患者应待潴留解除后再进行胃酸测定。

（7）注意避免刺激性或抑制性影响因素，最好在安静的房间内做胃液采集。

（二）胃液分泌刺激剂及用法

胃酸测定包括基础胃酸排量（basis acid output，BAO）与给刺激后的最大胃酸排量（maximum acid output，MAO）两部分，后者尤为重要，故必须选用对壁细胞刺激作用强的刺激剂。多年来所用的刺激剂与方法很多，现多数已被淘汰，而改用五肽促胃液素（pentagatrin）作为刺激剂。循环中的促胃液素是进食后胃酸分泌的主要介质，迷走神经的冲动、食物的机械与化学刺激均可引起促胃液素的释放，释放的促胃液素被吸收进入血液循环，经肝至胃底壁细胞，刺激壁细胞泌酸。促胃液素的生物活性取决于肽链C端的4个氨基酸的特殊排列，即色氨酸、蛋氨酸、门冬氨酸、苯丙氨酸，称为四肽促胃液素。用人工合成的方法在四肽促胃液素的结构上再加一个β-丙氨酸，称为五肽促胃液素，具有刺激胃酸分泌的作用强、分泌高峰出现时间早（45～80min）和副作用小的优点，是当前首选的胃酸分泌刺激剂。在取完基础胃液后，皮下或肌内注射五肽促胃液素（6mg/kg体重），1h后抽取胃液做最大胃酸排量测定。

（三）胃液抽取

抽取胃液的胃管可以是橡胶的或塑料的，应该足够柔软而又不易折叠扭曲，常用的是列文（Levin）管。在禁食12h后，将灭菌的胃管从口腔或鼻腔插入。当达到切牙与管端相距50～60cm处时，首先抽空全部空腹胃液（胃残余物），供做一般性状、形态学、微生物学检查，然后连续抽取胃液1h，最好以6.67～10.7kPa（50～80mmHg）负压持续吸引。

这样持续抽取可保证胃液的采取率在90%以上。如间歇15min抽一次，胃液采取率将大大下降。将收集的1h胃液全部送检，做BAO测定。继之再按前述给刺激剂的方法给五肽促胃液素，再连续抽取胃液1h，每15min为1份，共4份，用于检测MAO与高峰胃酸排量（peak acid output，PAO）。

（四）注意事项

（1）胃管底端必须置于胃的最低部位。若插胃管或抽胃液有困难，必要时可在X线透视下定位，以纠正胃管位置。

（2）抽胃液遇到阻力时，可用清洁注射器注入适量空气，冲去堵塞物，切不可猛力抽取，以免损伤胃黏膜。

（3）体位对抽取的胃液量有很大影响，坐、卧位时相差悬殊。为尽量取得全部胃液，患者应采取左侧卧位。

（4）嘱患者抽取过程中有唾液或痰时，应吐在容器内，切勿咽下，以免影响胃液成分。

（5）可先在患者咽部喷局部麻醉药以减少刺激，避免引起恶心、呕吐，以防十二指肠液逆流入胃。

（五）胃液抽取的禁忌证

抽取前应当了解，有下列疾病者禁插胃管。
（1）食管静脉曲张、食管狭窄、食管肿瘤等食管疾病。
（2）有严重心脏病、严重动脉硬化和主动脉瘤等心血管疾病。
（3）休克状态或晚期妊娠患者不适于做此检查。
（4）胃大量出血的患者，一般应在出血停止2周后方可检查。溃疡活动期患者亦不宜插管。

第八节　精液标本采集

一、概述

精子细胞经过系列形态学的改变最终成为成熟的精子，平时储存在双侧附睾内的为高度浓缩的精子悬液，在射精过程中，储存在双侧附睾内的高度浓缩精子悬液与副性腺分泌液混合和稀释，形成了精液。精液分析是评估男性生育能力的基础检查，包括精液体积、精子浓度、精子存活率、前向运动精子百分率及精子形态学分析等，随着对男性不育症病因及机制的深入研究，精子DNA碎片检测也成为评价男性生育能力的重要手段。

影响精液质量实验室测定结果的因素如下。
（1）标本采集是否完整。射精时，射出的初始部分精液主要是富含精子的前列腺液，而后面部分的精液则主要是精囊液。因此，射精时丢失富含精子的初始部分对精液检测结果的影响远远大于丢失最后的部分。

（2）副性腺的分泌活动，射精时精浆稀释高浓度的附睾精子。由于受到其他生殖器官功能的影响，衡量睾丸精子产出量的直接指标不是精子浓度，而是射出的精子总数。

二、精液标本采集程序

（一）患者准备

（1）为了限制精液暴露于温度波动的环境和控制从采集到检测的时间，应该安排在靠近实验室的私密房间内采集标本。

（2）病原体培养应在抗菌药物应用前或停药1周后采集标本，评估男性生育能力的检查应该禁欲2～7天后采集精液标本，精子DNA碎片检测推荐禁欲2～3天。如果需要多次采集标本，每次禁欲天数均应尽可能一致。

（3）应该给予受检者关于精液标本采集的清晰的书面和口头指导，应该强调精液标本采集必须完整，以及受检者要报告精液标本任何部分的丢失情况。

（4）检测报告单上应该记录以下资料：受检者姓名、出生日期、个人编码代码数字、禁欲时间、标本采集日期和时间、标本的完整性、获取标本遇到的任何困难、标本采集与开始精液分析的时间间隔。

（二）标本采集

1. 以诊断或研究为目的的精液采集
（1）用肥皂和水清洗尿道口，体外排精后置于无菌容器内送检；如取前列腺液，可经直肠前列腺按摩获取前列腺液，用无菌拭子采集前列腺液置于无菌容器内送检；巴氏腺、尿道旁腺采样可压迫腺体使分泌物溢出，用无菌拭子采样。

（2）标本容器应该保持在20～37℃环境中，避免温度变化对精子产生影响。容器上必须标记受检者姓名、编码、采集日期和时间。

（3）精液液化期间，标本容器放置在实验台上或孵育箱内。

（4）如果标本不完整，尤其是富含精子的初始部分丢失时，要在检测报告上注明；如果标本不完整，应该在禁欲2～7天后重新采集标本检测。

2. 用于辅助生殖的精液无菌采集 依照用于诊断目的的采集方法来采集精液，但是标本容器、移液器吸头和混匀用的吸液管必须是无菌的。

3. 用于微生物学分析的精液无菌采集 在这种情况下，必须避免非精液来源的微生物污染（如来自皮肤的共栖微生物），标本容器、移液器吸头和混匀用的吸液管必须是无菌的。受检者应该做到以下几点。

（1）排尿。

（2）用肥皂和水清洗双手和阴茎，减少来自皮肤共栖微生物所致的标本污染的风险。

（3）冲洗掉肥皂沫。

（4）使用一次性新的毛巾擦干手和阴茎。

（5）将精液射入无菌容器。

（6）从精液标本采集到开始在微生物学实验室进行检测的时间不能超过3h。

4. 在家采集精液　在特殊情况下，如在门诊不能够通过手淫获取标本，或者实验室附近缺乏合适的房间，可以在家采集精液标本。

（1）应该给予受检者关于精液标本采集的清晰书面和口头指导，应该强调精液标本采集必须完整，即采集包括富含精子的初始部分在内的所有精液，以及受检者要报告精液标本任何部分的丢失情况。如果标本不完整，应该记录在检测报告中。

（2）给予受检者一个预先称重的、标记其姓名和编码的标本容器。

（3）受检者应该记录获取精液的时间，并在采集后的1h之内将标本送至实验室。

（4）在运送至实验室期间，标本应该保持在20～37℃。

（5）检测报告应该记录标本是在家采集还是在实验室外面的其他场所采集。

5. 使用避孕套采集精液　仅在特殊情况下，如不能通过手淫成功获取标本，可以在性交时将精液射入避孕套来采集标本。

（1）仅可使用专门为采集精液设计的无毒性避孕套。

（2）应该告知受检者，源自制造厂商的关于怎样使用、封闭避孕套，以及怎样将避孕套送至实验室等事项。

（3）受检者应该记录获取精液的时间，并在采集后的1h之内将标本送至实验室。

（4）在运送至实验室期间，标本应该保持在20～37℃。

（5）检测报告应该记录：标本是在家还是在实验室外面的其他场所性交时使用专用的避孕套采集的。

（6）普通的乳胶避孕套不能用于精液采集，因为含有损害精子活力的物质；性交中断法不是精液采集的可靠方法，因为含有最多精子的初始部分精液或许会丢失。此外，标本可能受到细胞和细菌的污染，以及低pH的阴道分泌物可能对精子活力有不良影响；如果受检者不能提供精液标本，性交后实验或许可以提供其精子的一些信息。

6. 逆行射精采集精液法　逆行射精是指射精时，无精液从尿道排出，而是逆行流入膀胱内，主要是由膀胱颈不能关闭或膜部尿道阻力过大所致。造成膀胱颈括约肌收缩功能失调的原因是多方面的。逆行射精的精子可以用于辅助生殖技术，具体做法：收集精液前禁欲3天，同时服用碳酸氢钠以碱化尿液，避免酸性尿液破坏精子的活动能力，每次服用碳酸氢钠2g，每天3次。收集时先行尿道插入导尿管排空尿液，然后用林格葡萄糖液冲洗膀胱，并留2～3mL于膀胱内，拔除导尿管。这时可让患者手淫排精，随后取出膀胱内全部液体，离心沉淀后即可获得精子。为了保证授精的成功率，还可在体外进行洗涤、获能等处理，然后再行授精。

（三）精液标本的处理

精液标本可能含有危险的传染性病原体，如人类免疫缺陷病毒（HIV）、肝炎病毒或单纯疱疹病毒，因此应视为生物危险品处理。如果标本用于生物检测、宫腔内人工授精（IUI）、体外受精（IVF）、卵细胞质内单精子注射（ICSI）或精液培养，处理标本过程中必须使用无菌物品和无菌技术。实验室工作人员在操作时应采用恰当的防护措施。

（1）实验室工作人员都应当接种乙肝疫苗。

（2）不允许用嘴吹吸移液管。

（3）工作人员在实验室内应当穿着工作外套或一次性工作服，戴一次性手套。

（4）要避免可能被精液污染的尖锐器械造成的意外伤害。

（5）所有用过的潜在的危险品应收集在一起统一处理。

（6）凡是接触过精液的工作台和非一次性容器，应当灭菌或消毒。

三、标本运送

标本采集后应立即送检，通常室温15min内应送至实验室。感染性标本若不能及时送检（超过2h送达），需冷藏保存送检。

第九节　阴道分泌物标本采集

一、阴道分泌物标本简介

阴道分泌物（vaginal discharge）为女性生殖系统分泌的液体，俗称"白带"，主要来自宫颈腺体、前庭大腺，此外还有子宫内膜、阴道黏膜的分泌物等。

二、患者准备

阴道标本采集前24h，禁止性交、盆浴、阴道检查、阴道灌洗及局部用药等，以免影响检查结果。标本采集前，患者应停用干扰检查的药物，月经期间不宜进行阴道分泌物检查。

三、标本采集

阴道分泌物由妇产科医师采集。根据不同的检查目的可自不同部位取材。标本采集容器和器材应清洁干燥，不含任何化学药品或润滑剂。采集用于细菌学检测的标本时，应为无菌操作。一般采用消毒刮板、吸管、棉拭子自阴道深部或穹隆后部、宫颈管口等部位采集分泌物，浸入有生理盐水1～2mL的拭子管内，立即送检。

阴道窥器插入前必要时可用少许生理盐水湿润。在阴道穹隆部采集阴道分泌物时，应避免使用抗微生物制剂的润滑油，用灭菌拭子（头部包有聚酯棉球）或用灭菌圈无菌采集。选择采样器材很重要，棉球对淋病奈瑟菌有副作用，木质器材对沙眼衣原体有副作用。可使用一个或多个拭子采集标本，标本采集后应尽快送检。申请单上除写明患者信息外，还应包括患者与疾病的相关情况，如月经状况，是否有性传播疾病，是否使用阴道润滑剂、阴道霜剂、阴道冲洗器等。

四、标本保存

阴道分泌物标本采集后，应浸入盛有生理盐水1～2mL的拭子管内，立即送检。检查滴虫时，应注意标本保温（37℃），立即送检。

第十节　前列腺液标本采集

前列腺是男性生殖系统的混合管状腺泡样外分泌腺。前列腺液与精子、精囊液组成精液，约占精液总量的30%。前列腺液检查主要用于慢性前列腺疾病的诊断、病原微生物检查及疗效观察等。

一、患者准备

采集前禁欲3～7天，但避免禁欲时间过长（超过7天），否则可造成前列腺白细胞聚集的炎症假象。

二、标本采集

采集前列腺液前，患者应排尿，采用弯腰体位或取右侧卧位采集，医师手指缓慢从肛门插入并触摸前列腺，用力适中、均匀，先由上至下按摩前列腺左右两叶各2～3次，然后由中线向肛门口按压2～3次，挤压会阴部尿道，患者需张口呼吸并放松肛门配合操作。用按摩法使前列腺液从尿道口流出或滴出，弃去第一滴腺液后，用玻片或玻璃管收集。

三、注意事项

前列腺急性感染时，原则上禁止按摩前列腺，防止按摩后细菌进入血液导致败血症，应用抗生素后才可进行前列腺按摩。

第十一节　羊水标本采集

羊水是充填在羊膜腔内的液体，其来源、量和成分在孕周不同阶段呈现变化。羊水的主要功能之一是提供对胎儿的机械保护，通过缓冲和吸收外部的冲击力，保护胎儿免受外界的冲击。此外，羊水还为胎儿提供了一个稳定的温度环境，有助于维持胎儿的正常生长和发育。羊水中还含有丰富的胎儿细胞和其他生物分子，这使得通过对羊水的分析可以获取关于胎儿健康状况的重要信息。

羊水检查通常通过羊膜穿刺术采集羊水样本后进行。检查项目包括染色体核型分析、性染色体鉴定、细胞培养、羊水甲胎蛋白测定及羊水生化检查等。这一过程旨在了解胎儿的生理和病理情况，以评估胎儿是否正常发育或存在某些遗传病。羊水检查必须具备以下指征之一方可进行：①高危妊娠引产；②曾有多次原因不明流产；③35～40岁以上高龄孕妇，胎儿染色体异常；④必要的胎儿性别诊断；⑤妊娠早期曾患过严重病毒感染或接受大剂量电离辐射；⑥母胎血型不合；⑦疑有胎膜早破不能确诊时。

羊膜穿刺多由妇产科医师进行，根据检查目的不同选择不同的穿刺时间，为诊断遗传性疾病和确定胎儿性别，一般需于妊娠16～20周经腹羊膜腔穿刺抽取羊水20～30mL，避免子宫腔骤然变小导致流产；为了解胎儿成熟度则应在妊娠晚期穿刺。穿刺前应通过B超或触诊确定胎盘位置和胎儿情况，避免误伤胎盘。选好进针点后，经皮肤消毒、铺消毒巾、局部麻醉，用带针芯的腰椎穿刺针在指定位置垂直刺入，针穿过腹壁和子宫壁时有两次落空感，取出针芯，用2mL注射器抽取羊水2mL弃去，以20mL空针抽取羊水20mL，分别装在2支消毒试管内，加盖，一般抽取羊水后必须立即送检，离心5～10min后，取上清液做生化试验，沉渣做细胞培养或提取DNA。取出针头后盖消毒纱布，压迫2～3min，孕妇卧床休息2h。

第十二节　关节腔液标本采集

人体内大多数关节是动关节，由韧带、关节囊、关节软骨、滑膜和关节腔液组成。关节腔液是血清超滤液和透明质酸的混合物，能为关节软骨提供营养并减少关节运动时产生的摩擦。健康人关节腔液是少量且无菌的，当关节有炎症、损伤等病变时，滑膜液增多，称为关节腔积液。不同疾病关节腔积液的变化各不相同，因此关节腔积液检查主要用于各种类型关节病变的诊断、疗效观察及预后判断。常见的关节腔检查项目包含常规项目如理学检查（颜色、透明度）、白细胞总数与分类计数、革兰氏染色与细菌培养（需氧和厌氧培养）、结晶检查及特殊检查（如真菌、抗酸染色、PCR检测细菌DNA、血清葡萄糖和积液葡萄糖比值、乳酸、补体、酶类检测等）。关节腔液检测用于损伤性关节炎、骨关节炎、类风湿关节炎、结核性关节炎及痛风等疾病的鉴别诊断。

一、采集前患者的准备

关节腔液的采集较为复杂，可能造成采集标本的失败，尤其是在关节腔液创伤性采集时，患者紧张状态下可能导致穿刺出血和多项生化检测指标的变化。采集前医护人员应事先与患者做好沟通，消除患者的恐惧和紧张情绪，在平静的状态下顺利地完成穿刺取样。

二、关节腔液标本采集管的选择

关节腔液标本采集时应记录采集量，并根据临床检验项目需要将标本分别置入3个无菌试管中，第1管用于微生物学检查，第2管肝素抗凝管（25U/mL）用于细胞学及化学检查，第3管不加抗凝剂用于观察有无凝固。草酸盐或EDTA粉末会形成与尿酸钠类似的结晶，故关节腔液标本不宜采用草酸盐和EDTA粉剂抗凝，以免影响关节腔液结晶的检查。使用肝素锂采集关节腔液标本，可防止滑液凝固，提高革兰氏染色显微镜诊断价值。研究显示，因关节腔液标本采集等原因，对化脓性关节炎关节腔积液培养阳性的标本，用革兰氏染色显微镜检查的假阴性诊断率达78%（111例/143例）。

三、关节腔液采集步骤

（1）关节腔液的各种检查中，除细菌学证据和结晶、特征性细胞外，其他检查项目对各型关节炎的诊断并无高度的特异性。尽可能在抗菌药物使用前采集。关节腔穿刺应由有经验的临床医师在严格的无菌操作下进行，严格的皮肤消毒，局部麻醉穿刺部位，中空针穿刺入关节腔，尽可能多地抽取关节腔液标本，避免使用外科引流液进行细菌学检测。标本应注明标本类型为"关节腔液"，不能以"穿刺液"代之。穿刺获得标本可直接注入血培养瓶，为提高检测阳性率，可同时采用需氧瓶和厌氧瓶，如有全身发热症状，应同时采集血培养标本。美国CLSI推荐的不同检测项目关节腔液标本的采集要求见表7-2。

表7-2　CLSI推荐的不同检测项目关节腔液标本的采集要求

采集顺序	检测项目	标本量	采集管类型
全部试管	理学检查：颜色、透明度、黏稠度	约1mL	无抗凝剂（红色管帽试管）或氟化钠抗凝（灰色管帽试管）
1号试管	化学检查：乳酸、脂类（胆固醇、三酰甘油）、蛋白质、尿酸、葡萄糖	1～3mL	肝素钠或液体EDTA
2号试管	显微镜检查：总细胞数、细胞分类计数、结晶类型鉴定	2～5mL	肝素钠
	细胞学检查：如肿瘤细胞	5～50mL	
3号试管	微生物检查：培养	3～10mL	无菌管；无抗凝剂（红色管帽试管）、肝素钠、多聚茴香脑磺酸钠（黄色管帽试管）

（2）在标本采集过程中，由于与患者及标本直接接触，有潜在的生物危害，需采取一定的防护措施。正确穿戴工作服、工作帽、手套、口罩，不得佩戴首饰，在每一患者标本采集前用洗手液洗手或消毒，手受到污染摘除手套时均严格洗手，并正确处理医疗废物和垃圾。采集程序如下。

1）使患者仰卧于手术台上，双下肢伸直。

2）将穿刺部位按常规进行皮肤消毒，医师戴无菌手套，铺消毒洞巾，用2%利多卡因进行局部麻醉。

3）需用7～9号注射针头，一般于髌骨外上方由股四头肌腱外侧向内下刺入关节囊；或于髌骨下方由髌韧带旁向后穿刺达关节囊。

4）髌骨外上缘穿刺法：穿刺部位为髌骨外上缘处与股外侧肌交界处。按压股外侧肌下凹陷处，贴指甲刺入0.5～1cm，有落空感即可。此穿刺部位神经分布少，感觉不敏感，组织薄，手感好，患者容易配合。

5）髌骨外下缘穿刺法：屈膝90°体位，穿刺部位为髌骨下缘、髌韧带外侧1cm处（外侧膝眼，可看到一小凹陷）。方法：用指甲定位后，消毒患处，10号针头与胫骨平台平行，向内呈45°角，穿刺进入，针头完全刺入即可。此方法比较好定位，关节注射后患者无疼痛，患者也易配合。

四、标本处理和运送

关节腔液应在室温下运送并检测。采集后应尽快处理，如时间延长，会发生关节腔液中细胞化学成分改变、微生物死亡、红细胞和白细胞溶解等变化。冷藏保存对微生物复苏不利，且会促进结晶析出。4℃条件下标本保存可达48h，但长时间低温保存后多数细胞在冷冻和冻融时会溶解，仅能识别结晶。对于需保存的标本，必须离心去除细胞后再保存，细胞内酶的释放会改变标本成分，2～4℃下可保存数日，用于补体和酶类检查的标本应置于−70℃保存。试验性关节腔穿刺为阳性时，可将穿刺针内血液成分用于结晶分析、革兰氏染色及培养，如怀疑有感染发生而穿刺结果为阴性，可采集关节腔清洗液做细菌培养。

如怀疑关节穿刺采集到液体为非关节腔液，可用黏蛋白凝块形成试验或甲苯胺蓝染色证实。黏蛋白凝块形成试验的原理是基于正常关节腔液不含纤维蛋白原，不会形成凝块。用2%乙酸与液体按4∶1混合，透明质酸会形成凝块，证明液体是关节腔液。结果可分成三级：①凝块聚集，液体清澈；②絮状沉淀，液体浑浊；③介于两者之间。甲苯胺蓝染色试验是将数滴液体滴在滤纸上，加0.2%甲苯胺蓝，如呈蓝色，则为关节腔液。因肝素本身有强异染性，可致假阳性结果，故肝素抗凝标本不能采用此法。

第十三节　汗液标本采集

汗液中氯化物的定量测量（通常称为"汗液测试"）主要用于确定囊性纤维化（cystic fibrosis，CF）的诊断。囊性纤维化是一种常染色体隐性遗传疾病，该病患者的汗液中氯化钠的浓度增加。

汗液刺激和收集程序如下。

1. 材料准备

（1）将纱布放入称量瓶中，再将预称重的称量瓶标记"左"和"右"后放入干燥器中储存。称量瓶从干燥器中取出后，需放入清洁、密封的容器中运输。纱布应在30min内放置在患者身上。如无法在从干燥器中取出后30min内使用称量瓶，称量瓶应放置在含有干燥剂的密封容器中，确保称量瓶的重量不会随时间变化。

（2）检查所使用的汗液采集仪器的电极是否正常，并用蒸馏水或去离子水清洗干净。

2. 汗液刺激

（1）用乙醇擦洗患者的刺激部位后，用纱布垫彻底干燥皮肤。

（2）用硝酸毛果芸香碱浸透一块纱布，用不含氯化物的稀电解质溶液浸透另一块纱布，为避免电极之间的接触，纱布垫应彻底湿润，但不能有液体滴下来。

（3）将稀电解质溶液浸透的纱布放在选定的位置，并将负极的极板固定在纱布上，将毛果芸香碱浸泡的纱布放在收集部位，将正极的极板固定在纱布上，将电极连接到离子导入电源上，确保电极不直接接触裸露的皮肤，避免皮肤灼伤。

（4）打开电源，将电流设置为最低值，使电流缓慢增加到2.5～4mA，持续5min后断开导线和电极，并取下纱布，切勿超过4mA，避免皮肤灼伤。如果患者感觉不适，需拧紧电极带以确保皮肤、纱布垫和电极之间接触均匀。

3. 汗液收集

（1）将石蜡薄膜与患者皮肤接触，小心地从预先称重的称量瓶中取出收集纱布，并将其放在石蜡薄膜的顶部，将石蜡薄膜和纱布放在毛果芸香碱离子电渗的部位，纱布接触皮肤，在患者的另一部位重复整个过程，在两个部位使用相同大小的电极，收集30min，记录完成收集的时间。

（2）轻轻地将石蜡薄膜贴在纱布上，收集石蜡薄膜下表面的冷凝水，避免假阳性结果；收集区域不完全干燥会导致假阴性结果；不得用未戴手套的手指触摸收集部位；不应在严重炎症区域收集汗液。

（3）快速将纱布转移到称量瓶中，及时称重并记录重量。

第十四节　唾液标本采集

唾液是腮腺、颌下腺、舌下腺及散在小唾液腺的分泌液，其中水分占99%以上，固体成分约占0.7%，含有少量白细胞、上皮细胞及口腔中的微生物。唾液作为一种非侵袭性、易于获取的液体，除用于检查唾液腺功能和口腔内环境外，也可用于代谢性疾病，以及药物监测、药物中毒的实验室诊断。口腔内的理化刺激、机体对水的摄入量、环境因素、药物因素、情绪变化及采集唾液的方法和时间等均会影响唾液的分泌速度和成分。为了确保检测结果的可靠性与可比性，进行唾液分析必须严格控制标本采集方法和时间等实验条件。进行唾液采集的被检者口腔应无外伤或口腔溃疡，采集前2h内避免吸烟，45min内不应刷牙，采集前30min用去离子水漱口3次，至采集前应禁食禁饮，不能剧烈运动，不能有剧烈情绪波动等。唾液的常见采集方法有口中转动棉柱法和自然留取法。

唾液标本采集程序如下。

（一）混合性唾液采集方法

1. 口中转动棉柱法

（1）打开唾液采集管管帽，取出棉柱，将棉柱放入口中咀嚼约1min以刺激唾液分泌，将带有吸收的唾液的棉柱放回唾液采集管，并盖上盖子。

（2）将装有收集唾液棉柱的采集管放入离心机，离心后可在收集管中产生约2mL唾液标本，取出棉柱并封闭采集管。

2. 自然留取法

（1）采集唾液标本前，被检者应吞下口中唾液。

（2）被检者头向前倾斜，下唇贴到采集管上，保持嘴巴微微张开，使唾液自然流入采集管中，5min后嘱患者将口中剩余唾液全部吐入收集管，盖上盖子。

（3）唾液采集过程中被检者应保持眼睛睁开。

（4）提醒被检者不要咳黏液，以免影响检测。

（二）单一腺体唾液采集方法

1. 腮腺唾液采集法 腮腺导管开口位于颊部前庭，与第一和第二磨牙相对。未受刺激的腮腺唾液量很低，甚至没有；常用枸橼酸溶液（2%～4%，w/v）刺激。

2. 颌下腺和舌下腺唾液采集法 颌下腺和舌下腺的分泌物通常通过共同的导管进入口腔，因此很难分别从每个腺体收集分泌物。常用吸取法采集，用棉卷堵住腮腺导管，然后使用注射器或微吸管吸取口腔底部积累的唾液。

3. 小唾液腺唾液采集法 小唾液腺唾液采集难度较大且其检测的临床意义不大，在此不做介绍。

第十五节　泪液标本采集

泪液是泪腺分泌的一种水样液体，其中水分占98%～99%，除了电解质和蛋白质外，泪液还有含氮物质、糖类、寡核苷酸、有机酸、酶、脂类等。泪液具有屏障、抑菌、杀菌等功能。泪液分泌分为基础分泌和反射分泌，基础分泌为不受神经调节的持续性分泌，反射分泌是在受到精神刺激或外物刺激后通过神经反射分泌泪液。泪液采集方法分为无刺激性泪液采集方法和刺激性泪液采集方法。为了确保检测结果的可靠性与可比性，一般选择无刺激性泪液采集方法，如毛细管采集法和滤纸片采集法。刺激性泪液采集方法主要为细管直接采集法和刺激采集泪液法。

泪液标本采集程序如下。

（一）无刺激性泪液采集方法

1. 毛细管采集法

（1）用直径0.3～0.5mm的毛细管置于受检者的结膜囊5min采集泪液。

（2）注意检查前不要给予刺激，放置毛细管时不要触及角膜。

2. 滤纸片采集法

（1）取长35mm、宽5mm的滤纸条，在其一端5mm处做折痕后，放入眼下穹隆结膜囊中外1/3处。受检者向前注视5min后取下滤纸条，从折叠处测量浸润部分长度，然后用缓冲液稀释洗脱，取洗脱液供分析或密封冷藏备检。

（2）放置滤纸片时不要触及角膜。

（二）刺激性泪液采集方法

1.细管直接采集法

（1）用注射器、钝针头或吸量管在下穹隆结膜囊抽吸眼泪。

（2）注意针头不要触及角膜以免造成伤害。

2.刺激采集泪液法

（1）采集前在被检者下眼睑皮肤上涂少许的清凉油、乙醇等，出现反射泪液后以毛细管在外眦部吸取泪液。此法可采集较多泪液，可供多项试验使用。

（2）注意操作手法应轻柔，避免对眼睛造成伤害。

（李宏峰　朱　彧　张　青）

参 考 文 献

丛玉隆，2009.实用检验医学（上册）.北京：人民卫生出版社.

高庆和，晏斌，刘煜，等，2020.转化医学学会《男性不育症精子DNA碎片检测临床实践指南》解读.生殖医学杂志，29（3）：416-421.

李影林，1996.中华医学检验全书.北京：人民卫生出版社.

刘成玉，罗春丽，2012.临床检验基础.5版.北京：人民卫生出版社.

彭明婷，2017.临床血液与体液检验.北京：人民卫生出版社.

尚红，王毓三，申子瑜，2015.全国临床检验操作规程.4版.北京：人民卫生出版社.

万学红，卢雪峰，2018.诊断学.9版.北京：人民卫生出版社.

王兰兰，2010.医学检验项目选择与临床应用.北京：人民卫生出版社.

王兰兰，2013.医学检验项目选择与临床应用路径手册.北京：人民卫生出版社.

吴晓蔓，权志博，2013.临床检验基础实验.武汉：华中科技大学出版社.

叶应妩，王毓三，申子瑜，2006.全国临床检验操作规程.3版.南京：东南大学出版社.

中华人民共和国国家卫生健康委员会，2018.临床微生物学检验标本的采集和转运（WS/T 640—2018）.
［2024-12-28］.http://www.nhc.gov.cn/wjw/s9492/201812/f1c15b1b58bc45729f8f9afc164b7805.shtml.

中华预防医学会医院感染控制分会，2018.临床微生物标本采集和送检指南.中华医院感染学杂志，28（20）：3192-3200.

Baer K，Smith G P，2001. Serous body cavity fluid examination. Lab Med，32（2）：85-88.

Ikehara K G S，2014. Update on bone marrow collection and stem cell transplantation. Stem Cell Res Ther，4（1）：1-4.

Yamamoto R，Mokuno Y，Matsubara H，et al.，2018. Chylothorax after hepatectomy：a case report. J Med Case Rep，12（1）：347.

Zhang C，Zhang R M，Pan Y，et al.，2019. Late-onset chylothorax during chemotherapy after lobectomy for lung cancer：a case report and review of the literature. Medicine（Baltimore），98（22）：e15909.

第八章

微生物检验标本采集

正确的标本采集与处理对于微生物室工作质量至关重要，整个过程中涉及的所有工作人员必须清楚了解标本质量在检测中的重要性，必须保证检验前质量才能确保检验结果的准确性和可靠性，为临床提供准确有用的信息。微生物标本采集与处理的一般原则主要包括以下几点。

（1）采集标本的容器必须采用专用的无菌容器，禁止使用消毒剂并且防止标本渗漏。

（2）所有标本的采集和处理过程均应严格执行无菌操作，避免因操作引起的污染。

（3）避免感染部位周围及附近皮肤或黏膜定植菌群的污染。

（4）疾病初发时尽快采集首份标本。

（5）在抗微生物药物治疗之前或在起始治疗后立即采集标本，治疗中为评估治疗效果或治疗后为评估结局可以进行相应采样。

（6）采集静脉血时，应首先采集血培养标本，再采集用于其他检验的标本。

（7）对于厌氧菌培养的标本，活检组织或针筒抽取物是最佳选择，厌氧菌拭子标本次之，但标本不可冷藏保存，应尽快送检，也可由微生物组工作人员做床旁接种。

（8）采集足够量的标本，以保证检测的阳性率，量不足可能导致假阴性结果。

（9）无菌部位的标本更具有临床价值，有菌部位采集的标本需要清除正常菌群和定植细菌才有意义。

（10）采集标本的人员应在标本申请表或电脑录入系统中提供完整信息。这些信息包括标本采集部位；患者是否在标本采集之前或采集标本时接受抗菌治疗；正在寻找的特定病原体；采样方法；患者是否可能感染已知对实验室人员有害的病原体（如布鲁菌或结核分枝杆菌）。

第一节　血培养标本采集

正常人的血液是无菌的。由于局部感染的细菌或真菌随血流播散后可形成菌血症，故死亡率随之增高。根据血液标本的感染特点，进行正确的标本采集、培养和病原菌鉴定药敏试验，为临床进行血流感染和其他部位感染的诊断提供有力依据，对临床的治疗和患者的预后有着至关重要的作用。

一、标本采集时机和方法

（1）患者寒战开始时或发热高峰前30～60min内采血。如患者有明显的发热前期症状，可在患者寒战前或寒战后1h内采血。

（2）尽可能在使用抗菌药物治疗前采集血培养标本。如患者已经使用抗菌药物治疗，应在下一次用药之前采血培养。

（3）成人同时采用需氧瓶和厌氧瓶，每瓶采血量8～10mL，根据不同体重推荐的采血量见表8-1，每次从不同部位采集2～3套血培养（双侧双瓶）。2～5天内无须重复送检。考虑急性细菌性心内膜炎时，若24h血培养阴性，则再送检2套血培养。若不明原因发热，如伤寒或波状热，24～36h后估计体温升高前，再采集2～3套血培养。

（4）疑似细菌性心内膜炎时，以肘动脉或股动脉采血为宜。

（5）怀疑导管相关血流感染标本采集分为保留导管和不保留导管两种情况。保留导管的情况下，同时从留置管和外周静脉采集血液，各采集一套血培养。不保留导管的情况下，剪下5cm导管尖端送检培养，同时送检一套外周血培养。

（6）儿童常仅采集需氧瓶，除非怀疑患儿存在厌氧菌血流感染。一般婴幼儿每瓶采血量1～2mL，儿童每瓶采血量3～5mL。

表8-1　血培养推荐的采血量

患者体重（kg）	每套培养血液体积（mL）
＜8	1
8～14	3
14～27	5
27～41	10
41～54	15
＞54	20

二、标本采集及运送注意事项

（1）严格做好患者采血部位的无菌操作。用注射器无菌穿刺取血，勿换针头直接注入血培养瓶，以免增加污染机会。

（2）不宜从静脉导管或静脉留置口取血。切勿在输注抗菌药物的一侧静脉采血。

（3）使用不同采血针时，采血顺序也不同。使用蝶翼针采血，应先穿刺需氧瓶，再穿刺厌氧瓶（避免血液接触蝶翼针软管无效腔内空气）。使用注射器抽血应先注射入厌氧瓶，再注射入需氧瓶。采血量不够时，优先采集需氧瓶。

（4）血标本接种至培养瓶后，应轻轻颠倒混匀，防止血液凝固。

（5）标本采集后立即送检，如不能立即送检，可室温保存，切勿冷藏。

第二节　脑脊液微生物检验标本采集

正常人体的脑脊液是无菌的。当病原体通过血脑屏障进入中枢神经系统时可引起感染，常见的为细菌、真菌及病毒感染。

一、标本采集时机和方法

（一）采集时机

（1）临床出现不明原因的头痛、发热、脑膜刺激征（颈强直、科尼格征、布鲁津斯基征阳性）、脑神经病理征象；脑积水；脑性低钠血症等症状。

（2）脑脊液变化：压力上升，浑浊不清，含大量脓细胞，蛋白增多，糖减少等，经涂片和培养检查可找到病原体，脑脊液检查是诊断的重要依据。

（3）怀疑分枝杆菌、隐球菌或慢性脑膜炎时，可能需多次采集脑脊液标本。宜在抗菌药物使用前采集脑脊液。

（二）采集方法

（1）脑脊液标本的采集由临床医师进行，行穿刺术采集。脑脊液的穿刺部位较多，有腰椎穿刺、小脑延髓池穿刺，婴儿时期的前囟门侧脑室穿刺等。因腰椎穿刺简单易行且危险性小，最为常用。

（2）经腰椎穿刺采集法：用2%碘酒消毒采集部位；用带$L_3 \sim L_4$、$L_4 \sim L_5$或$L_5 \sim S_1$通管丝的针头插入；进入蛛网膜下腔后，移去通管丝，采集$1 \sim 2mL$液体，分别放入3个无菌试管中。第1管用于生化检查，第2管用于微生物检查，第3管用于细胞学检查。

（3）经脑室导管采集：无菌操作采集脑部脓肿或活检标本的抽吸物，立即送检。脑脊液标本应尽量避免凝固和混入血液，标本采集后应立即送检。

二、标本采集及运送注意事项

（1）对于疑有颅内出血或血栓形成，有剧烈头痛、呕吐等颅内压显著增高的患者，一般慎做或禁做腰椎穿刺。必要时可先行降颅内压治疗，再行腰椎穿刺术采集标本。

（2）在腰椎穿刺前对皮肤进行充分消毒，污染的风险较低；消毒可以用碘伏或氯己定。

（3）对于常规的细菌培养，几毫升脑脊液就足够了。对于真菌和分枝杆菌培养，微生物生长的量与培养的脑脊液体积成正比，需要抽取$10 \sim 20mL$的脑脊液进行培养。

（4）切勿将采集的第1管用于微生物检查，因为它可能被皮肤细菌污染。若无充足标本，则优先保证细菌培养。

（5）脑脊液采集后避免凝固和混入血液。立即送检，怀疑脑膜炎奈瑟菌等苛养菌感染时，应将标本置于35℃环境下保温送检。

第三节 胸腔积液、腹腔积液微生物检验标本采集

正常人体的胸、腹腔是无菌的，若标本中检出病原菌则提示该部位有感染，常见病原菌有金黄色葡萄球菌、链球菌、酵母样真菌、肠球菌、肠杆菌、铜绿假单胞菌及结核分枝杆菌等。对病原菌进行分离培养和鉴定及药物敏感试验，可为临床提供诊疗参考依据。

一、标本采集时机和方法

（一）采集时机

当检查出患者有胸腔或腹腔（盆腔）积液/积脓时，应在抗菌药物治疗之前或停用抗菌药物治疗后1～2天采集标本。

（二）胸腔积液采集方法

（1）患者反向坐于椅上，两臂置于椅背上，前额伏于手臂上。不能起床者，可取半卧位，患侧前臂置于枕部。

（2）用超声或叩诊方法定位穿刺点，常规消毒穿刺点及其周围15cm区域的皮肤，解开穿刺包，戴无菌手套，覆盖消毒洞巾。

（3）用2%利多卡因麻醉穿刺部位。沿肋骨上缘缓慢垂直刺入进针，当针刚进入皮肤时，抽空穿刺针后乳胶管内空气，然后用止血钳夹闭。当针穿过壁胸膜时，胸腔积液即被吸入穿刺针后的乳胶管，连接50mL注射器，放开止血钳即可抽液。

（4）抽液完毕，拔除穿刺针并敷以无菌纱布。标本采集后注入无菌小瓶或无菌试管中送检，或将标本直接注入血培养瓶中，不能用拭子蘸取标本送检。标本量分别为细菌培养≥1mL，真菌培养≥10mL，分枝杆菌培养≥10mL。如送检结核感染T细胞检测，还需注意添加肝素抗凝。

（三）腹腔积液采集方法

（1）依患者状况和腹腔积液量，酌情取平卧、侧卧或半卧坐位。

（2）确定皮肤穿刺部位或切口的位置。常规消毒穿刺点及其周围15cm区域的皮肤，解开穿刺包，戴无菌手套，覆盖消毒洞巾。

（3）行局部逐层麻醉后，在麻醉部位垂直刺入，放液或抽液后拔针并敷以无菌纱布。

（4）采集10mL或更多液体，置于无菌容器中。若采集腹膜透析液，则需采集5～10mL腹腔积液，分别接种于需氧和厌氧血培养瓶。

二、标本采集和运送注意事项

（1）标本采集一定要严格执行无菌操作，避免污染。

（2）安置胸腔或腹腔引流管的患者，禁止使用胸腔或腹腔引流液替代经皮穿刺获得的标本。

（3）标本应尽快送检，一般应在采集后常温15min内送至微生物室。对于不能及时送检的标本，室温保存不超过2h。如果做真菌培养，需要于4℃下保存。

第四节　胆汁微生物检验标本采集

胆汁是由肝脏分泌的液体，由肝细胞分泌后，经肝管和胆总管流入十二指肠；或由肝管和胆囊管流入胆囊储存，待消化需要时再由胆囊排出流入十二指肠。成年人每日分泌800～1000mL胆汁。正常情况下胆汁是无菌的。肠道细菌易位被认为是胆道感染发生的主要原因。而胆道疾病导致胆酸、胆红素代谢障碍及肠运动抑制是肠道细菌易位的主要原因。

一、标本采集时机和方法

（一）采集时机

同腹腔积液采集时机。

（二）采集方法

1. 十二指肠引流法　在无菌操作下用导管做十二指肠引流采集，所采集的胆汁为A液（来自胆总管，为橙黄或金黄色）、随之注入25%硫酸镁溶液40mL，经1～2min后再采集B液（来自胆囊，为棕黄绿色）、C液（来自肝胆管，为柠檬黄色）。一般认为B液做细菌培养意义较大。

2. 胆囊穿刺法　在进行胆囊造影术时，可同时采集胆汁。本法所采集胆汁不易被污染，适宜做细菌培养。

3. 手术采取法　在进行胆囊及胆管手术时可由胆囊直接穿刺采取胆汁。本法所采集的胆汁也不易被污染，适宜做细菌学检测。

二、标本采集和运送注意事项

（1）为了避免肠道细菌对胆汁的污染，不能从胆总管中抽吸胆汁。

（2）胆汁标本采集后应在常温下15min内送至实验室，否则应保存于4℃冰箱中。

第五节 呼吸道微生物检验标本采集

呼吸道感染包括鼻、咽、喉、气管、支气管及肺部的感染性炎症。其中，鼻、咽、喉感染称为上呼吸道感染。引起上呼吸道感染的病原体主要为细菌和病毒。气管、支气管及肺泡等感染为下呼吸道感染。下呼吸道感染是最常见的呼吸道感染症，主要指肺实质性炎症的肺炎和支气管黏膜炎症的支气管炎。近年来，细菌、真菌、支原体、病毒所致的下呼吸道感染仍呈上升趋势。

一、标本采集方法

（一）上呼吸道标本采集

1. 鼻咽拭子标本采集

（1）患者头部保持不动，去除鼻孔中表面的分泌物。用新的棉拭子蘸取无菌生理盐水插入鼻孔采集标本。

（2）通过鼻腔缓缓插入拭子至鼻咽部。当遇到阻力后即到达后鼻咽，在鼻咽红肿处停留数秒或轻轻旋转拭子以取得分泌物。

（3）轻轻旋转取出拭子，插回采样装置或适宜的转运装置中。

2. 口咽拭子标本采集

（1）患者坐下，头后倾，张大嘴。采样者用压舌板固定舌头，用涤纶或藻酸钙拭子越过舌根到咽后壁及扁桃体隐窝、侧壁等处。

（2）反复擦拭3～5次，收集黏膜细胞。若咽部肉眼可见明显发红或假膜存在，应在局部擦拭采集标本。

（3）轻轻取出拭子，避免触及舌头、腭垂、口腔黏膜和唾液。拭子插回采样装置中或适宜的转运装置中。

（二）下呼吸道标本采集

1. 自然咳痰法 以晨起第一次标本为宜。用清水漱口2～3次，有义齿者应先取下义齿，再用力咳嗽咳出呼吸道深部的痰液，并将痰液直接吐入无菌、带盖的广口容器中。标本量应≥1mL。

2. 诱导痰 咳痰困难者，用超声雾化器吸入 3% 氯化钠3～5mL（有气道高反应者如哮喘患者，慎用高渗氯化钠诱导）。或通过气管内插管将一次性无菌吸痰管推进呼吸道吸取气管深部分泌物，在吸痰杯内留取标本。

3. 环甲膜穿刺经气管吸引法（TTA） 该方法借助套管针自环甲膜插入消毒塑料管抽吸痰液或分泌物。由于不受上呼吸道正常菌群的污染，其可较准确地反映下呼吸道和肺部感染的真实情况。该方法简便实用，阳性率高，但该法有轻微创伤。有出血倾向、凝血功能障碍者及严重心血管疾病者禁用。该方法采集的标本适用于厌氧培养。

4. 支气管镜标本

（1）用2%利多卡因进行局部麻醉。

（2）患者去枕仰卧位，操作者站于患者头侧。

（3）用局部麻醉药润滑患者两个鼻孔及支气管镜，经鼻或经口（气管插管或切开患者经人工气道）导入支气管镜。

（4）防污染样本毛刷（protective specimen brush，PSB）：将检查用毛刷插入支气管镜，推进毛刷直至推出护套，刷取标本后将刷子抽回护套，取出整个毛刷，用无菌剪刀将刷子头剪下，放入1mL生理盐水或乳酸钠林格溶液中，立即送往实验室。对于分枝杆菌标本，刷洗物应置于10mL Middlebrook肉汤培养基（含1%～2%小牛血清蛋白和0.5%吐温80）中，然后将标本送往实验室。

（5）支气管吸引物：通过支气管镜直接抽吸呼吸道较大管道内的分泌物，但该方法不能完全避免咽喉部正常菌群污染。

5. 支气管肺泡灌洗术

（1）支气管肺泡灌洗术（bronchoalveolar lavage，BAL）分为全肺灌洗和肺段或亚段灌洗。前者多用于治疗，后者多用于采集检验标本。支气管肺泡灌洗液（bronchoalveolar lavage fluid，BALF）采集应由临床医师按操作规程采集。

（2）通常局部麻醉后将纤维支气管镜插入右肺中叶或左肺舌段支气管，将其顶端紧密嵌顿在目标支气管段或亚段开口，末端连接无菌标本采集杯和负压吸引器。经操作孔道分5次快速注入总量为60～100mL的37℃或室温无菌生理盐水，每次灌入20～50mL生理盐水后，以合适的负压（推荐小于–100mmHg的负压）吸引回收灌洗液，可直接使用标本采集器送检，也可在无菌操作下吸取10～20mL BALF（≥5mL）到带螺帽的无菌容器中。

（3）合适的BALF应满足以下要求：达到规定的回收比例；不混有血液，红细胞数小于10%；不应混有多量的上皮细胞（一般小于3%）。

（4）BALF因对呼吸道分泌物进行人为稀释，可将灌洗液离心后再送检，以提高检出率。

（5）BALF在下呼吸道感染的检查中占有重要地位。对于普通细菌感染者，10^4CFU/mL为细菌培养确定感染的阈值。如在BALF中分离出结核分枝杆菌、军团菌等，即可做出诊断。分离出真菌可诊断为肺部真菌感染。

6. 小儿取痰法 用弯压舌板向后压舌，将棉拭子伸入咽部，小儿因压舌刺激咳痰时，可喷出肺部或气管分泌物粘在棉拭子上。对于幼儿还可用手指轻叩胸骨柄上方来诱发咳痰。

二、标本采集和运送注意事项

（一）鼻咽喉拭子

（1）应以晨起采集标本为宜，采集标本前患者先用清水漱口。

（2）在使用抗生素治疗前采集标本，标本采集前数小时不能用消毒药物漱口或涂抹病灶处。

（3）采集标本时应戴口罩和手套，避免传染。

（4）用棉拭子采集标本时，不要触及舌头、悬雍垂、口腔黏膜和唾液，避免污染。

（5）怀疑百日咳鲍特菌感染时，应使用藻酸钙或涤纶拭子采集标本，不能用棉拭子，因其中可能含有对该菌产生毒性的脂肪酸。

（6）标本应尽快送检，对于不能及时送检的标本，室温保存不超过2h。怀疑非苛养菌感染的标本应延迟送检，应置于4℃冰箱内保存以避免杂菌生长。

（二）下呼吸道标本

（1）清晨采集痰液标本最佳，因清晨痰含菌量较多。

（2）疑有细菌性肺炎或分枝杆菌感染时，痰液标本每天送检1次，连续3天，不建议24h内多次采集，除非痰液外观、性状发生改变。

（3）在抗生素应用前采集痰液标本。

（4）支气管肺泡灌洗液标本采集必须严格遵守无菌操作。支气管镜取材的标本会受到上呼吸道菌群的污染，宜进行质量评估。支气管毛刷标本含有 0.001～0.01mL 的分泌物，为避免分泌物干燥引起细菌死亡，应将毛刷迅速置于1mL的无菌生理盐水中。

（5）标本应尽快送检，不能及时送检的标本，室温下保存应不超过2h。

（6）住院患者宜在医护人员指导和直视下留取痰液标本。门诊患者应用自然咳痰法留取标本，应向患者提供书面采样指导。书面采样指导提供的信息包括（但不限于）下列内容。

1）留取最佳时间。

2）清洁及留取方式。

3）标本量。

4）注意事项。

5）实验室联系方式。

第六节　泌尿生殖系统微生物检验标本采集

泌尿系统感染可分为单纯性尿路感染、复杂性尿路感染及尿脓毒血症，诊断主要通过采集尿液标本进行微生物学检测。尿路感染是由细菌逆行感染（真菌、支原体、原虫等罕见）直接侵入尿路上皮组织引起的。尿路感染分为上尿路感染和下尿路感染，上尿路感染指的是肾盂肾炎，下尿路感染包括尿道炎和膀胱炎。肾盂肾炎又分为急性肾盂肾炎和慢性肾盂肾炎。尿路感染好发于女性。

生殖系统感染主要包括外阴部病变、尿道炎、阴道炎、阴道病、宫颈炎、子宫内膜炎和盆腔炎。病原体包括细菌、真菌、淋病奈瑟菌、解脲支原体和人型支原体、沙眼衣原体等。

一、标本采集时机和方法

（一）尿液标本

1. 采集时机

（1）抗菌药物应用前采集，输液或饮水前采集。通常采集首次晨尿，典型膀胱刺激征患者可采集随机尿。

（2）怀疑肠热症（伤寒、副伤寒）时，应在发病后2周左右采集尿液。怀疑钩端螺旋体感染时，一般在感染后2周左右采集尿液。怀疑结核分枝杆菌感染时，应选择患者尿液外观异常（如尿液浑浊）最为明显的时期采集尿液。

2. 采集方法

（1）清洁中段尿

1）女性：采样前用肥皂水或0.1%高锰酸钾溶液清洗会阴部及尿道口，用无菌纱布拭干。用手分开大阴唇，然后排尿，弃去前段尿，留取中段尿5～10mL于无菌容器内，立即加盖拧紧送检。

2）男性：翻转包皮用肥皂水冲洗尿道口周围，用无菌纱布拭干。开始排尿，弃去前段尿，留取中段尿5～10mL于无菌容器内，立即加盖拧紧送检。

（2）导尿法

1）直接导尿：用肥皂水或清水清洗尿道口，无菌操作将导管通过尿道插入膀胱；弃去先流出的15mL尿液之后，采集尿液到无菌容器中。

2）留置导尿：夹住导尿管10～20min后，用75%乙醇消毒导管采集部位周围外壁，将注射器针头穿刺进入导管腔，抽吸出5～10mL尿液。将抽取的尿液注入专用无菌容器。

3）耻骨上膀胱穿刺：该方法是评估膀胱内细菌感染的金标准。消毒脐部至耻骨区域，待消毒剂彻底挥发后，麻醉穿刺部位；在耻骨联合和脐部中线部位将针头插入充盈的膀胱，并用无菌注射器从膀胱吸取尿液。将吸取的尿液注入专用无菌容器。主要用于厌氧菌培养或留取标本困难的婴儿尿液标本的采集。

（二）女性泌尿生殖系统标本

1. 宫颈分泌物　先用温水湿润阴道窥器，采集宫颈分泌物时先用无菌拭子擦去宫颈口及其周围的分泌物，再换专用宫颈拭子（使用藻酸钙、涤纶或没有毒性的拭子等）伸入宫颈内1～2cm处，缓缓旋转数周使拭子充分吸附分泌物，再旋转退出，将拭子放入运送培养基或运送管内送检。

2. 阴道分泌物　用温水或生理盐水湿润扩阴器，应避免使用防腐剂和润滑剂，先用拭子清除阴道表面分泌物，弃拭子，用灭菌女性拭子置于阴道后穹隆10～15s，采取分泌物培养，如疑未成年幼女患性传播疾病时，不应使用扩阴器，应以无菌拭子在阴道口处采取分泌物送检。

3. 尿道分泌物　取样前至少1h内不要小便。用无菌生理盐水清洗尿道口，用灭菌纱布或棉球擦干，然后经阴道内诊压迫尿道，从尿道的后面向前按摩，使分泌物溢出，用无菌女性拭子采样。无肉眼可见分泌物时，可将灭菌拭子轻轻深入前尿道内，转动并停留10～20s，拔出后，置入无菌试管内送检。

4. 生殖道疱疹　可选择从水疱液和病灶基底部取材，亦可采用宫颈和阴道壁的组织标本。若标本为水疱型，可直接用无菌注射器从水疱中抽取内容物，或用拭子从病灶基底部收集标本。

5. 巴氏腺、尿道旁腺　清洗或局部消毒，然后压迫腺体，使分泌物溢出，用无菌拭子采样。

6. 盆腔脓肿　应在消毒阴道后进行后穹隆穿刺，由直肠子宫陷凹处抽取标本。

（三）男性泌尿生殖系统标本

1. 尿道分泌物　用肥皂水清洗外生殖器，再用碘伏消毒尿道口。挤压尿道，采取从尿道溢出的脓性分泌物或用专用尿道拭子插入尿道内2～4cm处停留3s左右，轻轻旋转后取出。拭子采集的分泌物可用于培养，保存于转运培养基中送检培养。

2. 前列腺液　用肥皂和水清洗阴茎头，经直肠前列腺按摩获取前列腺液，用无菌拭子采集前列腺液。标本置于无菌容器内送检。

3. 精液　受检者应在5天内未排精。清洗尿道口，体外排精，精液置于灭菌容器内送检。

4. 溃疡分泌物　先用生理盐水清洗患处，再用灭菌棉拭子取其边缘或其基底部的分泌物，标本置于灭菌试管内送检。

二、标本采集及运送注意事项

（一）尿液标本

1. 标本采集后应立即送检　尿液在室温下的保存时间不应超过30min。如果未在30min内培养，则应放置于4℃冰箱保存（不应超过8h），或使用尿液输送装置（硼酸或其他防腐剂）。

2. 忌从集尿袋的下端管口留取标本　不能将集尿袋内尿液用于培养。

3. 留置导管尿液标本　应通过专门的采样端口采集，不能将导尿管和尿袋拨开后收集尿液。采样端口应用消毒剂消毒后采样。尽量不采用导管采集标本，因为导尿极易造成尿道细菌上行入膀胱引起感染。

4. 无菌容器　应洁净、无菌、加盖、封闭、防渗漏；不含防腐剂和抑菌剂。

5. 清洁中段尿　容易受会阴部细菌污染，住院患者应由护士口头宣教，在医护人员指导下由患者正确留取。对于门诊患者，应有书面采样指导，内容包括但不限于收集时间、中段尿的留取步骤和注意事项等，具体内容如下。

（1）采集最佳时间：宜取首次晨尿。

（2）清洁方法

1）女性：用肥皂水或清水由前向后清洗尿道口部位，最后清洗肛门，用无菌纱布拭干。

2）男性：将包皮上翻（如果未割包皮），充分暴露龟头，用肥皂水或清水清洗尿道口，用无菌纱布拭干。

（3）采集标本：手持无菌纱布（纱布可吸附溢洒尿液）包在采样杯（医院提供的无菌有盖容器）外侧，手避免接触杯口边缘。正常小便，先将少量尿液排入便池，在尿流不间断的情况下，留取中段尿5～10mL。将盖子盖好并旋紧，不可倒置并避免溢洒。重要的是避免污染采样管（杯）体和无菌塞子，建议有辅助人帮助手持无菌塞（勿碰触任何物体）或由患者放在自己准备的无菌器具上。

（4）注意事项

1）尿液中避免混入阴道分泌物、精液、粪便等。女性在经期不宜做尿液检查。

2）标本采集后应及时送检，室温下保存时间不得超过2h。

3）应在抗菌药物使用前或停用抗生素3天后采集标本。

（二）生殖系统标本

（1）阴道内有大量正常菌群存在，采取宫颈标本时应避免触及阴道壁。

（2）一般情况下阴道标本培养不会产生有意义的结果，所以除B组链球菌筛检外，不推荐阴道标本培养。阴道标本不能用于厌氧培养。

（3）当考虑淋球菌感染时，标本从采集到接种的时间间隔不能超过30min，若不能及时接种，应使用Amies（含碳）或Stuart运送培养基转运标本，按规定使用，同时应避免冷冻。

（4）进行生殖系统疱疹检查运送时，标本应保持2～8℃冷藏温度，可将运送标本的容器浸没于冰水中。

第七节　粪便及肛拭子微生物检验标本采集

人类肠道内微生态平衡由肠道中栖居的不同种类的微生物组成，其支持人体正常的营养、消化、吸收并维持肠道整洁。当肠道微生态失衡而引发临床症状时，常表现为腹泻，引起腹泻的病原菌种类也较多，亦与患者自身的免疫力及使用抗生素有关。粪便中常见的病原菌有金黄色葡萄球菌、假丝酵母样真菌、沙门菌属、志贺菌属、致病性大肠埃希菌、弯曲菌属等。检出粪便及拭子标本中的病原微生物并进行体外药物敏感试验，可为消化道感染提供临床治疗依据。

一、标本采集时机和方法

（一）粪便标本

（1）将粪便排入干燥清洁的便盆中，避免使用蹲式便坑或坐式马桶。粪便标本中避免混入尿液等其他分泌物。

（2）用无菌竹签挑取标本中的异常部分，包括有血液、脓液或黏液的部分，稀便2～5mL，软便2～5g，将标本置于无菌螺帽容器中。

（二）肛拭子标本

（1）将无菌棉拭子用生理盐水湿润，轻轻地插入肛门括约肌上方（6～7cm），旋转，取出后置于运输培养基中，拭子上可见粪便。

（2）对于淋病奈瑟菌培养，肛环内的肛窦部位采样，尽量避免粪便污染。

（3）立即将淋病奈瑟菌培养拭子置于运输培养基中，或在患者床旁接种。

二、标本采集和运送注意事项

（1）标本应尽快送检，对于不能及时送检的标本，室温保存不超过1h。若不能及时送检，可加入pH 7.0磷酸盐甘油缓冲保存液或使用Cary-Blair运送培养基置于4℃冰箱保存，保存时间不超过24h。

（2）直肠拭子采集的标本必须置入Cary-Blair运送培养基或GN肉汤（革兰氏阴性菌肉汤）中送检。室温下运送时间不应超过2h，4℃冰箱内保存不应超过24h。

（3）高度怀疑霍乱弧菌感染的标本需专人运送，必须符合特殊标本的安全要求。

（4）应尽可能在感染急性期和应用抗菌药物治疗前采集粪便标本。

（5）出现下列情况的腹泻患者宜连续3天送检标本。医院获得性腹泻，即入院3天后出现症状，且至少有下列情况之一：大于65岁并伴有基础疾病、HIV感染、粒细胞缺乏症（中性粒细胞$<0.5\times10^9$/L）及疑似院内暴发感染时。社区获得性腹泻，即入院前或入院3天内出现症状。

第八节　皮肤、结缔组织及伤口微生物检验标本采集

组织或器官化脓性感染的病原菌的来源可分为外源性和内源性两类。外源性感染源是存在于人体外部的微生物，由于外伤、直接接触或免疫功能低下，外界微生物进入人体，造成感染；内源性感染源是炎症部位周围的正常菌群，由损伤、免疫功能低下或其他因素导致正常栖居菌群进入无菌状态的组织内，发生感染，因此，采集皮肤、结缔组织及伤口标本时，避免定植菌干扰极为重要。

一、标本采集时机和方法

1. 伤口标本　分为3类。①浅部开放性创面分泌物：在采集标本前先用无菌生理盐水清创，冲去污染物和坏死物，用镊子轻刮创面底部与正常组织邻接处的炎症组织，使少许炎症组织浮起，再用无菌生理盐水湿润的棉拭子采集。②深部伤口标本：宜从感染进展的前缘采集标本。脓液、渗出液和活检标本优于拭子标本。③手术创口脓液：先用无菌生理

盐水清创，冲去皮肤表面坏死物和定植菌，轻压创口附近的组织，令脓液溢出，再用无菌棉拭子蘸取脓液；如果创口肿胀裂开，深部有脓肿形成，则采用注射器抽吸脓液送检。

2. 烧伤伤口标本 采样前应使用无菌生理盐水进行广泛清洗或清创。由于烧伤后感染多集中于痂下，建议采集痂下脓液送检。必要时可取烧伤的组织做培养。

3. 溃疡或压疮标本 由于溃疡或压疮表面定植了大量的腐生菌群，未经清创的拭子标本培养结果无法提供有价值的信息，因此不推荐拭子培养，一般选择组织活检或针头抽吸标本。若压疮比较浅表，无脓肿形成，可用无菌生理盐水清创，再用镊子轻刮创面底部与正常组织邻接处的炎症组织，使少许炎症组织浮起，再用生理盐水湿润的无菌棉拭子采集浮起的组织碎屑送检。

4. 开放性脓肿标本 用无菌生理盐水或75%乙醇擦去表面分泌物，尽可能采集抽吸物，或将采样拭子插入病灶的底部或脓肿壁，取其新鲜边缘部分。

5. 闭合性脓肿标本 皮肤消毒后，用注射器抽取脓肿物，无菌转移所有抽吸物至厌氧和需氧转运装置的运送容器中。

6. 脓疱或水疱标本 用75%乙醇消毒后，挑破脓疱，用拭子收集脓液；较大的脓疱消毒后可直接用注射器抽取。对于陈旧的脓疱，去除损伤表面，用拭子擦拭损伤基底。

7. 眼部感染标本（标本采集、转运和储存见表8-2）

（1）结膜：采样前先用无菌生理盐水润湿拭子，再绕结膜取样，最好每只眼采集两支拭子，其中一支用于涂片。

（2）角膜：由眼科医师采用刮取法采集标本：采集前先滴2滴局部麻醉液，再用角膜上皮刮铲刮取病变角膜组织，用少许生理盐水洗下刮擦物，置于无菌杯中送检。涂片检查可将采集的组织涂于两张干净玻片上送检。

（3）泪腺、前房水、玻璃体等：由眼科医师根据病情需要做无菌穿刺获取。

表8-2 眼部感染标本采集、转运和储存

部位	采集方法	转运和储存	注意事项
结膜、角膜、眼周病灶	表面麻醉后刮去病变组织进行涂片，用无水甲醇固定；也可使用眼科专用植绒拭子擦拭病灶区分泌物或刮出物、每次擦拭停留3s	室温下即刻送检或床旁接种；如果2h内不能送检，于20～25℃密闭标本转运箱中储存；厌氧培养应将标本放置在厌氧转运装置中	尽量采集分泌物或病变周围新鲜组织，涂成薄层细胞，避免组织堆积
泪器	表面麻醉，用无菌棉签挤压泪囊部位，并沿泪小管向泪小点开口处推挤，取中段脓性分泌物或豆渣样溢出物；涂片、用无水甲醇固定	转运和储存方法同上	将采集的分泌物涂成薄层细胞；对于结石样坏死物，应尽可能碾碎制片
房水、玻璃体	表面麻醉或球后麻醉，前房穿刺取0.1mL房水，或玻璃体切割取0.3～0.5mL玻璃体原液涂片，用无水甲醇固定	注射器增加防泄漏外包装后置于密闭标本转运箱中，立即送检	玻璃体灌洗液离心（800r/min×10min，离心半径10cm）后，将沉淀进行涂片及培养

8. 耳部感染标本

（1）内耳：对于复杂的、反复的或慢性顽固的中耳炎，需做鼓室穿刺术：穿刺前先用肥皂水清洗外耳道再行消毒程序，最后用注射器穿刺鼓室抽吸脓液。对于鼓室破裂者，在额镜的帮助下，用专用采样管中配备的细头软杆拭子采集脓液，脓液量大的也可采用注射器抽吸。

（2）外耳：外耳感染主要为真菌感染和疖、痈。怀疑真菌感染时，先用润湿的棉拭子清洁外耳道，再用专用毛刷状采样拭子在外耳道内用力旋转、摩擦取样。

二、标本采集和运送注意事项

（1）应在抗生素使用前采样，做到及时采样、有样必采。

（2）对于皮肤脓疱或水疱标本，由于存在脑膜炎奈瑟菌的可能，采样后应立即送至实验室。尤其是小儿患者，在感染中常出现皮疹、水疱等，应注意涂片镜检，及时发现有价值的信息。

（3）采样时应严格执行无菌操作技术，避免污染。

（4）标本应尽快送检，以免拭子干燥影响培养结果，对于不能及时送检的标本，室温保存不超过2h。

（5）由于闭锁性脓肿多数由厌氧菌导致或有厌氧菌参与，而生殖系统闭锁性脓肿可能存在淋球菌，颅内脓肿可能存在脑膜炎奈瑟菌，而头、颈、面部脓肿可能存在流感嗜血杆菌等苛养菌，标本延误会导致这些致病菌的死亡，因此闭锁性脓肿标本采集后应及时送至微生物室。

第九节　深部组织微生物检验标本采集

需要做深部组织培养的患者一般病情都比较严重，久治不愈甚至危及生命。只有通过内镜或手术获得相应的标本，才能帮助诊断和治疗。

一、标本采集时机和方法

（一）经支气管镜肺活检的组织标本

（1）患者平卧位，局部麻醉。

（2）经鼻导入支气管镜到达病变所在的肺段或亚段后，将活检钳插入所选择的亚段支气管内，穿过支气管壁至病变区。

（3）打开活检钳推进少许，在患者呼气末关闭活检钳获得标本，缓缓退出。

（4）将取出的组织放入2mL无菌生理盐水的无菌容器中，立即送到微生物室。

（二）CT引导下经皮穿刺肺活检组织标本

（1）根据CT显示病变的部位选择相对舒适的体位。

（2）确定穿刺点、进针方向、角度及深度，根据病灶位置选定穿刺针的型号和长度。

（3）穿刺点常规消毒，待消毒剂彻底挥发后，行局部麻醉至胸膜，保留针头，再次局部扫描确认进针深度和角度。

（4）在患者屏气时快速进针至病灶后再次对病灶扫描，当穿刺针尖达到预定位置后切割取材。

（5）将切割获得的（1.0～2.0）cm×0.1cm大小的组织标本放入2mL生理盐水无菌容器内，送到微生物室。或放入10%甲醛固定液内送病理科，甲醛处理后的标本不能进行微生物学检查。

（三）心律植入装置感染标本（囊袋组织、赘生物、起搏器）

（1）行起搏器拔除术，切开囊袋部位，采用无菌操作采集培养标本。取样前不要应用抗微生物药物对囊袋内进行清创消毒。

（2）囊袋组织：打开囊袋后，用新更换的无菌工具取囊袋内组织块约2cm。

（3）放入带螺帽的无菌容器中，加入适量生理盐水，浸没囊袋组织，旋紧螺帽立即送检。

（4）心律植入装置：起搏器、导线等心律植入装置也可以作为标本送检。将术中拔除的起搏器和导线立即放入带螺帽的无菌容器中，送至微生物室。

（5）赘生物：对于导线上附着的赘生物，可将其连带导线一齐剪下，放入带螺帽的无菌容器中，加入可浸没标本的生理盐水，旋紧螺帽立即送检。

（6）对于导线这类细长标本，从患者体内拔出后尽快放入无菌容器中，全过程避免导线不慎触到手术台、患者皮肤等部位。

（四）假体周围组织术标本

假体周围组织术中取假体后，更换手术刀采集4～5块组织，分别置于不同的无菌小瓶中，并标明每块组织的部位或编号。

二、标本采集和运送注意事项

（1）首先应对所要采集的器官和部位进行系统评估，并做好严密的准备措施，防止组织活检采集过程中发生的一切不良反应，如大出血、器官结构和功能的损害、损伤导致的器官衰竭等。

（2）采集之前，应严格进行皮肤消毒；采集过程必须保证严格的无菌操作；采集完成后必须依照相关规定对患者进行观察，保证患者在观察期内的安全，并积极防止患者在观察期后出现严重反应。

（3）组织标本采集后，应收集到专用无菌容器内，根据组织标本大小和检查目的的不同，以及保存时间长短的不同，使用无菌生理盐水、专业组织保存液等不同保存手段保持组织的活性。

（4）当怀疑军团菌感染，采集的肺组织活检物准备用于军团菌分离时，不能加入生理盐水，因为生理盐水可抑制军团菌生长。

（5）如果怀疑为厌氧菌感染，应把组织放入厌氧产气袋等专门的转运装置内送检。

（6）若采集的是污染的组织标本（如尸检标本、压疮），根据情况去污染：使用无菌生理盐水反复漂洗（1g左右较小的活检物）；或用70%乙醇漂洗组织表面（10g左右中等大小的活检物）；或用烧红的烙铁、刀片灼烧组织表面（大于50g的组织）；或将较大的组织标本置于沸水中5～10s（大于100g的组织）去除表面污染后，用无菌操作切开组织块，取内部组织进行微生物检测。

第十节　高致病性病原微生物检验标本采集

第一类、第二类病原微生物统称为高致病性病原微生物。第一类病原微生物是指能够引起人类或者动物非常严重疾病的微生物，以及我国尚未发现或者已经宣布消灭的微生物。第二类病原微生物是指能够引起人类或者动物严重疾病，比较容易直接或者间接在人与人、动物与人、动物与动物间传播的微生物。相关运输目的、用途和接收单位应符合国务院卫生主管部门的规定。

一、标本采集注意事项

（1）具有与采集病原微生物标本所需要的生物安全防护水平相适应的设备，包括个人防护用品（隔离衣、帽、口罩、鞋套、手套、防护眼镜等），防护材料、器材和设施等，应根据病原微生物实验活动进行危害评估，确定防护要求。

（2）应由具有掌握相关专业知识和操作技能的工作人员操作；熟练掌握采样的操作规程（血样、尿样、分泌物等）。

（3）具有有效防止病原微生物扩散和感染的措施，如防刺穿的垃圾桶、紧急处置意外的药物和器具。

（4）具有保证病原微生物标本质量的技术方法和手段。

（5）采集过程中应对标本的来源、采集过程和方法等做详细记录。

二、标本运输注意事项

运输高致病性病原微生物菌（毒）种或者标本应具备的条件如下。

（1）运输目的、高致病性病原微生物的用途和接收单位符合国务院卫生主管部门或兽医主管部门的规定。

（2）存放高致病性病原微生物菌（毒）种或标本的容器应当密封，容器或包装材料要有批准文号、合格证书（复印件），或者有高致病性本源微生物菌（毒）种或标本运输容器或包装材料承诺书。容器应当密封，且防水、防破损、防泄漏、耐高（低）温、耐高压。

（3）容器或者包装材料上应当印有国务院卫生主管部门或者兽医主管部门规定的生物危险标识、警告用语和提示用语。

（4）运输的包装系统

1）感染性及潜在感染性物质的运输应使用三层包装系统，具体结构见图8-1：内层容器、中层包装及外层包装。感染性物质分为A、B两类，A类感染性物质联合国编码为UN2814（对人和动物都产生危害的感染性物质），B类感染性物质联合国编码为UN3373（生物物质）。感染性物质的标记和标签应符合感染性物质运输规范的要求。

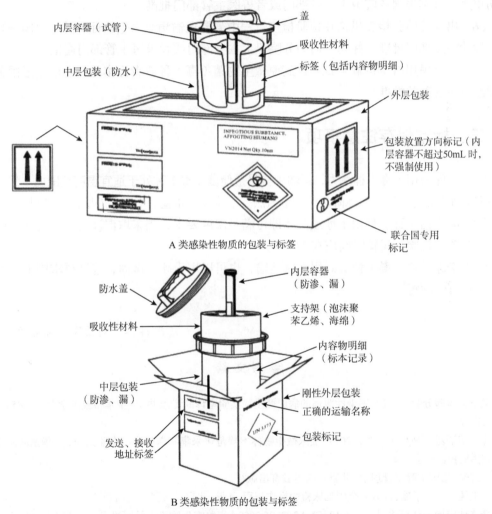

图8-1　运输感染性物质的包装与标签

2）用防水、防漏的内层容器包装并贴上指示内容物的标签后装入中层容器；将"感染性物品"标记（采用GB 190规定的标记）贴在外包装外，并在"感染性物品"标记上标明其生物危害程度。两面有"向上"和"易碎"的标记（采用GB 191规定的标记）；将内容物详细清单放在中层和外层包装之间；外层包装的标签上还应包括以下内容：接收者姓名、电话和地址；运输者姓名、电话和地址。

3）内层容器和中层容器之间应放置足量的吸水性材料，以便内层容器打破或泄漏时，能吸收溢出的所有液体。

4）将中层容器固定在硬质外层容器中，以免中层容器在运输过程中受到物理性损坏。

（5）运输高致病性病原微生物菌（毒）种或标本应当经省级以上人民政府卫生主管部门或者兽医主管部门批准。在省、自治区、直辖市行政区域内运输的，由省、自治区、直辖市人民政府卫生主管部门或者兽医主管部门批准；需要跨省、自治区、直辖市运输或者运往国外的，由出发地的省、自治区、直辖市人民政府卫生主管部门或者兽医主管部门进行初审后，分别报国务院卫生主管部门或者兽医主管部门批准。

（6）出入境检验检疫机构在检验检疫过程中需要运输病原微生物标本的，由国务院出入境检验检疫部门批准，并同时向国务院卫生主管部门或者兽医主管部门通报。

（7）通过民用航空运输高致病性病原微生物菌（毒）种或者标本的，还应当经国务院民用航空主管部门批准。

三、标本保存注意事项

（1）为保持菌（毒）种活力，运输中应尽量使菌（毒）种处于适宜温度范围内。保持温度的方法有干冰降温法、湿冰降温法和液氮法。干冰或湿冰置于中层和外层包装之间。

（2）冻干菌（毒）种用干冰或湿冰即可满足温度要求，当采取湿冰时，要首先对内层包装进行防水检验，运输时间应在72h内。

（3）未冻干菌（毒）种最好用液氮运输，也可以用干冰、湿冰，包装要求同上，运输时间要尽可能缩短。

（阿祥仁　刘兰民　韩启福）

参 考 文 献

北京医学会检验分会，2022.感染性眼病的病原微生物实验室诊断专家共识.中华检验医学杂志，45（1）：14-23.

胡必杰，倪语星，马小军，等，2017.临床微生物标本规范化采集和送检中国专家共识.中华预防医学会医院感染控制分会.

李萍，2006.临床实验室管理学.北京：高等教育出版社.

尚红，王毓三，申子瑜，2015.全国临床检验操作规程.4版.北京：人民卫生出版社.

中国合格评定国家认可委员会，2019.CNAS-CL05:2009《实验室生物安全认可准则》.[2024-12-18]. https://www.cnas.org.cn/rkfw/sys/rkyq/rkzz/art/2024/art_321137591.html.

中华人民共和国国家卫生健康委员会，2019.临床微生物学检验样本的采集和转运（WS/T 640—2018）.[2024-12-18]. http://www.nhc.gov.cn/old_file/uploadfile/20190107102306438.pdf.

Miller J M, Binnicker M J, Campbell S, et al., 2018. A Guide to Utilization of the Microbiology Laboratory for Diagnosis of Infectious Diseases: 2018 Update by the Infectious Diseases Society of America and the American Society for Microbiology. Clin Infect Dis, 67（6）: e1-e94.

Wilson M L, 1996. General principles of specimen collection and transport. Clin Infect Dis, 22（5）: 766-777.

第九章

分子诊断标本采集

分子诊断的检测对象和检测方法不同于常规检测，因此其标本的分析前处理也具有一定特殊性。分子诊断标本在分析前的处理过程中最主要的问题有以下几方面：血液内源性或外源性的干扰物质（如血红素、脂类、肝素等）、核酸分子的降解、标本的污染及生物安全。标本采集要注意的重点是采集时间、患者信息识别、采血器材、添加剂及保护患者隐私。

当病原体感染机体后，病原体含量能够达到分子诊断检出限，并不能覆盖整个感染过程，可能只是在感染或疾病发生发展过程中的某一阶段，因此标本采集过早或过晚都可能造成假阴性。

第一节　血液分子诊断标本采集

一、标本采集

1. 标本采集时间　规定标本采集时间有利于受检者、采血人员与检验人员做好取样及后续标本处理的准备。如规定清晨空腹采血，受检者可避免饮食、剧烈运动等因素的影响，医护人员也可为某些特殊标本的低温运输、血清的及时分离做准备。此外，还应根据不同疾病类型、疾病病程或检验目的选择不同的采集时机，以提高灵敏度。感染性疾病可根据病原微生物在人体内的生命活动规律选择采样时机及采样部位。例如，HBV、HCV、HIV等病毒感染人体后，在特异性抗原和抗体出现以前，血液循环中即可有较高浓度的病原体存在，而当抗体出现后，病原体的浓度在不同患者不同感染阶段有可能是不一样的，有的甚至可能低于PCR或RT-PCR方法的检出限。又如，无创产前基因诊断需在妊娠12～24周采集孕妇静脉血，而脐静脉穿刺基因诊断需在妊娠20～28周采血。

2. 标本采集量　实验过程中，50～100μL的血清可用于DNA或RNA的提取，200μL的血清可用于mRNA的提取，而采用物理吸附法的全自动核酸提取仪可处理0.2～9.6mL的标本。一般用于分子诊断的血液标本采集量不少于2mL，特殊情况下（如在孕妇外周血内分离胎儿DNA）采血量应不少于5mL。

3. 采血容器　用硼硅玻璃为材料，内部进行硅化处理，使其具备良好的化学惰性和生物惰性。此外，玻璃采血管还应具备一定的强度，能耐受从1.2m高处跌落。聚丙烯采血管物理表面可引起DNA的变性和多聚化，因此不适用于分子诊断标本的采集。聚对苯二甲酸乙二醇容器具有良好的疏水性，不易碎，使用安全，耐辐射，便于辐射灭菌。因此，分子诊断推荐采用聚对苯二甲酸乙二醇采血管采集标本。

4. 抗凝剂和RNA酶抑制剂　用于临床RNA（如HCV-RNA）检测的血液标本建议进行抗凝处理。抗凝剂首选EDTA和枸橼酸盐。不能使用肝素抗凝，因为肝素是 *Taq* DNA 聚合酶（*Taq*酶）的强抑制剂，影响核酸扩增，且在核酸提取过程中很难去除。分离胶只用于待检核酸分子处于血浆中的标本，当待检核酸为细胞内核酸时，不得使用带分离胶的采血管。

RNA分子不稳定，易被RNA酶降解，因此用于RNA检测的血液标本应直接采集至含有RNA稳定剂的采血管中。RNA稳定剂即RNA酶抑制剂，有以下几种。

（1）焦磷酸二乙酯：是一种强烈但不彻底的RNA酶抑制剂。它通过和RNA酶的活性基团组氨酸的咪唑环结合而使蛋白质变性，从而抑制酶的活性。

（2）异硫氰酸胍盐：目前认为是最有效的RNA酶抑制剂，它既可破坏细胞结构使核酸从核蛋白中解离出来，又对RNA酶有强烈的变性作用。

（3）氧钒核糖核苷复合物：是由氧化钒离子和核苷形成的复合物，它和RNA酶结合形成过渡态类物质，几乎能完全抑制RNA酶的活性。

（4）RNA酶的蛋白抑制剂：是从大鼠肝或人胎盘中提取的酸性糖蛋白。RNA酶的蛋白抑制剂是RNA酶的一种非竞争性抑制剂，可以和多种RNA酶结合，使其失活；目前市售的RNA酶的蛋白抑制剂多为大肠埃希菌表达的重组蛋白。

血液标本采集或血清、血浆分离时，建议使用异硫氰酸胍盐（终浓度4mol/L），并同时与还原剂如β-巯基乙醇或二巯基乙醇一起使用。异硫氰酸胍盐可抑制 *Taq* 酶活性，因此反转录反应体系中采用蛋白类RNA酶抑制剂。

对于循环mRNA的检测，同样建议采用EDTA或枸橼酸盐抗凝。氟化钠-草酸钾复合物对血浆中的mRNA具有很强的保护作用。因此，用于循环mRNA检测的2mL采血管内应有5mg氟化钠和4mg草酸钾。

5. 血液分子诊断标本采集过程中的注意事项

（1）采集标本的容器及要求：密闭的专用容器有利于防止标本之间的交叉污染及保证生物安全。若标本为抗凝血，则应考虑选择合适的抗凝剂。肝素会抑制DNA聚合酶的活性，因此原则上肝素抗凝管不能用于基因扩增类检验项目的标本采集。

（2）标本的稳定性：核酸的稳定性比蛋白质差，尤其是RNA，因此要求分子检验的标本必须于采集后立即送检。如果当天不能检验，则必须在当天分离血清并低温保存，尤其当靶核酸为RNA时，则必须于深低温保存（–30℃以下），1周内检测完毕。

（3）标本采集方式：在考虑到标本采集必须足量的同时，还要防止采样过程中路径的污染。

6. 乙型、丙型肝炎病毒核酸定量测定标本采集

（1）血清标本采集：用无菌注射器抽取受检者静脉血2mL，注入无菌收集管，室温不超过4h，待标本自行析出血清，或直接于室温下以1600r/min离心5min分离血清，转移到1.5mL灭菌离心管中备用。

（2）血浆标本采集：用无菌注射器抽取受检者静脉血2mL，注入含有EDTA或枸橼酸钠抗凝剂的无菌收集管中，立即轻轻颠倒混匀，室温下存放不超过4h，待标本自行析出血浆，或直接以1600r/min离心5min分离出血浆，转移到1.5mL灭菌离心管中备用。

二、标本保存和运送

经上述处理后的待测血清或血浆标本可立即用于检测，于4℃冰箱中可稳定3天或于（–20±5）℃保存（3个月），长期保存请置于–70℃以下。应避免反复冻融。标本运送采用冰壶加冰或泡沫箱加冰密封的方式进行。

第二节　痰液分子诊断标本采集

一、标本采集

1.标本类型　痰液。

2.标本采集　以清晨第一口痰为宜，先用清水漱口，嘱患者用力咳出深部的痰并存于无菌标本保存管中，密封，即刻送检。

二、标本保存和运送

上述采集的标本可立即用于检测，或于2～8℃保存（不超过24h），长期保存需置于–20℃以下。标本运送采用冰壶加冰或泡沫箱加冰密封的方式进行。

第三节　生殖道分泌物分子诊断标本采集

一、沙眼衣原体核酸检测

（一）标本采集

1.标本类型　生殖道分泌物。

2.标本采集　要求患者在采样前2h内不能排尿。

（1）男性：先用无菌生理盐水清洁尿道口，将男性用无菌藻酸钙拭子伸入尿道2～3cm，用力转1～2圈，取出拭子。

（2）女性：先清洁宫颈口过多的分泌物，将女性用无菌藻酸钙拭子伸入宫颈内2～3cm，用力转1～2圈，取出拭子；取出的分泌物应略带黏膜，将采集后的棉拭子置入无菌收集管中，密闭送检。

（二）标本保存和运送

上述采集的标本可立即用于检测，或于（–20±5）℃保存（3个月），长期保存需置于–70℃以下。标本运送采用冰壶加冰或泡沫箱加冰密封的方式进行。

二、解脲支原体核酸检测

（一）标本采集

1. 标本类型 生殖道分泌物。

2. 标本采集 要求患者在采样前2h内不能排尿。

（1）男性：先用无菌生理盐水清洁尿道口，将男性用无菌藻酸钙拭子伸入尿道2～3cm，用力转1～2圈，取出拭子。

（2）女性：先清洁宫颈口过多的分泌物，将女性用无菌藻酸钙拭子伸入宫颈内2～3cm，用力转1～2圈，取出拭子；取出的分泌物应略带黏膜，将采集后的棉拭子置入无菌收集管中，密闭送检。

（二）标本保存和运送

上述采集的标本可立即用于检测，或于2～8℃保存（不超过24h），长期保存需置于–20℃以下。标本运送采用冰壶加冰或泡沫箱加冰密封的方式进行。

第四节 不同类型分子诊断标本的采集及运送

一、血液标本

不同类型分子诊断血液标本的采集及运送标准见表9-1。

表9-1 不同类型分子诊断血液标本的采集及运送标准

项目	患者准备及采集方法	采集容器	运送及储存	说明
HBV-DNA/HBV-DNA YMDD突变测定	坐位肘静脉采血2mL	黄帽、红帽、紫帽或蓝帽采血管	室温2h内送达，血清分离后于4℃冰箱稳定3天	中度以上溶血、脂血可使结果降低或呈假阴性
HCV-RNA测定	坐位肘静脉采血2mL	黄帽、红帽、紫帽或蓝帽采血管	室温2h内送达，血清分离后于–20℃冰箱稳定7天	中度以上溶血、脂血可使结果降低或呈假阴性
HIV-RNA测定	坐位肘静脉采血2mL	黄帽、红帽、紫帽或蓝帽采血管	室温2h内送达，血清分离后于–20℃冰箱稳定7天	中度以上溶血、脂血可使结果降低或呈假阴性
巨细胞病毒DNA（CMV-DNA）测定	坐位肘静脉采血2mL	黄帽、红帽、紫帽或蓝帽采血管	室温2h内送达，血清分离后于4℃冰箱稳定3天	中度以上溶血、脂血可使结果降低或呈假阴性
结核分枝杆菌DNA/弓形虫DNA（TB-DNA/TOX-DNA）测定	坐位肘静脉采血2mL	紫帽或蓝帽采血管	室温2h内送达，血清分离后于4℃冰箱稳定3天	中度以上溶血、脂血可使结果降低或呈假阴性

二、尿液标本

不同类型分子诊断尿液标本的采集及运送标准见表9-2。

表9-2 不同类型分子诊断尿液标本的采集及运送标准

项目	患者准备及采集方法	采集容器	运送及储存
HBV-DNA/CMV-DNA测定	新鲜尿液5mL	无菌的塑料容器	室温2h内送达，于4℃冰箱稳定3天
循环肿瘤DNA（CT-DNA）测定	停止排尿2h以上，采集前段尿10～30mL	无菌容器	室温2h内送达，血清分离后于−20℃冰箱稳定7天
解脲支原体DNA（UU-DNA）测定	停止排尿2h以上，采集前段尿10～30mL	无菌的塑料容器	室温2h内送达，于4℃冰箱稳定5h

三、脑脊液标本

不同类型分子诊断脑脊液标本的采集及运送标准见表9-3。

表9-3 不同类型分子诊断脑脊液标本的采集及运送标准

项目	患者准备及采集方法	采集容器	运送及储存
HBV-DNA/TB-DNA/TOX-DNA测定	腰椎穿刺术采集脑脊液1～2mL	无菌容器	室温1h内送达，于4℃冰箱稳定3天

四、胸腔积液、腹腔积液标本

不同类型分子诊断胸腔积液、腹腔积液标本的采集及运送标准见表9-4。

表9-4 不同类型分子诊断胸腔积液、腹腔积液标本的采集及运送标准

项目	患者准备及采集方法	采集容器	运送及储存
HBV-DNA/TB-DNA测定	胸腔或腹腔穿刺术采集胸腔积液或腹腔积液10～20mL	无菌容器	室温1h内送达，于4℃冰箱稳定3天

五、羊水标本

不同类型分子诊断羊水标本的采集及运送标准见表9-5。

表9-5 不同类型分子诊断羊水标本的采集及运送标准

项目	患者准备及采集方法	采集容器	运送及储存
HBV-DNA/TOX-DNA 测定	妊娠16~20周，经B超确定胎盘位置和胎儿情况，经羊水穿刺检查采集羊水5~10mL	无菌容器	室温2h内送达，于4℃冰箱稳定3天

六、痰液标本

分子诊断痰液标本的采集及运送标准见表9-6。

表9-6 分子诊断痰液标本的采集及运送标准

项目	患者准备及采集方法	采集容器	运送及储存	说明
TB-DNA测定	清晨刷牙漱口，用力咳出气管深处的呼吸道分泌物，勿混入唾液及鼻咽分泌物	无菌带盖容器	室温2h内送达，于4℃冰箱稳定3天	标本采集方法不当可使结果呈假阴性

七、乳汁标本

不同类型分子诊断乳汁标本的采集及运送标准见表9-7。

表9-7 不同类型分子诊断乳汁标本的采集及运送标准

项目	患者准备及采集方法	采集容器	运送及储存
HBV-DNA/CMV-DNA测定	清洗双手，挤出乳汁3~5mL	无菌容器	室温2h内送达，于4℃冰箱稳定3天

八、阴道或尿道分泌物

不同类型分子诊断阴道或尿道分泌物标本的采集及运送标准见表9-8。

表9-8 不同类型分子诊断阴道或尿道分泌物标本的采集及运送标准

项目	患者准备及采集方法	采集容器	运送及储存	说明
HPV-DNA测定	用无菌生理盐水浸润的棉拭子紧贴宫颈口或尿道口黏膜，稍用力转动2周，取得分泌物及脱落细胞	含1mL无菌生理盐水的标本管	室温2h内送达，于−20℃冰箱稳定7天	采集部位不准确可使结果呈假阴性
CMV-DNA测定	用无菌生理盐水浸润的棉拭子在宫颈阴道感染部位轻轻刮取标本	含1mL无菌生理盐水的标本管	室温2h内送达，于4℃冰箱稳定8h	采集部位不准确可使结果呈假阴性

续表

项目	患者准备及采集方法	采集容器	运送及储存	说明
淋病奈瑟菌DNA（NG-DNA）/CT-DNA测定	将无菌棉拭子伸入男性尿道或女性宫颈口2～3cm处，稍用力转动1周获得上皮细胞，将其放入1mL无菌生理盐水中漂洗片刻后，在管壁挤干后丢弃	含1mL无菌生理盐水的标本管	室温2h内送达，于-20℃冰箱稳定7天	采集部位不准确可使结果呈假阴性
解脲支原体DNA（UU-DNA）测定	将无菌棉拭子伸入男性尿道或女性宫颈口2～3cm处，稍用力转动1周获得上皮细胞，将其放入1.5mL无菌生理盐水中漂洗片刻后，在管壁挤干后丢弃	含1.5mL无菌生理盐水的标本管	室温2h内送达，于4℃冰箱稳定5h	采集部位不准确可使结果呈假阴性

九、支气管肺泡灌洗液

不同类型分子诊断支气管肺泡灌洗液标本的采集及运送标准见表9-9。

表9-9　不同类型分子诊断支气管肺泡灌洗液标本的采集及运送标准

项目	患者准备及采集方法	采集容器	运送及储存
TB-DNA测定	将纤维支气管镜嵌入到肺段或亚段支气管水平，反复以无菌生理盐水灌洗，回收灌洗液	无菌容器	室温2h内送达，于4℃冰箱稳定3天
肺炎支原体DNA（MP-DNA）测定	以纤维支气管镜嵌入到肺段或亚段支气管水平，反复以无菌生理盐水灌洗，回收灌洗液	无菌容器	室温2h内送达，于-20℃冰箱稳定24h

十、活检组织和组织蜡块

不同类型分子诊断活检组织和组织蜡块标本的采集及运送标准见表9-10。

表9-10　不同类型分子诊断活检组织和组织蜡块标本的采集及运送标准

项目	患者准备及采集方法	采集容器	运送及储存	说明
HBV-DNA/TB-DNA测定	手术或活检组织标本，用10%甲醛溶液固定数小时	无菌容器	室温2h内送达，于4℃冰箱稳定3天	采集部位不准确可使结果呈假阴性
幽门螺杆菌DNA（HP-DNA）测定	空腹胃镜检查，在胃窦部距幽门5cm之内取胃黏膜标本	无菌容器	室温2h内送达，于-20℃冰箱稳定7天	采集部位不准确可使结果呈假阴性
荧光原位杂交检测（FISH）/基因芯片检测	手术或活检组织标本，用10%甲醛溶液固定数小时	无菌容器	室温2h内送达	采集部位不准确可使结果呈假阴性

（应斌武　周　易　肖玉玲　宋佳佳）

第十章

与标本相关的生物安全

第一节　标本溢洒处理

实验室生物标本危险物质溢洒处理措施如下。

1. 处理工具包

（1）对感染性物质有效的消毒液，消毒液需要按使用要求定期配制。

（2）消毒液盛放容器。

（3）镊子或钳子、一次性刷子、扫帚和簸箕，或其他处理锐器的装置。

（4）足够的布巾、纸巾或其他适宜的吸收材料。

（5）用于盛放感染性溢洒物及清理物品的专用收集袋或容器。

（6）防护用品：个人防护设备是减少操作人员暴露于气溶胶、喷溅物及意外接种等危险的屏障。实验室所用任何个人防护装备应符合国家有关标准的要求。在危害评估的基础上，按不同级别的防护要求选择适当的个人防护装备。个人防护设备主要包括：①实验室防护服；②护目镜、安全眼镜和面罩；③手套；④鞋套；⑤呼吸装置；⑥急救设备；⑦洗眼装置；⑧紧急喷淋装置等。

（7）警示标识：如"禁止进入""生物危险"等。

（8）其他专用的工具等。

2. 临床实验室应急事故处理

（1）容器破碎及感染性物质溢出时的处理：准备清理工具和物品，在穿着适当的个体防护装备（鞋套、防护服、口罩、双层手套、护目镜、呼吸保护装置等）后进入实验室。需要两人共同处理溢洒物，必要时，还需配备一名现场指导人员。

1）保持实验室空间密闭，避免污染物扩散。判断污染程度，立即使用润湿的0.55%氯消毒剂的毛巾覆盖污染区。

2）到作用时间后，小心将吸收了溢洒物的纸巾（或其他吸收材料）连同溢洒物收集到专用的收集袋或容器中，并反复用新的纸巾（或其他吸收材料）将剩余物质吸净。如果漏出物中含破碎的玻璃或其他物体，不得直接用手取走或弃置。可用硬纸板或带推板的一次性塑料铲作为"推送工具"和"收集工具"处理该类物体；也可用镊子或钳子处理。这些用具应与所处理物一并弃置于适当的耐扎生物危险物容器中。

3）用消毒剂擦拭污染区域。如果用簸箕清理破碎物，应当对它们进行高压灭菌或放在有效的消毒液内浸泡。用于清理的纸巾和抹布等应当放在盛放污染性废弃物的容器内。所处理的溢洒物及处理工具（包括收集锐器的镊子等）全部置于专用的收集袋或容器中并封好。

4）如果实验表格或其他打印或手写材料被污染，应将这些信息复制，并将原件置于盛放污染性废弃物的容器内。

5）必要时（如大量溢洒时）可用过氧乙酸加热熏蒸实验室，用量为2g/m³，熏蒸过夜；或20g/L过氧乙酸消毒液用气溶胶喷雾器喷雾，用量8mL/m³，作用1～2h；必要时可用高锰酸钾-甲醛熏蒸：高锰酸钾8g/m³，放入耐热耐腐蚀容器（陶罐或玻璃容器）中，后加入甲醛（40%）10mL/m³，熏蒸4h以上。熏蒸时室内湿度60%～80%。

6）清理污染物时严格遵循活病毒生物安全操作要求，采用压力蒸汽灭菌处理，并进行实验室换气等，防止次生危害。

7）按程序脱去个体防护装备，将暴露部位向内折，置于专用的收集袋或容器中并封好。

8）按程序洗手。

9）按程序处理清除溢洒物过程中形成的所有废物。

（2）刺伤、切割伤或擦伤时的处理：实验人员在操作过程中，被意外针刺、刀割或发生其他形式的擦伤，受伤人员应当脱下防护服，清洗双手和受伤部位，使用适当的皮肤消毒剂，必要时进行抗生素治疗和免疫预防接种，要记录受伤原因和所操作的微生物种类，并保留完整的医疗记录。

（3）生物安全柜内溢洒的处理：临床实验室中要张贴处理溢洒物的实验室操作规程，每一位使用实验室的成员应阅读并理解这些规程。一旦在生物安全柜中发生生物危害物品溢洒，应在处理过程中尽量减少气溶胶的生成。所有接触溢洒物品的材料都要进行消毒和（或）高压灭菌。

1）处理溢洒物时不要将头伸入安全柜内，也不要将面部直接面对操作口，而应处于前视窗面板的后方。选择消毒剂时需要考虑消毒剂对生物安全柜的腐蚀性。

2）标本污染生物安全柜的操作台造成局限污染时：立即用吸水纸覆盖，并使用0.55%含氯消毒剂进行喷洒消毒。消毒液需要现用现配，并于24h内使用。

3）如溢洒量大或容器破碎，宜按如下操作处理：①使生物安全柜保持开启状态，等待至少5min。②在清理时穿戴防护服、安全眼镜和手套等防护用具。③在溢洒物上覆盖浸有消毒剂的吸收材料，作用至少20min以发挥消毒作用。必要时，用消毒剂浸泡工作台面，以及排水沟和接液槽。④在安全柜内对所戴手套消毒后，脱下手套。如果防护服已被污染，脱掉所污染的防护服后，用适当的消毒剂清洗暴露部位。⑤穿戴适当的个体防护装备，如双层手套、防护服、护目镜和呼吸保护装置等。⑥小心将吸收了溢洒物的纸巾（或其他吸收材料）连同溢洒物收集到专用的收集袋或容器中，并反复用新的纸巾（或其他吸收材料）将剩余物质吸净；破碎的玻璃或其他锐器要用镊子或钳子处理。⑦用消毒剂擦拭或喷洒安全柜内壁、工作台面及前视窗的内侧；作用一定时间后，用洁净水擦干净消毒剂。⑧如果需要浸泡接液槽，在清理接液槽前要先报告主管人员；可能需要用其他方式消毒后再进行清理。

4）如果溢洒物流入生物安全柜内部，需要评估后采取适当的措施。

5）清洁和消毒：实验结束时，应将包括仪器设备在内的生物安全柜内所有物品进行表面消毒，然后移出生物安全柜。在每次使用前后，应对生物安全柜的内表面进行消毒。工作台面和内壁应用消毒剂进行擦拭，所用消毒剂应能够杀死生物安全柜里可能发现的任何微生物。在每天实验结束时，最终的表面消毒处理应包括擦拭工作台面、四周及玻璃的内侧部位。在对目标生物体无效时，可采用漂白剂溶液或70%的乙醇。在使用如漂白剂等腐蚀性消毒剂后，还应用无菌水再次进行擦拭。推荐将生物安全柜维持在运行状态。如果要关掉，应在关机前运行5min以净化内部的气体。生物安全柜在移动及更换过滤器之前，应进行消毒。最常用的消毒方法是采用甲醛蒸气熏蒸。应由有资质的专业人员进行生物安全柜的消毒。

（4）离心机内盛有潜在感染性物质的离心管破裂时的处理

1）在离心感染性物质时，要使用密封管及密封的转子或安全桶。每次使用前，检查并确认所有密封圈都在位并状态良好。

2）离心结束后，至少等候5min再打开离心机盖。

3）如果离心机正在运行时发生破裂或怀疑发生破裂，不要打开盖子。切断离心机的电源，并于30min后（使气溶胶沉积）打开离心机盖开始清理工作。如果离心机停止运转后发现破裂，应立即将盖子盖上，并密闭30min。操作时应戴结实的手套（如厚橡胶手套），必要时可在外面加戴一次性手套。

4）疏散所有无关人员。穿着适当的个体防护装备，准备好清理工具。必要时，清理人员需要佩戴呼吸保护装置。

5）消毒后小心将转子转移到生物安全柜内，浸泡在适当的非腐蚀性消毒液内，宜浸泡60min以上。未破损的带盖离心管应放在另一个有消毒剂的容器中，然后回收。

6）小心将离心管转移到专用的收集容器中。当清理玻璃碎片时应当使用镊子，或用镊子夹着棉花收集细小的破碎物。所有破碎的离心管、玻璃碎片、离心桶、十字轴和转子都应放在无腐蚀性的、已知对相关微生物具有杀灭活性的消毒剂内。

7）通过用适当的消毒剂擦拭和喷雾的方式消毒离心转子仓室和其他可能被污染的部位，于空气中晾干。离心机内若被污染，应用适当浓度的消毒剂反复擦拭，然后用水冲洗并干燥。消毒时所使用的全部材料都应按感染性废弃物处理。注意：发生这种情况时应通知实验室负责人。

8）如果溢洒物流入离心机的内部，需要在评估后采取适用的措施。

（5）未装可封闭离心桶的离心机内盛有潜在感染性物质的离心管发生破裂

1）如果机器正在运行时发生破裂或怀疑发生破裂，应关闭机器电源，让机器密闭30min，使气溶胶沉积。

2）如果机器停止后发现破裂，应立即将盖子盖上，并密闭30min。

3）发生这两种情况时都应通知生物安全员。随后的所有操作都应戴结实的手套（如厚橡胶手套），必要时可在外面加戴一层适合的一次性手套。

4）当清理玻璃碎片时，应当使用镊子，或使用镊子夹着棉花来进行。所有破碎的离心管、玻璃碎片、离心桶、十字轴和转子都应放在无腐蚀性的、已知对相关微生物具有杀灭活性的消毒剂内。未破损的带盖离心管应放在另一个有消毒剂的容器中，然后回收。

5）离心机内腔应用适当浓度的同种消毒剂擦拭两遍，然后用水冲洗并干燥。

6）清理时所使用的全部材料都应按感染性废弃物处理。

（6）在可封闭的离心桶（安全杯）内离心管发生破裂

1）所有密封离心桶都应在生物安全柜内装卸。

2）如果怀疑在安全杯内发生破损，应该松开安全杯盖子并将离心桶高压灭菌。另一种方法是安全杯可以采用化学消毒。

3. 物体表面污染　在临床实验室活动中，感染性物质的溢出和溅出后处理不当、实验室内及仪器设备清洁或消毒不彻底、穿用污染的工作服和鞋等可造成实验室物体表面的污染，包括墙壁、地面、台面、仪器和其他物体表面的污染。

第二节　实验室消毒与灭菌

实验室清除污染应根据实验工作类型及所操作的感染性物质的特性来决定。

需要联合应用液体和气体消毒剂来清除实验室空间、用具和设备的污染。清除表面污染时可以使用次氯酸钠溶液；含有1% 有效氯的溶液适用于普通的环境卫生设备，但是当处理高危的环境卫生时，建议使用高浓度（5g/L）溶液。用于清除环境污染时，含有3% 过氧化氢的溶液也可以作为漂白剂的代用品。清除局部环境的污染，可用有效氯浓度为1000～2000mg/L的含氯消毒剂喷洒，作用时间不小于1h。墙壁：①泥土墙，150～300mL/m^2；②水泥、石灰和木板墙，100mL/m^2。地面：以200～300mL/m^{2}喷药量，由内向外喷洒一次，待室内消毒完毕后，再由内向外重复喷洒一次。

可以通过加热多聚甲醛或煮沸甲醛所产生的甲醛蒸气熏蒸来清除房间和仪器的污染。这是一项需要由专门培训过的专业人员来进行的、非常危险的操作。产生甲醛蒸气前，房间的所有开口都应用密封带或类似物加以密封。熏蒸应当在室温不低于21℃且相对湿度70%的条件下进行。清除污染时甲醛气体需要与物体表面至少接触8h，该区域必须彻底通风后才能允许人员进入。在通风之前需要进入房间时，必须佩戴适当的防毒面具。可以采用气态的碳酸氢铵来中和甲醛。

第三节　检验废物的处理

对于临床实验室而言，废弃物可分为化学废弃物、感染性废弃物及放射性废弃物。实验室废弃物处置的管理应符合国家、地区或地方的相关要求。在实验室内，废弃物最终的处理方式与其污染被清除的情况是紧密相关的。

临床实验室废弃物处理应符合国务院颁布的《医疗废物管理条例》。实验室废物管理的目的：一是将操作、收集、运输、处理废物的危险减至最低；二是将其对环境的有害作用减至最小。废弃物处理的首要原则是所有感染性材料必须在实验室内清除污染，一般采用化学消毒和高压消毒等方式。所有不再需要的标本、培养物和其他生物性材料应置于专门设计的和有标记的处置危险废弃物的容器内，生物废弃物容器的存放量不能超过其设计容量。

一、医疗废物指导文件

《医疗废物管理条例》于2003年6月16日开始施行，2011年进行了修订。

二、检验后标本分类及处理

检验后的标本均应冷藏保存，标本量小时可储存于冰箱，标本量大时应储存于冷库。检验科应规定检验项目需复检的期限，超过复检期的标本视为医疗废物，建议设立星期一到星期日存放区，以便定期按国家规定处理。检验后标本一般分为以下三类。

（一）一般检验标本，含病原体的培养基、标本和菌种、毒种保存液等

《医疗卫生机构医疗废物管理办法》只规定了医疗废物中病原体的培养基、标本和菌种、毒种保存液等高危险废物，应当首先在产生地点进行压力蒸汽灭菌或者化学消毒处理，然后按照感染性废物收集处理。对于一般标本的处置并没有规定，因此，按照《医疗废物分类目录》，一般的标本按照感染性废物处理，不需在产生地点进行消毒。

只要包装和运输方式符合相应法规要求，可允许运送未处理的废物至指定机构。对已知未受污染的实验室废物，可按非危险废物操作并处理。

（二）感染性废物

1.实验室感染性废物
（1）废弃的体液、痰、粪便、分泌物等标本。
（2）被标本污染的物品和容器。
（3）接种致病菌的培养基、鉴定微量管和药敏板、废弃的菌悬液。
（4）使用后的一次性制品，如薄膜手套、工作衣、帽子、口罩、吸管等。
2.处理时的注意事项 操作感染性或任何有潜在危害的废物时，必须穿戴手套和防护服。对有多种成分混合的感染废料，应按危害等级较高者处理。处理含有锐利物的感染性废料时，应使用防刺破手套。
（1）废物的隔离：临床实验室应严格区分感染性和非感染性废物，一旦分开后，感染性废物必须加以隔离。
（2）废物的包装：所有的感染性废物都必须进行包装，并依据废物的性质及数量选用适合的包装材料。应使用红色或橘黄色聚乙烯或聚丙烯包装袋，并应标记有感染性物品。处理有液体的感染性废料时，应确保容器无泄漏。如需长途邮寄，则选用特殊包装。
（3）废物的转运：所有运输未经处理的感染性废物的容器上都应有"生物危害"标志，或使用"红色"容器。并确保感染性废物的包装完好，无泄漏。
（4）废物的处理方法：灭菌和焚烧是最常用的处置方法。处置的主要目的是去除污染，使病原体数量减少到致病水平以下。

（三）锐利物

锐利物为机械危险废物，可造成刺破或划破伤，因此在处理时要特别小心。锐器（包括针头、小刀、金属和玻璃等）应直接弃置于锐器收集容器内，不得对废弃针头等锐器进行折弯、折断、回盖等处理。

对锐利物的管理应满足：防止穿刺或划伤；减少传染疾病的可能性；确保锐利物被彻

底破坏。

1. 锐利物的种类 锐利物可分为感染性废物、限制性医学废物、固体废物或有害化学废物。锐利物通常指那些能穿透皮肤的注射器、针、刀、毛细管、破损的玻璃器皿等。

2. 处理和隔离 所有锐利物都必须放置在容器内，并与其他废物分别存放，必须使用硬质、防漏、防刺破的容器。

3. 配备降低锐器损伤风险的装置和建立操作规程 在使用锐器时应注意以下几点。

（1）不应试图弯曲、截断、破坏针头等锐器，不应试图从一次性注射器上取下针头或套上针头护套。必要时，使用专用的工具操作。

（2）使用过的锐器要置于医用利器盒中，不要超过规定的盛放容量。

（3）重复利用的锐器要置于专用的耐扎容器中，采用适当的方式消毒和清洁处理。

（4）不应试图直接用手处理打碎的玻璃器具等，尽量避免使用易碎的器具。

4. 损伤性废物的正确收集方法 应根据需要粘贴"感染性废料""医学废料""生物危险"标识。注：选择合适规格的锐器盒，锐器盒整体颜色为淡黄，有警示标志，警告语为"警告！损伤性废物"。使用前需要盖紧桶盖，使用至3/4盛放容量时及时封口并转运丢弃。

三、检验废物贮存场所

（1）垃圾和实验室废弃物不允许积存，已装满的容器应定期运走。在去污染或最终处置之前，应存放在指定的安全地方，通常在实验室区的污物间。所有弃置的实验室生物标本、培养物和被污染的废弃物在从实验室中取走之前，应使其达到生物学安全水平。实验室废弃物应置于适当的密封且防漏容器中安全运出实验室。《中华人民共和国固体废物污染环境防治法》第八十一条规定，贮存危险废物应当采取符合国家环境保护标准的防护措施。禁止将危险废物混入非危险废物中贮存。

（2）医疗废物集中处置技术规范中的相关库房要求

1）必须与生活垃圾分开存放，有防雨淋的装置，地基高度应确保设施内不受雨洪冲击或者浸泡。

2）必须与医疗品、食品加工区和人员活动密集区隔开，方便医疗废物的装卸及车辆的出入。

3）应有严密的封闭管理措施，设专人管理，避免非工作人员进出，并有防鼠、防蚊蝇、防蟑螂、防盗及预防儿童接触的安全措施。防止医疗废物流失、泄漏、渗漏、扩散。

4）产生的废水应经管道直接排入医疗机构内的废水消毒及处理系统，禁止将产生的废水直接排入外环境。

5）库房外宜设有水龙头，以供暂时清洗用。

6）避免阳光直射库内，应有良好的照明设备和通风条件。

7）库房内应张贴"禁止吸烟、饮食"的警示标识。

8）应按国家标准GB 15526.2和卫生、环保部门制定的专用医疗废物警示标识要求，在库房外的明显处同时设置危险废物和医疗废物的警示标识。

9）室内应分设医疗废物存放处，按医疗废物的损伤性和感染性及其他医疗废物进行分类收集，并利用专用袋、锐器盒进行包装，并做出标识，同时设置工作人员防护用品、用具存放处，并设有相关文字和标识。

四、检验废物转移联单管理

《中华人民共和国固体废物污染环境防治法》第八十二条规定，转移危险废物的，应当按照国家有关规定填写、运行危险废物电子或者纸质转移联单。

根据《医疗废物集中处置技术规范》，医疗废物产生单位和医疗废物处置单位的日常医疗废物（设区的环保部门对医疗废物转移计划进行批准后）交接时应填写"危险废物转移联单"（医疗废物专用）一式两份，每月一张，由处置单位医疗废物的运输人员和产生单位医疗废物（专职）的管理人员交接时共同填写，产生单位和处置单位分别保存，保存期为5年。

每车每次运送的医疗废物采用"医疗废物运送登记卡"管理，一车一卡，由医疗机构的医疗废物（专职）管理人员交接时填写并签字。

五、检验废物交接运送

医疗废物运送人员在接收医疗废物时，应经外观检查医疗卫生机构是否按规定进行包装、标识并盛装于周转箱内，不得打开包装袋取出医疗废物。对于包装破损、包装外表污染或未盛装于周转箱内的医疗废物，应当要求医疗卫生机构重新包装、标识并盛装于周转箱内，拒不按规定对医疗废物进行包装的，运送人员有权拒绝运送，并向当地环保部门报告。

六、工作人员培训

《中华人民共和国固体废物污染环境防治法》第九十三条规定，国家采取有利于固体废物污染环境防治的经济、技术政策和措施，鼓励、支持有关方面采取有利于固体废物污染环境防治的措施，加强对从事固体废物污染环境防治工作人员的培训和指导，促进固体废物污染环境防治产业专业化、规模化发展。

第四节　疑似被标本感染的处理

一、职业暴露

职业暴露是指医务人员从事诊疗、护理工作过程中，意外被患者的血液、体液污染了皮肤或者黏膜，或者被含有病原微生物的血液、体液污染的针头或者其他锐器刺破皮肤，有可能被病原微生物感染的情况。

所有患者的血液、体液污染的物品均应被视为具有传染性的病原物质，医务人员接触时必须采取防护措施。

避免发生 HIV 等职业暴露，世界卫生组织推荐实行"普遍性防护原则"，不管患者是不是有艾滋病，都以有艾滋病加以防护，在日常工作中做到安全处置锐利物，对所有器具严格消毒，认真洗手，使用防护设施避免直接接触体液，安全处置废弃物。

二、临床几种常见职业暴露的处理路线图

医务人员HCV职业暴露诊断及处理路线见图10-1。

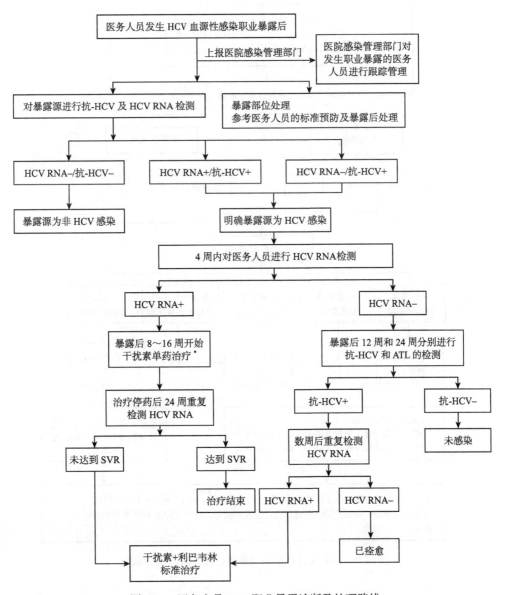

图10-1　医务人员HCV职业暴露诊断及处理路线

*1型治疗时间为24周，2型和3型治疗时间为12周，SVR.持续病毒学应答，ATL.谷丙转氨酶

医务人员HIV职业暴露处理方法与报告流程见图10-2。

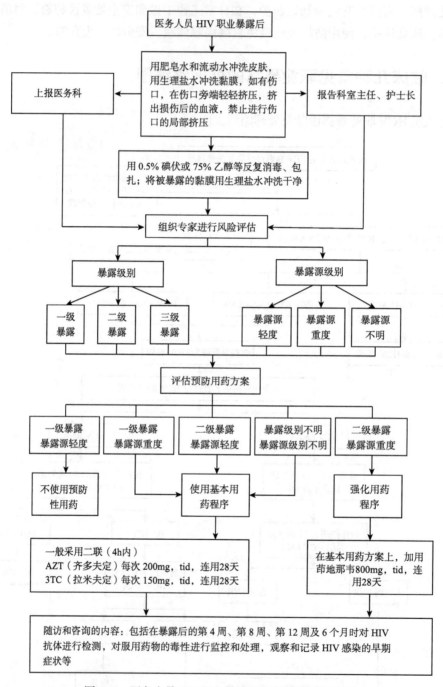

图10-2　医务人员HIV职业暴露处理方法与报告流程

医务人员梅毒职业暴露处理方法与报告流程见图10-3。

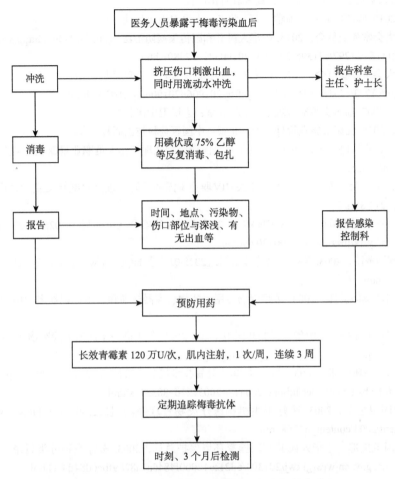

图 10-3 医务人员梅毒职业暴露处理方法与报告流程

（吴万通 孙海柏 董 慧）

参 考 文 献

国家环境保护总局，2004. 医疗废物管理行政处罚办法. [2025-01-22]. https://www.mee.gov.cn/gzk/gz/202112/t20211201_962429.shtml.

国家卫生计生委办公厅，中宣部办公厅，国家发展改革委办公厅，2017. 关于在医疗机构推进生活垃圾分类管理的通知. [2025-01-09]. http://dghb.dg.gov.cn/zsjg/dzswsjds/zcfg/yljg/content/post_503285.html.

国家卫生健康委，生态环境部，国家发展改革委，等，2020. 关于印发医疗机构废弃物综合治理工作方案的通知. [2025-01-09]. https://www.gov.cn/zhengce/zhengceku/2020-02/27/content_5483928.htm.

国家卫生健康委办公厅，生态环境部办公厅，工业和信息化部办公厅，等，2020. 关于开展医疗机构废弃物专项整治工作的通知. [2025-01-09]. https://www.gov.cn/zhengce/zhengceku/2020-05/19/content_5512916.htm.

湖南省省卫生健康委员会，2020. 关于印发湖南省医疗机构废弃物综合治理实施方案的通知. [2025-01-

09].https://wjw.hunan.gov.cn/wjw/xxgk/zcfg/gfxwj/202011/t20201128_13971167.html.

李萍,2006.临床实验室管理学.北京:高等教育出版社.

李艳,李山,2012.临床实验室管理学.3版.北京:人民卫生出版社.

全国人民代表大会常务委员会,2013.中华人民共和国传染病防治法.[2025-01-09].http://www.npc.gov.cn/
npc/c1772/c21116/c21297/c21305/201905/t20190521_179801.html.

全国人民代表大会常务委员会,2016.中华人民共和国固体废物污染环境防治法.[2025-01-09].http://www.
npc.gov.cn/npc/c1773/c2518/2019zhhbsjx/sjxflfg/201906/t20190628_204747.html.

申子瑜,李萍,2007.临床实验室管理学.2版.北京:人民卫生出版社.

王前,邓新立,2015.临床实验室管理.3版.北京:中国医药科技出版社.

杨文洪,张曙云,卓凤坚,等,2009.2008年某市医疗废物处理工作人员职业暴露状况调查.预防医学论
坛,15(9):823-825.

赵景芳,高刃,王克荣,等,2012.手术相关HIV职业暴露的预防处理及对减轻艾滋病医疗歧视的意义.
中国性科学,21(8):58-60.

中国合格评定国家认可委员会,2015.CNAS-CL05实验室生物安全认可准则.[2025-01-22].https://www2.
cnas.org.cn/rkgf/sysrk/jbzz/2019/12/901307.shtml.

中华人民共和国国务院,2003.医疗废物管理条例.[2025-01-09].https://www.gov.cn/gongbao/content/2003/
content_62236.htm.

中华人民共和国环境保护部,2004.医疗废物专用包装物、容器标准和警示标识规定.中国护理管理,1:
16-17.

中华人民共和国环境保护部,中华人民共和国卫生部,2011.关于进一步加强危险废物和医疗废物监管工
作的意见.[2025-01-09].https://www.gov.cn/gongbao/content/2011/content_1933716.htm.

中华人民共和国生态环境部,2003.医疗废物集中处置技术规范(试行).[2025-01-09].https://www.mee.
gov.cn/ywgz/fgbz/bz/bzwb/other/hjbhgc/200312/t20031226_88351.shtml.

中华人民共和国卫生部,2003.医疗卫生机构医疗废物管理办法.[2025-01-09].https://www.gov.cn/
gongbao/content/2004/content_62768.htm.

中华人民共和国卫生部,中华人民共和国国家环境保护总局,2003.医疗废物分类目录.[2025-01-09].
http://www.nhc.gov.cn/wjw/gfxwj/201304/6d21ca12000f4846a7a82b9fbc6d84d4.shtml.

第十一章

质谱分析标本管理及应用

近年来，质谱技术发展迅速，已成为测定有机化合物分子量和结构的有力工具。质谱法是将标本离子化，使之变为气态离子混合物，并按质荷比（m/z）分离的分析技术。它是一种快速、有效的分析方法。利用质谱仪不仅可以分析小分子生物标志物，也可以分析糖、核酸、蛋白质等生物大分子。可用质谱技术检测的标本包括血、尿等。标本的预处理是质谱分析成败的关键。标本处理的目的是防止固体小颗粒堵塞进样管道和喷嘴，以获得最佳的分析结果。常用的处理方法有超滤、溶剂萃取、固相萃取、灌注、色谱分离、甲醇或乙醇沉淀蛋白、酶解、衍生化等。溶剂（包括水）的纯度应在色谱纯以上。溶解标本的溶剂一定要和流动相一致，否则得到的谱图峰形不好。进样顺序要先稀后浓，定量溶解，浓度要控制在10μg/mL以下，否则容易污染仪器，导致本底增高，影响分析效果。质谱分析中的标本处理是很重要的过程，液相色谱-质谱联用（LC-MS）的错误结果常常是由于标本预处理不当，有标本信号的抑制或共存物的干扰。标本测定之前进行分离、纯化、浓缩是十分重要的。标本处理方法包括稀释、蛋白沉淀、超滤、液液萃取、固相萃取、涡流色谱、免疫亲和层析等。质谱在临床检测中有不同的应用，本章重点介绍常用的质谱检测标本的管理及应用。

一、细菌质谱检测标本的管理

目前，临床微生物实验室鉴定细菌主要依赖于传统的生物化学、分子生物学和形态学等方法。基于单菌落的生化特征鉴定耗时长，不能满足临床对检测结果时效性的要求；基于分子生物学方法进行微生物鉴定大大地提高了检测灵敏度和时效性，但对工作人员技术要求高，检测成本高，仅针对某些特定细菌，难以满足临床常规要求。基质辅助激光解吸飞行时间质谱（matrix-assisted laser desorption ionization-time of flight mass spectrometry，MALDI-TOF MS）以其操作简便、自动化、快速、高通量等优势受到青睐，成为一种新的微生物鉴定方法。

MALDI-TOF MS 鉴定微生物的标志物主要是特异性保守核糖体蛋白。MALDI-TOF MS 基于微生物蛋白指纹图谱的特异性峰谱进行鉴定，只需将细菌涂布于靶板，加入基质溶液进行裂解，室温干燥后即上机检测，获取的质量图谱与数据库中的标准图谱进行自动对比分析，即可获得鉴定结果。鉴定结果全程自动判读、自动分析、自动报告、标本自动卸载，每分钟可完成 1~2 个菌株的鉴定，且检测成本低，仪器使用耗材只需靶板和质谱专用基质，无须其他任何附加试剂，对工作人员的技术要求不高。

MALDI-TOF MS 不仅可快速准确地鉴定纯菌落，还可直接从临床标本中检测微生物，从而大大缩短检测时间。与鉴定纯菌落相比，直接从标本中检测微生物需对标本进行预处理。应用MALDI-TOF MS可直接进行微生物鉴定的标本包括阳性血培养瓶、尿液、脑脊液、胸腔积液、腹腔积液和滑膜液标本等，其中研究最多的是阳性血培养瓶和尿液标本。MALDI-TOF MS直接用于阳性血培养瓶中的病原体鉴定，需将病原体从血培养环境和宿主血液中分离出来并富集病原体，以排除或降低干扰并优化鉴定结果。MALDI-TOF MS不仅可直接从液体标本中鉴定细菌和真菌，也可联合选择性增菌肉汤直接检测粪便中的沙门菌，大大缩短了粪便中沙门菌的检测时间，有利于沙门菌感染的早期治疗和传染控制。针对不同的腹泻病原菌检测，选择特异的增菌肉汤增菌培养后也可直接进行MALDI-TOF MS 检测。标本预处理方法必须要考虑标本中的杂菌、检测菌的含量，以及标本中其他复杂成分。

二、蛋白质质谱检测标本的管理

（一）标本采集、保存和转运

用于代谢病分析的常规标本有血液和尿液 2 种。为了保证检测结果有效、准确，标本的采集方法、采集时间、保存条件及标本传递过程中的注意事项非常重要。质谱分析主要是对标本采集时的代谢成分的存在状态（质和量）进行检测，因此标本采集时间的选择一定要严格遵照检验单的要求。固化标本采集时的代谢成分状态、中止已采标本内各种酶反应和异构体转化的最佳方式是迅速冷冻，因此代谢病筛查标本多采用–20℃保存。标本转运过程中需注意标本间的污染、环境污染及冷冻温度控制，同时保持独立标本放置空间，避免该标本对外界环境的病原学感染。实验室接收标本时要严格按上述条件确认标本保存状态是否合格。

（二）标本处理方法

目前用于代谢病筛查标本的处理方法根据质谱仪种类不同而分为两类。

第1类是使用LC-MS/MS检测的血液标本，可以分为血清和干燥滤纸血斑两种。用于血酰基肉碱和氨基酸分析的标本处理方法如下：采集相当于3.2μL全血的3mm直径滤纸血斑或血清，加入含氨基酸和酰基肉碱同位素内标的甲醇，提取血中的氨基酸和酰基肉碱，然后用衍生法或非衍生法处理，最后进样分析。衍生法或非衍生法均可采用商业化试剂。衍生法和非衍生法的选择主要取决于所用质谱仪的敏感性。衍生法可以提高微量成分的检出敏感性。但是对于目前由各大厂商提供的最新型号的质谱仪来说，用非衍生法处理的标本的检测灵敏度已经达到衍生法的要求，既可以简化标本前处理流程又可以节约试剂成本。但对于一些型号比较陈旧的质谱仪，必须用衍生法处理标本。

第2类是使用气相色谱-质谱联用（GC-MS）检测的尿液标本，可以分为原尿和干燥滤纸尿两种。用于尿液中代谢成分谱的标本处理方法主要有有机溶媒提取法和尿素酶处理法。有机溶媒提取法的主要原理是在酸化条件下用双乙基乙酸反复提取3次，获取尿液中含有羧基的有机酸成分，然后经气化衍生进行质谱分析。尿素酶处理法的主要原理是在尿液中加入尿素酶，分解尿中大量存在的尿素，然后对所有含羧基、氨基、羟基的代谢成分进行气化衍生并进行质谱分析。有机溶媒提取法仅能进行有机酸成分分析，其结果用于有机酸血症的诊断。尿素酶处理法不仅可分析有机酸，还可对氨基酸、糖、核酸类成分进行分析，其结果可用于更广泛的代谢病的分析诊断。两种尿液标本前处理方法的比较见表11-1。

表11-1　有机溶媒提取法和尿素酶处理法的比较

方法	检测成分	对应代谢病
有机溶媒提取法	有机酸	甲基丙二酸血症、丙酸血症、枫糖尿症、异戊酸血症、戊二酸血症 I / II 型等
尿素酶处理法	有机酸	甲基丙二酸血症、丙酸血症、枫糖尿症、异戊酸血症、戊二酸血症 I / II 型等
	氨基酸	尿素循环异常疾病、苯丙酮尿症、肌氨酸血症、高脯氨酸血症、赖氨酸尿蛋白不耐受症、希特林蛋白缺乏症等
	糖类	半乳糖血症、果糖1,6-二磷酸酶缺乏症等
	核酸类	黄嘌呤尿症、胸腺嘧啶-尿嘧啶尿症等
	神经介质	神经母细胞瘤、4-羟基丁酸尿症（琥珀酸半醛脱氢酶缺陷病）等

（三）标本处理步骤

（1）衍生法标本处理基本步骤：标本打孔、分析物萃取转移、氮吹、衍生化反应、氮吹、复溶、上机检测。

（2）非衍生法标本处理基本步骤：标本打孔、分析物萃取转移、上机检测。

用于新生儿遗传性疾病筛查的滤纸干血卡标本必须保存在2～8℃条件下（有条件的实验室可于0℃以下保存）至少5年，以备复查。

三、药物浓度质谱检测标本的管理

（一）血样前处理

用移液枪吸取2mL血液（已加内标的待测样或已加内标的空白血样）放入10mL塑料离心试管中，添加20mg偏重亚硫酸钠，加入2mL蒸馏水，加入2mL 0.8mol/L高氯酸，混匀后，以3000r/min转速离心10min，然后将上层有机相转移至另一已经贴好标签的10mL塑料试管中，再加入2mL pH=6的磷酸缓冲溶液，将pH调至5～6，若pH偏低，加100μL或200μL 1mol/L的氢氧化钾溶液调节pH为5～6。对此溶液进一步进行固相萃取。

（二）尿样前处理

用移液枪吸取2mL尿样（已加内标的待测样或已加内标的空白尿样）放入10mL塑料离心试管中，加入5mol/L pH=6的磷酸缓冲溶液，混匀后以3000r/min的转速离心10min，将pH调至5～6，若pH偏低或偏高，用1mol/L氢氧化钾溶液或者0.1mol/L或1mol/L磷酸溶液调节pH为5～6。对此溶液进一步进行固相萃取。

（三）标本固相萃取（SPE）方法

准备SPE装置和SPE柱，把SPE柱标记为与标本前处理时离心管同样的号码，并在每一个SPE柱下端准备好活化和洗涤柱过滤液的容器（15mL玻璃试管），然后按以下步骤操作。

1. 活化SPE柱 先把SPE柱分别用3mL甲醇和3mL 0.1mol/L的pH=6 磷酸缓冲液活化，即先将3mL甲醇溶剂添加至SPE柱中，等快要过滤完时，再添加3mL 0.1mol/L的pH=6 磷酸缓冲液，等待溶液过滤完，但注意不要使磷酸缓冲液在SPE 柱中流干，使其保留在SPE柱内的固相上层。

2. SPE柱中填充标本 将上述经过前处理的血样或尿样加入已活化好的SPE 柱中，以1mL/min 流速过滤标本溶液，操作至少持续2min。

3. 洗涤SPE柱 先将6mL去离子水加入已填充好的SPE柱中，洗出水溶性无关物质，然后用3mL 0.1mol/L HCl溶液洗涤SPE柱，减压抽干2min，最后用9mL CH_3OH 溶剂再次洗涤SPE柱，但注意不要使CH_3OH溶剂在SPE 柱中流干，使其保留在SPE柱内的固相上层，移除过滤液。

4. 萃取提取 在 SPE 装置下面准备好已经贴好标签的干净的2mL安瓿瓶，以便接萃取液，将2mL已先配制好的含2%氨水的$CH_2Cl_2/CH_3CH_2OHCH_3$混合液（80：20）放入洗涤好的SPE柱中，在常压条件下，被吸附在SPE柱中的目标物萃取流入2mL安瓿瓶中。

5. 吹干提取液 将2mL安瓿瓶中的提取液在氮吹仪中以40℃温度吹干。注意观察安瓿瓶中必须无液体存在。

6. 衍生化 在已经吹干的安瓿瓶中加入50μL BSTFA+TMCS（99：1）衍生化试剂，震荡摇匀，再用火焰封闭安瓿瓶，将其置于70℃烘箱中加热 30min，使瓶内物质进行衍生化反应，加热时间到后取出安瓿瓶，等待冷却。

7. 准备进样瓶 把安瓿瓶打开，将内容物移入已贴好标签的带200μL内插管的2mL 进样瓶中，对标本进行GC-MS分析。

四、核酸质谱

核酸质谱是基于MALDI-TOF MS发展起来的一种多重PCR分析检测技术，该技术可实现单个样本同时进行几十甚至几百种靶标检测，弥补荧光定量PCR通量低和高通量测序耗时长、报告解读复杂的不足，已经成为研究单核苷酸多态性（SNP）、基因插入/删除、基因选择性剪接、基因拷贝数变化、基因表达、基因组DNA甲基化等的有效检测手段。

（一）标本的处理和保存

目前常用于单核苷酸多态性基因检测的标本主要有全血标本、干血斑标本、口腔拭子标本，用于基因突变检测的标本主要有石蜡包埋组织标本和血浆标本。

（1）全血标本：一般抽取后在室温下不超过6h进行下一步提取或检测，在2～8℃环境下不超过1周，–20℃环境下不超过1个月，–80℃环境下可长期保存，抗凝剂的选取与后续实验相关。

（2）干血斑标本：一般为6h内的全血或直接从受体取血滴至采血卡上制备，干血斑标本可在干燥环境下保存6个月至1年。

（3）口腔拭子标本：一般直接从口腔内采集，干燥后在–20℃可保存1年。

（4）石蜡包埋组织标本血浆标本：石蜡包埋组织标本建议4℃保存1周，长期保存可放置在低温环境下。对于血浆标本，一般在血样采集1h内离心，取上清液立即进行提取或冷冻保存。

（二）标本PCR扩增流程

标本处理需要进行PCR扩增，因此需要严格执行临床实验室PCR检测的流程。

（1）建立标准PCR实验室：PCR污染的主要来源有标本间交叉污染、PCR试剂污染、气溶胶污染等，开展质谱基因检测的临床实验室应具备标准PCR实验室，建立试剂准备、标本制备及PCR扩增等3个独立分区，并注意各个区域的气压设置，并定期进行消毒以去除污染。标本检测时应同时进行阴性和阳性对照实验，以及时发现问题。

（2）PCR由"变性—退火—延伸"三个基本反应步骤构成。

1）模板DNA的变性：模板DNA经加热至反应温度一定时间后，模板DNA双链或经PCR扩增形成的双链DNA解离，成为单链，以便迅速与引物结合，为下轮反应做准备。

2）模板DNA与引物的退火（复性）：模板DNA经加热变性成单链后，温度降至退火温度，引物与模板DNA单链的互补序列配对结合。

3）引物的延伸：DNA模板-引物结合物在酶的作用下，以靶序列为模板，按碱基配对与半保留复制原理，合成一条新的与模板DNA链互补的半保留复制链。

4）重复循环"变性—退火—延伸"过程，就可获得更多的"半保留复制链"，而且这种新链又可成为下次循环的模板。

（3）检测后的消毒处理：实验过程中，操作人员应严格按照标准操作流程进行标本处理，将污染风险降至最低。样本处理完成后，工作人员应用75%乙醇消毒处理外层手套并脱下外层手套，放入生物安全柜中的生物垃圾桶中。检测完成后，生物安全柜台面和地面应用0.5%～1%的有效氯消毒剂或75%乙醇进行擦拭。将安全柜内产生的医疗垃圾用三层垃圾袋密封，并将其放入指定垃圾桶中，垃圾袋上需标记医疗垃圾信息。实验结束后，生物安全柜及实验室均要进行紫外灯照射消毒，时间为至少30min。

（陈　捷　张爱民　肖玉玲）

第十二章
生物样本库装备与管理

第一节 概 述

生物样本是临床医学与基础转化医学研究的重要桥梁，是精准医学研究的不可再生性资源。生物样本库又称生物银行（biobank），主要是指标准化收集、处理、储存、应用健康/疾病生物体的生物大分子、细胞、组织和器官等样本［包括人体器官、组织、全血、血浆、血清、生物体液或经处理过的生物样本（DNA、RNA、蛋白质等）］，以及与这些生物样本相关的临床、病理、治疗、随访、知情同意等资料及其质量控制、信息管理与应用系统。

生物样本库是众多重要科研成果快速产业化、应用到临床、实现"转化医学"的重要保证，美国、欧洲及国际卫生组织都投入了几亿到几百亿美元建立大型生物样本库。进入21世纪以来，随着现代生物技术的快速发展，分子遗传学取得了巨大的发展，国外对于人类遗传资源的保护与开发研究势头强劲，主要呈现两个特点：其一是在标准化前提下遗传资源库的大型化。例如，英国生物样本库设计于1999年，2006年开始在英国6个临床试验中心范围内收集超过50万份样本。其二是各个国家内部研究机构及国家之间对遗传资源库的共同建设和共享。欧洲前瞻性营养与肿瘤调查是在10个欧洲国家（丹麦、法国、德国、希腊、意大利、挪威、瑞典、荷兰、西班牙和英国）的23个中心开展的样本量为52万人的遗传资源研究。

1994年中国科学院建立了中华民族永生细胞库，之后，山东省脐带血造血干细胞库、北京脐带血造血干细胞库、复旦大学泰州健康科学研究院、上海芯超生物银行等专项生物标本资源库也相继建立，所以我国生物样本资源库与欧美相比，起步时间并不算晚。

2003年我国启动了国家自然科技资源共享平台建设项目，在生物遗传资源平台标准规范和技术规程的制定、生物遗传资源性状数据的补充完善、濒危珍稀动植物及人类遗传资源的收集整理与保护、遗传资源标准化整理与数字化表达等方面做了大量的工作，但是许多工作目前还是宏观性的框架建设，仍有较多细化工作尚未落实。加之遗传资源建设方面的部分关键技术未获突破，制约我国遗传资源建设和发展的瓶颈依然存在。

第二节 生物样本库装备

生物样本库是规范化标准化收集、处理、保藏、管理，以及运输、分发生物样本及其相关信息资源的执行机构。良好的组织架构、人员、设施、设备、信息化系统的样本库装备是确保生物样本库稳定运行和可持续健康发展的核心基础。

一、组织架构职责

合理的组织架构有利于明确相应人员的职责、权力和相互关系，可以确保生物样本库开展的工作科学、公正、准确、有序、高效和具有特色，并有能力对自己的工作负责。

生物样本库由内部组织和外部组织构建而成。生物样本库内部组织由生物样本库中心管理层和各科室组成。生物样本库外部组织由上级监管机构和本单位支持部门组成。上级监管机构主要来自行政管理部门、科学委员会、伦理委员会。

（一）生物样本库中心内部组织架构职责

生物样本库中心内部组织由生物样本库中心管理层（管理层一般有中心主任、技术负责人、质量负责人、科秘书）和各科室共同组成。

生物样本库中心管理层主要职能：①对质量管理体系的变化进行监测和控制；②针对质量管理体系的有关性能指标及任何改进需求，与包括员工在内的利益相关方进行沟通；③向生物样本库员工传达并使其理解满足来自接收方/用户要求及其他适用性要求的重要性。

1. 中心主任职责

（1）定期组织召开生物样本库中心科务会议，研究并布置中心各项工作。

（2）监督生物样本库中心关键岗位的责任落实，即国家、医院等有关法规、各项规章制度的贯彻执行情况，组织研讨并贯彻如何提高服务质量、如何减少差错、杜绝事故。

（3）对于生物样本库中心工作中遇到的问题，及时汇报科研处或主管院长，并按上级意见及时执行解决。

（4）负责生物样本库中心范围内各技术岗位的考核工作。

（5）设计制定和批准质量方针、质量目标，确保中心员工公正性、保密性、按法律法规执行承诺；对人力、资金、设施、场地等资源进行整体的部署和管理；审核批准生物样本库中心质量手册、程序文件及各分册作业指导书；考核并授权生物样本库中心质量负责人、技术负责人。

（6）配套满足生物样本库活动服务要求的各类型专业的设备、设施、人员，确保满足相关标准要求。

（7）负责监督样本收集/处理的及时性和规范性，监督持续完善作业指导书及其执行情况。

（8）定期组织抽查生物样本库中心各关键仪器的维护校准计划、执行情况，以及试剂出入库的管理工作。

（9）负责生物样本库中心的各种级别课题申请时的选题论证、创新设计等指导性工作，并定期监督落实。

（10）统筹协调生物样本库中心临床教学的各项工作和中心导师组对研究生的培养工作。

（11）积极带头撰写课题标书、专著和相关行业团体标准。

2. 技术负责人职责

（1）技术负责人应由对生物样本库中心所涉及专业领域内基本知识、基本技能、学术研究等方面有较好掌握的人员担任。其主要职能是对生物样本库中心的运作和发展进行技术规划和指导。

（2）负责对新申请入库团队的样本类型及样本收集/处理关键节点进行评估和审核。

（3）确保生物样本库中心所有从事技术工作的人员在正式上岗前均已接受专业教育和培训，具有相应的技术资格和从事相应专业工作的实践经验，并获得相关技术工作授权。

（4）负责定期收集、及时处理生物样本库中心服务对象反馈的信息，促进中心的技术和管理日趋完善。

（5）负责样本的质量保证，负责样本库实验室采用各种方法学的确认和验证。

（6）识别与质量管理体系或生物样本保存程序的偏离，评估偏离的影响并制定偏离的纠错措施。

（7）负责服务协议技术性评审，确保样本库各种技术与时俱进。

3. 质量负责人职责　质量负责人的主要职能是日常管理和监督生物样本库中心整个质量管理体系的有效运行。质量负责人由熟悉生物样本库国际/国家标准、熟练掌握本生物样本库中心质量体系的专业技术人员担任，要求本科及以上学历、中级以上职称。质量负责人由中心最高管理者任命并授权，直接对生物样本库中心主任负责，其工作不受生物样本库中心内外其他机构和个人的干扰。其主要职责如下。

（1）负责组织质量手册、程序文件的编写和修改，审核质量手册和程序文件；确保维持质量体系有效运行。

（2）负责组织普通监督员进行质量监督管理工作。

（3）负责组织完成质量体系内部审核，策划和协助生物样本库中心主任完成管理评审，向生物样本库中心管理层报告质量管理体系运行状况和改进需求。

（4）负责不符合工作、预防措施的验证管理工作。

（5）负责服务协议管理要素的评审等管理工作。

4. 秘书职责　在做好专业工作的基础上，协助中心主任完成生物样本库中心行政、科研、教学等内务管理工作。负责中心教学和继续教育等工作，负责中心各层次人员的业务学习并记录；综合国内外样本库现状，提出中心科研规划，并负责监督申请。负责撰写中心年度工作总结。

5. 质量监督员职责　负责每月对中心质量体系运行情况进行回顾性监督，包括技术和管理两个方面的监督工作。其工作不受管理层和科秘书的干扰。监督员应有本科以上学历或主管技师以上职称，且应由有3年以上实际工作经验的专业技术人员担任。

6. 内部审核员职责　内部审核员应由参加过各种类型的内部审核员培训或者质量体系相关知识培训并考试合格、取得内部审核员资格或科室授权、有能力从事和主持内部审核工作的人员担任。其职责如下。

（1）遵守有关的审核要求，交流并阐明审核要求。

（2）定期参加质量体系内部的审核工作，报告所观察到的情况。

（3）报告审核结果，跟踪验证审核后提出的纠正措施和预防措施的有效性。

7. 耗材/试剂管理员职责

（1）耗材实行系统请购和库存集中管理。

（2）每月收集当月的耗材采购计划，经中心主任审批后将当月后台计划发给设备处采购员，紧急情况下，应在申请同时由中心主任与设备科联系请示。

（3）负责耗材的统计工作与核对、领取批号保存及签写领购单。

（4）负责已请领耗材的保管和发放工作。

8. 文档管理员职责

（1）负责中心所有受控文件的发放、收回及保管。

（2）负责中心的图书杂志、标准文件、专著等内部资料的出入登记、归档保存。

（3）负责外单位前来中心参观、学习人员的审核与登记。

9. 信息管理员职责

（1）负责向网络信息系统公司提出要求，确保中心样本临床信息字段的设计最佳化，定期备份样本库相关信息资料。

（2）负责中心网络信息系统与计算机的安全管理、维护和保养等。

（3）负责中心网络系统应急预案的制订和更新，需要启动应急预案时负责第一时间报请中心主任，在中心主任统筹下负责信息系统应急预案等的实施。

（4）负责与医院信息处、网络信息系统公司的联系和协调。

10. 设备管理员职责

（1）负责中心所有仪器设备档案的建立与管理。

（2）负责中心所有仪器设备校准计划的建立与实施，并记录。

（3）每月初负责中心所有仪器设备使用维护记录的归档。

（4）负责检查中心所有仪器设备状态的标识是否正确。

11. 安全管理员职责

（1）负责中心样本安全和生物安全管理及处理，每天至少两次巡查各种监控系统并记录。

（2）负责每天下班前对中心的水、电、门、窗、防火/防盗设备等进行检查，以便发现问题并及时处理。

（3）负责检查易燃易爆危险品，确保其在规定位置安全存放。必要时，对相关员工进行培训。

（二）生物样本库中心外部组织架构职责

1. 行政管理部门职责　生物样本库主要由科研主管院长及科研处管理，科研处负责统筹生物样本库中心工作。

（1）拟定生物资源中心建设的年度计划目标与预算。

（2）与设备处、审计处等科室一起组织协调生物样本库的建设，通过一系列程序和过程来确定和控制生物样本保存活动中的经济责任，如设备、试剂及耗材等采购主要通过科室申请、专业调查、多家比对、专家无记名投票、论证、公开招标、多方验收等系列措施。设备、试剂和耗材的使用通过科室申领，自动化库存管理系统登记、双人审核签收使用登记等系列措施，处理和界定经济责任。

（3）监督生物样本库的运行。

（4）确保生物样本库的运营服从国家和当地政府的相关法律法规。

（5）科研主管院长对中心业务工作有最终审核批准权，相关人事安排需向院党政联席会议报批备案。

2. 科学委员会职责　生物样本库科学委员会是生物样本库专职学术管理机构，应包括临床医学、基础医学、生物信息学、生物统计学等领域的专家。

（1）对入库管理的每个项目进行审核，做出学术评估。

（2）对生物样本库的重大学术研究问题提供咨询和把关。

（3）对生物样本采集执行情况和过程进行合理性审查。

（4）评判实验数据的有效性和安全性。

（5）必要时向课题管理者提供关于继续实验修改方案或终止实验的建议。

（6）对平台运行服务及共享成果进行评议。

（7）定期召开工作检查总结会，检查各成员单位工作完成情况。

（8）定期听取平台运行经费使用情况和工作计划的汇报。

3. 伦理委员会职责　伦理委员会的目的是保护样本捐赠者的权益和安全，并在科学性前提下对人类样本研究项目进行伦理审查和样本库管理。伦理委员会进行伦理审查的基本依据有《纽伦堡法典》《赫尔辛基宣言》；国际医学科学组织委员会（Council for International Organizations of Medical Sciences，CIOMS）的涉及人的生物医学研究的国际伦理准则，以及我国的《涉及人的生命科学和医学研究的伦理审查办法》《药物临床试验质量管理规范》等。另外，各种法规和行业规范也是伦理审查依据的基础。

（1）所有涉及人类生物样本的相关科学研究和开发活动，均应接受伦理委员会的审查和指导。

（2）伦理委员会主要承担伦理审查任务，对本组织或所属机构涉及人类生物样本相关活动进行伦理审查和监督，包括初始审查、跟踪审查和复审等；也可以根据社会需求，受理委托审查，组织开展相关伦理培训。

（3）伦理委员会应促进生物伦理方面的讨论和教育，提高公众认知，鼓励公众参与。

（4）对风险较大或者比较特殊的涉及人类遗传资源研究的伦理审查项目，伦理委员会可以根据需要申请上级伦理专家委员会协助提供咨询意见。

（5）伦理委员会的监督管理。伦理委员会组织机构应根据相关法规、法律、政策和指南，负责伦理委员会的组建和换届；建立完善的机制确保伦理委员会的审查工作独立于研究者和资助者，不会受到来自他们的任何不当干扰。同时，伦理委员会也能有效抵御其他各方面可能产生的影响，保障伦理委员会工作的透明性。

（6）保证样本捐赠者的合法权益。

（7）保障生物样本合理使用，保证样本使用者及研究人员合理规范采集和使用生物样本，减少风险。

二、人员

样本库中心管理层应针对涉及人员资源的要求，制订合适的组织规划、人员培训和能力评估程序，明确生物样本库中心所有人员的任职资质和岗位责任；确保所有参与生物样本储存活动的人员能公平、公正并遵守保密规定；技术负责人通过人员专业培训授权和审核评估，确保中心有足够的、经过充分培训的、有经验的、有资质的工作人员，以满足生物样本库中心的工作需求，并能履行质量管理体系相关职责，达到高效率的人员管理和高质量的样本库服务；生物样本库中心应对生物样本储存活动和其他有偿技术活动的生物安全级别和风险进行界定和评估，并建立和实施相关程序，确保完成对相关人员的培训，以维护员工的健康和安全。

（一）生物样本库中心员工岗位要求

生物样本库应对所有人员所在的岗位进行描述，包括各人员所在岗位的职责、权限和任务。除了普通操作岗位，样本库管理层还应建立相关制度，对使用信息管理系统、接触样本源资源、访问或更改样本信息、纠正单据、修改计算机程序等人员的权限做出详细规定，并告知相关人员。

样本库管理层还应对从事特定工作的人员进行授权，确保需要满足特定的专业知识、专业技能、具有资格等要求才能完成任务的岗位，由已经取得上级主管部门签发的上岗证书或样本库负责人授权的人员负责。

（二）生物样本库中心员工培训

生物样本库中心应建立人员培训管理程序，为所有员工提供培训及专业继续教育机会。培训可遵循PDCA管理程序，即P（Plan）——计划；D（Devise）——设计；C（Check）——检查；A（Act）——处理。因定期更新培训内容，培训应有文件记录。

（三）生物样本库中心员工能力评估

生物样本库中心应根据ISO 20387国际标准，制订相关政策和程序，规定每位样本库人员在上岗前必须接受相应的培训，并对其执行指定工作的能力包括管理或技术工作的能力进行评估。如未能通过能力评估，或该岗位对能力有新的要求，或员工在服务用户过程中出现严重不良事件，应对其进行再次培训并重新评估。

（四）生物样本库中心员工档案管理

生物样本库管理层应保存全体工作人员档案，作为其相关教育和专业资质、培训、经历和能力评估的证据。应确保这些档案方便授权人员获取和查阅。这些记录不要求存放在实验室，也可保存在其他特定地点，但在需要时可以获取。

三、设施

样本库设施场地和环境条件是样本库必需的资源配置，是样本库开展各项工作的基本条件。生物样本库中心首先应确定符合生物样本保存活动所需的基础设施、专用场地和环境的要求，建立相关程序确保生物样本及相关数据满足预期要求和生物安全、生物安保的要求。对开展不相容活动的相邻区域进行有效隔断。当环境影响生物样本及相关数据的质量和人员健康时，应对环境条件进行测量、监控和记录。

（一）生物样本库场地要求

（1）生物样本库中心主任应根据样本库工作的需要，申请足够的场地，以方便工作顺利开展。确保生物样本保存工作能合理分区，满足生物安全、生物安保和人员健康及安全要求。同时还应考虑预留可持续发展实验室场地。

（2）生物样本库中心的设计要适合其所从事的工作。这些设计包括但不局限于人员、采光、通风、供水、分区、废弃物处置等。生物样本库中心应制订相应程序，用于检查其环境对样本处理、设备运行有无不利影响。

（3）生物样本库中心应有相应的存放各种类型标本、设备、试剂、文件、手册、样本库用品、记录等的空间和条件。

（二）生物样本库中心安全与安保设施

（1）对开展不相容活动的相邻区域进行有效隔断，防止交叉污染，各隔离区域需加以明确标识。

（2）生物样本库中心应当设置门禁系统。严格控制外来人员进入或使用会影响样本质量的区域。采取适当的措施保护标本及资源安全，防止无关人员接触。特别注意对高风险标本或物品的安全保护措施。

（3）危险品的存放及处理应当注意安全，并遵守相关法规，并对相关人员进行培训。

（4）生物样本库中心的各个通道应通畅无阻，还应安装监控设备，满足生物样本库中心的生物安保要求。

（5）对于生物样本库中心的废弃物进行分类管理，尤其是医疗废物的处理要规范，符合国家和地方法规，对相关人员进行定期培训，垃圾处理记录要完善。

（6）生物样本库中心应有消防安全/生物安全/生物安保应急预案，用于预防自然或人为因素的突发事件或灾害，如停电、极端天气情况、地震和蓄意破坏等。指定专人应对各种风险情况，并定期进行培训。

（三）生物样本库中心设施

（1）生物样本库中心的基础设施及环境应适应生物样本保藏，且保障不易对预期要求产生负面影响。应关注或评估微生物污染、交叉污染、灰尘、电磁干扰、辐射、湿度、电力供应、温度和声音及振动水平对生物样本保藏的影响，适当的时候应对这些因素进行监控和记录。

（2）生物样本库中心室内温度和湿度必须受控以保证样本的质量，液氮区域应监控氧气浓度以确保进入的人员安全，所有监控结果应当可以实时查看并设置报警，确保在温度、湿度、浓度超出预警范围时可以第一时间通知工作人员并及时得到处理。当样本库空调不能满足环境要求时，应根据具体的环境情况使用除湿机或电热加温器等以确保样本的质量。

（3）生物样本库中心的所有设施都要安排专门人员定期进行检查，以验证其有效性。当出现影响或有可能影响样本质量的变化时，要停止使用并及时进行维护和更换。样本库员工在工作中也要密切注意有可能影响样本质量的设施改变，及时向维护人员反映并做出处理。

（4）生物样本库中心应采用较高级别的内务管理标准，对物品进行归类、编号，列出物品清单、规定物品存放的地方，并摆放整齐，一目了然。工作人员应遵守物品放置规定并养成良好的使用物品的习惯。

四、设备

生物样本库中心的设备是开展各项生物样本保存工作的前提，生物样本库中心应配备和控制访问生物样本保存所需要的所有设备，同时建立、成文和实施程序，用于控制所有设备的操作、安全处置、运输、储存、计划性维护和校准等。

生物样本库中心应申请配置开展生物标本保存活动（如标本采集、标本准备、标本处置、标本储存等）所需的所有设备。设备配置应与生物样本库中心所提供的服务相适应。在选择设备时，要考虑能源消耗和将来的处置。应监控设备的性能和使用年限，若设备性能达不到要求，应立即更换新设备。

（一）设备配置要求

生物样本库各功能区仪器设备的配置除了满足样本库整体工作的开展要求外，还应满足实验室生物安全的需求。

一个标准化的生物样本库应配备的设备包括但不限于：生物样本储存设备、生物样本处理设备、病理设备、安全洁净环境控制设备、生物安全相关设备、生物样本追踪设备、实验室基本设备、样本提取设备、样本分析检测设备、监控设备、数据存储和管理的信息系统设备及网络通信设备。生物样本储存设备作为样本库的中心设备，可分为超低温冰箱（-86℃）、液氮罐、石蜡样本储存柜、-20℃冷库、-4℃冷库、自动化样本储存设备等。

（二）设备使用及管理要求

（1）设备在安装后和使用前应验证其能否达到必要的性能，并符合相关要求。应确保关键设备能达到所要求的准确度，并应符合样本处理或测试方法相关规范。

（2）生物样本库中心应控制访问生物样本保存所需要的所有设备。使用设备的人员应先经过相关的培训，只有培训合格后由管理层授权的人员才可以操作设备。

（3）应对设备进行标识，标识一般分为唯一性标识和状态标识。每件设备均应有唯一性标识或其他识别方式。

（4）生物样本库中心应定期对影响样本质量的仪器进行校准，校准工作应满足下列要求。

1）与制造商或相关方一起制订校准程序，应至少遵循制造商的使用说明，并符合相关的卫生行业标准或者相关国家标准，内容应包括定期验证设备准确度、各主要系统的功能、校准修正因子的正确更新、安全防护及防止因调整和篡改而影响样本质量，同时还应验证校准后的仪器状态等。

2）校准通常由具有资质、经授权的工程师和样本库技术人员共同完成，最终经样本库管理层确认。

3）记录校准状态和下次校准的时间。

4）记录计量学溯源性和设备的可溯源性校准。

（5）应定期评价仪器设备性能，以保证和维护其正常功能状态。关键设备应由有资质的工程师定期进行维护保养、校准和验证，保证设备及分析系统处于正常的功能状态。

五、信息化系统

生物样本库信息化系统能实现对样本科学、快速、准确的管理。所有使用信息系统的工作人员均应按照操作规范进行使用，不同人员使用管理系统应有不同的权限。

（一）信息化系统组成

生物样本库信息管理系统一般由五个模块组成。

1. 容器管理模块　冰箱、液氮罐、冻存架及孔板的添加、删除和定位等。

2. 收样管理模块　核酸、文库样本信息的导入及不同方式的修改、删除、查询功能等。

3. 组织接收模块　组织样本的导入及修改、删除、查询功能等。

4. 样本交接模块　样本交接单的生成、审核及查询。

5. 其他模块　包括项目组审查、样本认领及组织提取任务单，主要应用是对检测报告单、每天到达样本的信息、组织提取进行查询。

（二）信息化系统数据备份

生物样本库信息管理系统数据需要规范备份，由生物样本库信息部门对信息管理系统数据及其他电子信息进行备份。

数据备份一般分三种方式。

1. 异盘备份　将备份文件保存在同一台服务器的不同物理硬盘上。

2. 异机备份　将备份文件保存在同一机房的不同服务器上。

3. 异地备份　将备份文件保存在不同机房的服务器上。

第三节　生物样本库管理技术

在生物样本库管理技术上，需要规范做好以下几个方面：伦理审查、样本采集、样本前处理、样本包装和运输、样本储存。

一、伦理审查

（一）伦理原则

传统的生命伦理原则有不伤害原则、有益原则、尊重原则和公正原则。

1. 不伤害原则　不伤害的对象包括患者、受试者（在样本库中的受试者即为样本捐赠者）或特定人群。不伤害的内容包括身体上的伤害、精神上的伤害、社会经济上的伤害及可能的伤害风险。既不能有伤害人的动机，也不能引致本可避免的伤害，如违反操作常规引起的伤害。既不应该造成伤害，也应该防止伤害，更应该消除伤害。

若某一行为是必需的，但又会造成两方面的后果，一个后果是正面的、直接的、有意的效应；另一后果是负面的、间接的、非有意的、不可避免的但可预见的效应，此时适用"双重效应"原则。可为有伤害后果的行为进行伦理辩护，解决义务行为中的冲突。

2. 有益原则　"有益"是指确有助益。采样时不仅要满足"不伤害"，而且要维护和促进捐赠者的权益，这是采样者的一种义务。在权衡捐赠者的个人生命健康利益与科学、社会利益时，必须始终将捐赠者的个人生命健康利益放在首位。

"不伤害""有益"原则要求研究人员认真评价研究方案的风险/受益比。研究方案必须使受益超过风险，超过越多越好。在研究方案中，风险不能超过最低程度，必须使风险最小化，受益最大化。

3. 尊重原则

（1）尊重人的自主性，即尊重捐赠者的自我决定权。尊重人的自主性的前提是捐赠者有做出决定的理性能力，即他们能够根据自己的价值观做出最佳选择，并对自己做出的决定负责。缺乏自主性的人（如儿童），或者他们有过自主性，后来因主观或客观原因一时（如精神病患者发作时、被囚禁的犯人）或永远丧失自主性（如智力严重低下、老年性痴呆）的人，应该由与他们无经济和情感冲突的监护人或代理人做出决定。他们也被称为脆弱人群，即自己不能维护自己的权利和利益；对于脆弱人群，需要加以特别的或额外的保护。

（2）尊重人的尊严。人具有主体性，不能被当作工具对待。奴役、剥削、压迫、歧视、凌辱、无辜伤害、买卖器官、人体物化（制造人、克隆人）和商品化等都有损人的尊严。

人的尊严还包括生命的尊严，对人生命尊严的尊重包括严肃对待人类胚胎和人类尸体。无故损害人类胚胎和随意对待人类尸体也是对人生命尊严的不尊重。

由尊重人的尊严、尊重人的自主性原则必然引出"知情同意""保密/隐私"等伦理要求与准则。

4. 公正原则 包括分配公正和回报公正，即资源分配上要求公正，效益回报上要求公正。

（二）伦理审查准则

在操作和使用人类样本及其资源数据时，会对人类尊严、人权和基本自由造成潜在的伦理风险。要解决这些问题，必须在基本的伦理原则指导下，建立样本库的伦理准则与相应的伦理操作规范。样本库的伦理准则如下。

（1）人类样本的采集、处理、储存和使用及其遗传数据的处理必须符合伦理、法规。

（2）样本库需建立独立的、多元化的、多学科的伦理委员会，执行和监督样本的采集、保存、使用过程符合伦理原则与相关法律法规。

（3）"不伤害""有益""尊重""公正"这些生命伦理的基本原则是样本库开展一切活动的基础。

（4）采集和使用样本必须履行知情同意程序，捐赠者有权清楚了解所捐样本的用途，自主决定是否同意捐赠。不得使用欺骗、利诱、胁迫等不正当手段使捐赠者做出有违其本身意愿的决定。

（5）捐赠者的安全、健康和权益必须高于科学和社会利益，应尽可能避免伤害捐赠者，力求捐赠者受益程度最大。

（6）在样本的采集、保存和使用过程中，必须尊重和保护捐赠者的隐私，不得将涉及捐赠者隐私的资料和情况向无关的第三者或者媒体透露。

对于包括儿童、孕妇、智力低下者、精神病患者、囚犯、经济条件差和文化程度很低者在内的丧失或者缺乏能力维护自身权利和利益的捐赠者，应当予以特别保护。

（三）伦理审查内容

生物样本库伦理审查的内容包括但不限于以下内容。

1. 样本采集

（1）是否充分描述获得知情同意的过程，包括确定获得同意的责任人。

（2）是否给予捐赠者或其法定代理人充分、完整、可理解的书面和口头信息。

（3）从丧失或者缺乏能力维护自身权利和利益的捐赠者处采集样本时，是否给出特别说明并且获得其监护人或法律认可的相关人员同意。

2. 样本处理

（1）捐赠者是否能在任何阶段获得捐赠样本的处理后数据信息。

（2）样本处理后的数据信息是否得到保密，是否保证没有被泄露给第三方。

3. 样本保存

（1）各级伦理委员会提出的准则和程序是否一致。

（2）电子或纸质储存信息能否得到足够的保护。

4. 样本使用

（1）是否未经当事人知情和明确表达同意就使用储存的与其相关的人类样本。

（2）是否未经当事人的同意，将所采集的人类样本用于与当事人最初获得知情同意不一致的目的。

（3）当人类样本及其数据自由流通时，是否确保这些数据与可以确认身份的人脱离了关系，且这种联系不可重新建立。

（4）人类样本及其数据跨国流通时，是否得到公平处理。

（5）是否保证捐赠者有权利用样本研究的成果和研究的信息。

（四）伦理审查流程

伦理审查的流程分为六大步：提交申请、伦理审查、伦理审查的决定、结果传达、审查跟进、文件存档。

1. 提交申请　样本研究者在申请采集和使用样本时，需提供伦理审查的相关文件，文件包括但不限于以下内容。

（1）伦理审查申请表。

（2）研究方案。

（3）研究方案的摘要、大纲、伦理描述。

（4）样本的信息及描述。

（5）样本使用者简历。

（6）获得同意的"知情同意书"（包括捐赠者利益分享、损害赔偿、保险等说明）。

（7）样本使用者同意遵循相关伦理原则的声明。

（8）其他伦理委员会或管理机构对研究方案的重要决定。

2. 伦理审查

（1）审查会议：样本申请者所有按正确方式递交的申请都应及时审查。伦理委员会应按规定的日期定时举行会议。

1）会议前，伦理委员会成员应有足够的时间审查相关文件。

2）会议应有记录，应有批准会议记录的程序。

3）样本申请者（或使用者）可应邀阐述方案或就某特定问题做详细说明。

（2）审查时的注意事项：伦理委员会的主要任务为审查申请方案中涉及的伦理和证实文件，尤其是签署知情同意书的过程、方案的适宜性和可行性。如果有科学委员会或其他机构的审核结果，伦理委员会也应将其加入到审查与考虑中；现行法律和法规要求也是伦理审查的重要内容。

（3）加快审查：当有特殊项目需要加快审查时，伦理委员会应建立对研究方案加快审查的程序。这些程序应详细说明下列各点。

1）符合加快审查的申请、修改和其他需要考虑的事项的类型。

2）对加快审查的法定到会人数的要求。

3）决定权（如是否需要伦理委员会全体成员确认）。

3. 伦理审查的决定

（1）对申请做决定时，伦理委员会应注意以下事项。

1）委员回避：当伦理委员会成员与该申请方有利益关系时，该成员应从申请审查的决定程序中退出；在审查前应向委员会说明该利益关系，并在会议纪要中记录。

2）非委员或工作人员离场：只有在其他人员（如研究人员、申请者代表、独立顾问）离场的情况下，伦理委员会才可做出决定。

3）法定人数：只有在达到法定到会人数（符合伦理委员会书面操作程序的规定）时，会议才能做决定。

4）文件材料齐备：申请进行详细审查所要求的文件应准备齐全。

5）决定人员：只有参与审查的人员才能参与决定。

6）决定方式：应在组织成立时就确定，如一致同意或投票决定。

7）非正式建议：可作为决定的附件。

8）条件性决定：如果是条件性的决定，则应提出修改的明确建议，以及对申请重新审查程序的详细说明。

9）否定理由：若申请被否定，应明确陈述理由。

（2）决定报告包含的内容

1）审查的研究方案的题目。

2）明确标注决定所基于的被提议的研究方案或其修改稿、提交日期和版本号。

3）审查文件的名称和识别号，包括受试者信息表、材料及知情同意书。

4）申请者姓名和职称。

5）研究场所名称。

6）审查决定的日期和地点。

7）做决定的伦理委员会的名称。

8）对所达成决定的说明。

9）伦理委员会的建议。

10）如果达成的是条件性决定，必须阐明伦理委员会的要求，必须清楚说明修改建议和重新审查的程序。

11）如果达成的是肯定性决定，则需有样本申请者或使用者的声明保证，包括：保证其在样本的处理和使用过程中接受伦理委员会的监督，汇报研究的阶段性信息、最后的总结或报告，保证样本在使用过程中出现重大事件时要通知伦理委员会。

12）伦理委员会对正在进行的研究进行审查的时间表或计划。

13）如达成的为否定性决定，需明确阐明做出否定性决定的理由。

14）伦理委员会主任委员（或其他被授权人）的签字。

4. 结果传达　结果应以书面形式、按伦理委员会相关程序传达给申请者。

5. 审查跟进

（1）必须及时跟进审查的情况：伦理委员会应建立跟踪审查程序，跟踪所有做出批准决定的研究的进展，从做出决定开始直到研究终止。以下情况和事件要求对研究进行及时的跟踪审查：①对可能影响捐赠者权益或影响研究实施的方案的修改。②研究设备耗材改变，严重的和意外的不良事件。③可能影响研究风险/受益比的任何事件或信息。

（2）审查跟进注意事项：①审查程序和要求可能与初审不一样，伦理委员会要有特定的审查程序；②审查跟进的间隔应由研究方案的性质和突发事件决定，但至少一年一次；③及时公布审查跟进的决定，并传达给申请者，明确指出新决定对最初决定的影响（更改、暂停或终止原决定，或确认原决定仍然有效）；④在研究暂停或提前终止的情况下，申请者应通知伦理委员会暂停或提前终止的原因，暂停或提前终止的研究所取得结果的总结也应递交伦理委员会；⑤研究结束，申请者应通知伦理委员会；⑥研究的最后总结或报告的副本应递交伦理委员会。

6. 文件存档　伦理委员会的所有文件和往来信件应按书面程序注明日期，建档并存档。必须建立关于文件、文档和档案的存取和返回程序。

（1）文件保存年限：建议文件至少保存到研究结束后3年。

（2）文件保存内容：应建立文档并存档的文件包括但不限于以下内容。①伦理委员会的组成、书面标准操作规程及常规（年度）报告。②伦理委员会所有成员的专业履历。③伦理委员会全部收入和开支的记录，包括对秘书处和伦理委员会成员的津贴和补偿。④伦理委员会制订、公布的申请指南。⑤伦理委员会的会议日程、伦理委员会的会议记录。⑥申请者提交的所有材料的一份副本；伦理委员会成员与申请者或有关人员就申请、决定和审查跟进的往来信件；送交申请者的决定、建议或要求的副本；跟踪审查期间收到的所有书面材料。⑦研究完成、暂停或提前终止的通知。⑧研究的最后总结或报告。

（五）知情同意

知情同意是由尊重人的自主性原则引出的伦理要求，同时又能对不伤害原则、有益原则和公正原则进行诠释，是伦理审查中的核心内容。

知情同意的目的：促进个人的自主性，保护捐赠者，避免欺骗和强迫，鼓励样本采集人员与科研人员自律，促进样本捐赠者做出合乎理性的决策。

知情同意的要素如下。

1. 信息的告知　应该提供一个人做出合乎理性决定所需要的信息，包括治疗或研究的目的、程序、时间、预期的受益和可能的风险、有无替代办法、知情同意过程和"知情同意书"的签署、发生损伤的处理、有无利益冲突等。

2. 信息的理解　是知情同意的关键，只有理解了所提供的信息，捐赠者才能做出接受或不接受治疗、参加或不参加研究的决定。为方便捐赠者理解信息，研究人员应使用可理解的语言，做好与捐赠者之间的交流，引导他们提出问题并及时回答问题，必要时对他们是否理解进行测试。

3. 同意的能力　是指捐赠者做出决定的理性能力，即他们能够根据自己的价值观做出最佳选择，并对自己做出的决定负责。对于缺乏自主性及不能维护自身权利和利益的脆弱人群，需要加以特别的或额外的保护。

4. 自由的同意　是指同意不是在强迫的压力和不正当的引诱下做出的；强迫、强制、不正当引诱会使人做出本来不会做出的决定，违背了自主性。

5. 知情同意的类型　知情同意分为6种类型，即经典同意［或称"选择参加"（opt-in）

同意]、层列式同意、"选择不参加"（opt-out）同意、一揽子同意、推定同意、免除同意。对于样本库使用哪种知情同意形式，不同的专家和学者有不同的看法。大部分专家的意见集中于经典同意和"选择不参加"同意。

6. 知情同意的内容　信息、理解和自愿三原则是知情同意的主要内容。即必须向捐赠者提供充分信息；确认他们真正理解了所提供的信息；确保他们是自愿同意参与研究，而不是受到任何强迫或在不正当引诱下做出决定。

对于未成年人或无能力给予同意的情况，可由捐赠者合法的代表人来做出决定，如未成年人的父母或老年人的照料者。法定代表也可代表成年人。但当个人有能力给予同意时，代表人权利即终止。

对于从死者收集的样本和数据，如果死者在生前没有机会给予同意，他的亲人可以提供相关的同意，条件是不违反死者在生前表达过的或被推定的意愿。

二、样本采集

生物样本库涉及人类相关的样本主要包括组织样本、血液样本、尿液样本、粪便样本及其他样本。样本的采集方式也随着样本的种类、使用方式和处理方式的不同而不同。应根据不同的样本类型和使用目的，严格按照相应的标准操作程序，采用最合适的条件对生物样本进行筛选和收集，并全面系统地收集样本的相关资料和数据。

（一）科学委员会审查

采集的样本应符合一定的要求，以保证样本的质量，使采集的样本成为具有价值的资源。得到的样本应首先满足捐赠者在病理诊断上的需求，剩余的部分才能由样本库进行处理和储存。因此，样本库需规定样本选择的标准并对样本的采集进行审查。

科学委员会应对样本采集前提交的方案进行审核，审核的内容如下。

（1）样本的来源、种类。

（2）采集的时间、地点、人员、方法。

（3）样本采集的时间是否符合要求，是否能够保证样本的质量。

（4）样本采集地点的选择是否符合相关采集资质的要求、生物安全的考虑和人口统计学的研究需要；采集的场所是否固定，如医院、捐赠者的家中或其他符合要求的地点。

（5）样本的采集人员安排是否合理，是否符合资质要求和接受过标准化流程的培训；相关人员的职责是否明确。

（6）样本采集的途径有很多，包括外科手术、器官捐赠、移植、解剖、静脉采血等。所选择的采集方法是否合适，是否严格按照标准操作流程进行。

（7）样本的价值

1）样本采集前，应对计划采集的样本价值进行评估，避免重复采集和采集不需要的样本，保证捐赠者的利益和提高样本库的样本水平。

2）样本只有在用于研究使用时才能发挥其真正价值，应评估采集的样本是否符合当前研究目的或将来可能的研究需要。

3）对于有研究价值、目前样本库缺少或者较难采集的样本，应优先采集。

（二）伦理委员会审查

伦理委员会审查的要点如下。

（1）样本的采集和项目是否符合伦理原则的要求。

（2）是否给予捐赠者或其法定代理人充分、完整且可理解的书面和口头信息。

（3）是否充分描述获得知情同意及其过程，包括确定获得同意的责任人。

（4）从丧失或者缺乏能力维护自身权利和利益的捐赠者处采集样本时，是否给出特别说明并且获得其监护人或法律认可的相关人员的同意。

（5）对捐赠者的资料是否采取了保密措施。

（三）安全采样

所有的生物样本都应当被认为具有潜在感染性。在采样过程中，相关工作人员需做好采样时的安全防护措施，防止病原污染。

（四）样本采集

1. 常规血液样本的采集　血液样本作为样本库典型样本之一，对于已有的或潜在的临床研究和科学研究都有着十分重大的意义。

（1）采样时间

1）最好分别采集捐赠者治疗前、治疗后的空腹外周静脉血，如送检肿瘤血液样本最好在未经放疗和化疗前采集。对于特殊病例，应根据研究的需要，采集捐赠者治疗过程中或其他时间段的空腹外周静脉血。一般情况下，采血前的8～12h应该禁食、禁饮含乙醇和咖啡因的饮料。

2）长时间静脉闭塞之后，不适宜马上采血。

3）对于手术前后血浆或血清样本，明确临床诊断后在术前及术后取血，术后取血可在手术后第14天或出院前取血。

（2）采样量：研究用的血液样本应该同临床用的常规血液样本一起采集，以减轻个体的疼痛。用于样本库的血液样本应先满足临床需要。根据实际用途，取5～10mL血样，用统一质量标准的容器储存。最好储存治疗前后的外周血样本各5mL。

（3）采样容器

1）为了分离得到血浆，可以将血液采集在乙二胺四乙酸（EDTA）管、枸橼酸葡萄糖（ACD）管、肝素锂管，或者含分离胶的抗凝采血管中。

2）若必须进行细胞学研究，建议使用肝素锂采血管，但该法不适于蛋白质组学的研究。

3）如采集的样本主要用于DNA的提取或淋巴母细胞系的建立，可以使用EDTA采血管。

4）蛋白质组学的研究建议使用EDTA采血管。使用EDTA采血管比使用肝素和ACD

采血管造成的蛋白裂解更少。

（4）采血卡：当采集条件有限时，可以用血斑采集替代全血采集。血斑采集时，各种类型的采血卡均可使用。这里介绍两种可用的采血卡。

1）Guthrie采血卡（903号样本采集纸）：用于新生婴儿的足跟采血。在给新生婴儿采血时，需要考虑血液吸收率、血清吸收率和血斑的大小等重要参数。血斑可以储存长达17年，并且在室温下，有些血斑还可以作为DNA扩增的来源。

2）FTA采血卡，由浸没在特殊化学混合液的滤纸制成，可促进细胞的裂解、蛋白的变性，抑制细菌和微生物的生长，保护核酸免受核酸酶、氧化和紫外光照射的伤害。将采血卡装在文件夹或信封中，室温下即可运输。该采血卡可在室温下保护样本中的DNA几年。其中主要的影响因素是储存环境的质量，特别是酸性气体和产生自由基的污染物的含量，即FTA采血卡能对这些环境的影响产生免疫。有研究报道于室温下储存在采血卡上的基因组DNA，14年后依然可以成功地用于聚合酶链式反应（PCR）扩增。

2. 脐带血样本的采集　脐带血里含有大量的干细胞，在临床上可广泛用于干细胞移植等领域。脐带血干细胞的浓度十分高，一般为骨髓干细胞浓度的10～20倍，而且品质优良，其细胞的增殖能力也比较高；相对于移植骨髓内的干细胞，进行脐带血干细胞移植所引发的后遗症更低，而且干细胞的排斥概率也低；移植脐带血干细胞比移植骨髓或周边血干细胞感染病毒的可能性更低。因此，脐带血干细胞移植在医疗领域有着十分重大的意义。

（1）脐带血捐赠者选择标准

1）脐带血最好是取自妊娠34周以上的自然分娩或剖宫产后婴儿的脐带和（或）胎盘。采集应在断脐后婴儿的远端进行，不得在婴儿近端进行任何方式的采集。

2）母亲必须无传染病史方面的记录，且需有下列检查项目的结果：①包括母亲的产前传染病检测和其他一般检测结果在内的病史记录；②传染性疾病病原体的检测必须包括人类免疫缺陷病毒1型/2型抗体（HIV-1/2抗体）、乙肝表面抗原（HBsAg）、丙型肝炎病毒（HCV）抗体、巨细胞病毒免疫球蛋白M（CMV-IgM）抗体、梅毒的血清学检测，以及国家规定要求在采集时应检测的其他项目；③妊娠史、分娩史及分娩日期应有文字记录，还包括新生儿性别、妊娠及其他临床检查结果，如可能，应记录出院前的所有疾病诊断。

3）应有捐赠者评估标准，以预防受者感染传染性疾病，并保证脐带血供者和母亲的安全，以及为脐带血供者和母亲的个人隐私保密。

4）母亲不符合脐带血采集标准时，原则上不能采集脐带血。如仍需进行采集，必须要求脐带血库主管或主任书面提供采集该脐带血的理由，经由母亲同意并签字，并将上述记录永久性储存。

（2）采样机构、人员、场地的要求

1）脐带血的采集只有获得相关资质的医疗机构或单位才能进行。

2）进行样本采集的工作人员必须受过脐带血采集培训，至少有包括1名产科医师的2名以上工作人员。

3）具有洁净的产房，必须有足够的空间进行脐带血采集。

4）必须有对母亲和婴儿的急救措施。

5）在运输至脐带血库前，必须有足够的符合条件的空间暂时存放脐带血。

（3）采样操作流程

1）胎儿断脐：胎儿分娩后在距胎儿脐部5～8cm处用两把止血钳夹住，从中间剪断脐带，抱走婴儿。

2）脐带处理：用纱布等清除胎粪等污物后，将脐带静脉充盈处用碘酒、酒精消毒。

3）血液采集：抽取脐带血于采血袋或采血管，做好标记和记录。

4）在止血钳上方用手术绳（脐带圈）结扎。

5）放入4℃冰箱暂存或立即进行下一步的处理。

（4）注意事项

1）脐带血采集必须按照标准操作规程执行。胎盘娩出前、胎盘娩出后和剖宫产都应有相应的标准操作规程。

2）脐带血采集过程必须保护母亲和婴儿，不得因任何样本采集相关事情而改变分娩过程。

3）单胎顺产分娩时才可在胎盘娩出前进行脐带血采集；如果是多胎分娩脐带血的采集，必须在胎儿全部娩出后方可进行。

4）脐带血采集所用的容器如采血袋必须是经批准的可用于人血采集的，同时必须尽量减小损失和微生物污染的风险。

5）用于采集脐带血的试剂、耗材及采集方法必须保证无菌。

3. 尿液样本的采集

（1）采样量：尿液样本的采集一般留取15～50mL，其他采样量根据研究项目和目的具体而定。

（2）采样容器

1）采集尿液用的塑料或玻璃容器应该无菌、干净且干燥，具有50～3000mL的容量，广口，具有防漏瓶盖。

2）如采集的样本用于毒理学分析研究，应使用高密度的聚丙烯类容器盛装样本，以减少邻苯二甲酸酯等化学物质对样本的污染。

（2）注意事项

1）若要检测某些特殊的分析物，可以在采集后、分管前这段时间添加防腐剂，如EDTA或者亚硫酸氢钠。

2）用于细菌培养样本采集时，应先做尿道口局部消毒处理并注意无菌操作。

3）基于不同的研究项目，需要进行某些特殊处理的，如避光存放，样本的操作过程应在避光条件下进行，采集容器应及时用锡纸等包裹。

4）采集的尿液样本进行分装处理前要混匀，保证其均匀性。

4. 粪便样本的采集　粪便样本在临床检验和研究方面的应用广泛：根据粪便的性状与组成，判断肝、胆、胰等器官的功能；了解消化道及肝、胆、胰等器官有无炎症、出血、肿瘤及寄生虫感染；分析有无肠道致病菌或肠道菌群失调，以防治肠道传染病；等等。粪便样本采集的质量对临床检测与研究有十分重大的意义，如采样的时机、样本的代表性与检验结果的准确性、可靠性关系极大。因此，根据不同检查目的和病原体的特性，应采取不同的采集、储存和运送方式。

（1）采样时间：根据检疫要求及研究项目的不同，选择适当的采样时机十分重要。有特殊时间要求的样本，应严格按规定时间采样；有临床诊断症状需要进行病原分离的，标本必须在病初的发热期或症状典型时采样；对于食源性疾病暴发或集体腹泻患者粪便的采集，尽量在急性腹泻期及用药前采集；还有一些特殊情况，如样本用于检查蛲虫卵时，于晚上11：00采集较好。

（2）采样量

1）采样量要满足实验及研究的需要。一般采集新鲜粪便，盛于清洁、干燥、无吸水性的有盖容器内。对于液状粪便，采集水样便或含絮状物的液状粪便约5mL；成形粪便至少取蚕豆大小（约5g）放于灭菌容器内，容器内最好加有储存液。

2）所采集的样本有明确用途时，如样本用于日本血吸虫卵检验或孵化毛蚴时，至少留取30g粪便；如样本用于粪胆原定量检查，每次检测需留取20g；如样本用于脂肪定量检查，符合送检的样本需约60g以测脂肪含量。

（3）样本性质：根据样本可能使用的研究及用途，需严格按照规定采集足够的样本量。不同研究项目对样本的需求不尽相同，应按用途侧重采样。对于没有特定要求的，应全面采样，通常采集自然排出的粪便。应尽可能用干净竹签或便勺挑取含有鲜血、黏液等异常成分粪便。外观无明显异常时，应于粪便内外多处取样。需要分析样本内微生物时，应从内部取样，因为表面微生物受环境变化影响与肠道内已有所差异。

（4）无菌取样：所采集样本不管是供临床诊断还是科学研究，都必须无菌操作。采样用具需灭菌处理，不得混有尿液、水或其他物质，以免破坏有形成分和使病原菌死亡。尸体剖检需采集标本的，应先采样后检查，以免人为污染标本。若样本被腐生性原虫、真菌孢子、植物种子、花粉等污染，易混淆检验结果。

（5）采样容器

1）盛装样本的容器可选择一次性塑料的或玻璃的，可以是瓶式、试管式或袋式。容器必须干净、干燥、完整无损、密封不漏出液体。使用前应彻底清洁干净，必要时经清洁液浸泡，冲洗干净后以干热或高压方式灭菌并烘干。如选用塑料容器，能耐高压的经高压灭菌，不能耐高压的经环氧乙烷熏蒸消毒或紫外光灭菌后再使用。

2）根据样本的性状和今后使用的目的选择不同的容器，一个容器装量不能过满，对于液态样本，不可超过容器容量的80%，以防冻结时容器破裂。装入样本后应加盖拧紧，必要情况下，用封口膜固封。

3）装标本的容器应贴上相应的标签。

5. 口腔黏膜细胞样本的采集 口腔黏膜细胞的采集比较简单，采集人员只需要接受简单的培训即可操作。但是，相比较于血液采集，口腔黏膜细胞采集的样本只能产生很有限的DNA。根据样本使用情况的不同，可以采用不同的方式采集口腔黏膜细胞。

（1）采样方法

1）细胞刷刷取：这种方式是使用一个无菌的细胞刷在口腔颊部上捻转15s进行样本的采集。上述操作要重复3次，并且两侧口腔颊部都需要采集。用剪刀将细胞刷上的拭子取下，并转移到冻存管中。采集时间的长短会影响DNA的数量。室温下，建议用细胞刷采集，这种方法有利于保证样本质量。

2）漱口采集：使用10mL无菌水冲洗口腔10s，然后将其吐到离心管中。重复上述操作3次。冲洗时间不同，提取到的DNA的数量也各不相同。在室温下，若样本的储存有延迟，会对样本的质量有影响。

3）样本处理卡（treated card）采集：使用这种卡采集样本能抑制细菌的生长，杀死病毒，使核酸的降解降到最低程度。操作时，个体只需要将唾液吐到无菌的烧杯中，再将样本处理卡边角的顶端放进唾液中。将样本处理卡自然晾干，装进放有干燥剂的包中。

（2）采样器材：根据采集方法使用不同的耗材和容器来采集、盛装样本。容器可以是冻存管、烧杯、离心管等，必须干净、干燥且无菌。

（3）注意事项

1）因为细胞刷有腐蚀作用，而使用漱口水的采样方法需要样本捐赠者将漱口水吐出来，儿童可能会将其吞咽下，所以这两种方法不适用于儿童。

2）样本处理卡采集的唾液量较少，因此只能得到很少的DNA。提取出的DNA中还含有一些蛋白质，因此这些DNA不能被长期储存。

6. 唾液样本的采集　唾液作为一种生物液体，多用于不同的生物标志物（如蛋白质、药物和抗体等）的检测。唾液具有非侵入性、易取得的特性。样本的采集是非侵入性的（无痛），因此可以很轻易地采集，且只需较少的辅助设备。

（1）采样时间：唾液的采集建议在早上进行（最好在上午9∶00～11∶00）。要求捐赠者在唾液采集前至少8h内禁食、禁水，并且不要进行任何口腔卫生的护理。

（2）采样容器：唾液的采集可以使用专门的唾液收集器或容积合适的离心管，颌下腺唾液和舌下腺唾液的采集需要用纯棉纱布将采集管封上，而腮腺唾液的采集需要使用专用的烧杯。

（3）采样方法：采集前，捐赠者应该使用去离子水清洁口腔（严禁喝水）。清洁完口腔5min后，可以开始采集样本。

1）全唾液的采集：采集全唾液时，捐赠者选取一个较为舒适的坐姿，头稍微前倾、下低，使唾液自然地流到口腔的前部，再滴入已准备好的带漏斗状装置的容器中。持续收集5min样本即可。该过程中，捐赠者严禁说话和改变姿势。采集唾液的容器需放置在冰上。

另一种可选的方法是捐赠者每分钟将口腔内蓄积的唾液向容器中吐1次，共吐5次。此过程中提醒捐赠者不要咳出黏液或痰。

2）颌下腺唾液的采集：使用纯棉纱布堵住每个颌下腺导管，使口腔的底部干燥，堵塞住舌下腺（两边），并使捐赠者稍微抬起舌头，使得颌下腺能更敞开一些。使用无菌的设备采集颌下腺唾液。将无菌的一次性黄色移液枪枪头（适用于最大量程为200μL的移液器）连入设备中，每次采集都需要更换一支新的枪头。在采集过程中，每2min使用沾了枸橼酸粉末的湿棉签放到舌头的侧面，从而刺激颌下腺唾液的分泌。整个过程需采集至少200μL的颌下腺唾液。

3）舌下腺唾液的采集：采集方案类似于颌下腺唾液的采集，唯一的不同在于颌下腺的导管口需要堵住。每次至少采集100μL的舌下腺唾液。

4）腮腺唾液的采集：使用腮腺唾液采集杯来采集腮腺唾液。如果临床人员需要，可以放两个腮腺唾液采集杯，这样可以在两个腮腺同时进行腮腺唾液的采集。腮腺唾液的采集也需要上述的枸橼酸刺激。整个过程至少采集1mL的腮腺唾液。最开始采集的0.1mL腮腺唾液需要弃掉，以确保采集的腮腺唾液都是新鲜的。

（4）注意事项：采集好的样本在处理前，需要一直在0～4℃储存。

7. 精液样本的采集 精液由精子和精浆组成，精浆给精子提供了一个安全的环境。要使精液分析为临床提供可靠的结果，精液的采集必须按标准化程序进行。

（1）采样时间：样本采集前，捐赠者通常在2～7天内禁止性活动，以免减少精液中白细胞的数量。具体时间可根据研究和检测目的的不同进行调节。

（2）采样容器：样本应收集到干净的广口玻璃或塑料容器中，注意不要触及容器内壁，以免污染。

（3）采样前准备

1）实验室工作人员需要给捐赠者提供清晰的书面或口头指导，同时提供留样容器，并嘱咐留样时的注意事项：①不可用避孕套留取，因为普通的乳胶避孕套可影响精子的存活；②不可用夫妇射精中断法，因为这很容易丢失部分精液或受到阴道分泌物的污染，尤其是初始部分的精液所含精子密度最高；③样本采集需要完整；④在运送到样本库的过程中，样本应避免过冷或过热，尤其是冬天，样本通常置于保温设备里转送；⑤样本在采集后18h内送到样本库。

2）采集前必须先洗净生殖器官和双手。

（4）信息记录：样本采集完应进行详细的信息记录，还应记录禁欲时间及样本采集是否完整。

（5）注意事项

1）实验室技术人员应注意自身安全防护，严格按照规定采取适当的防护措施。精液样本应视为生物危险品，其可能含有有害的病原体，如HIV、肝炎病毒、单纯疱疹病毒等。

2）样本采集完成后，应于35～37℃水浴箱中（无条件时则于室温放置20～45min）待其液化或按规程做相应的其他处理。

8. 宫颈细胞样本的采集 宫颈细胞学检查有两种方式：宫颈刮片和宫颈液基细胞学，原理大同小异，都是取样后在显微镜下观察宫颈细胞学的变化。只有使用合适的采集方法，才能采集到高质量的宫颈样本。

宫颈刮片：是使用木制刮板或子宫颈刷从子宫颈取少量细胞样本，制成玻片，在显微镜下检查异常细胞（癌前病变或癌）。从取样的过程来看，宫颈刮片中使用的木质刮板很难取到子宫颈管内的鳞-柱交接部的标本，而且有研究发现多达80%的细胞样本会残留在刮片上被丢弃。

液基细胞学检查（LBC）：采用液基薄层细胞检测系统检测宫颈细胞并进行细胞学分类诊断，它是目前国际上较先进的一种宫颈细胞学检查技术。使用一个特制小刷子（中间刷毛长于两侧刷毛）进行取样。

（1）采样时间

1）一般建议在月经结束后3～4天，因为此时子宫内膜细胞脱落少，对子宫颈细胞学检查的干扰少。

2）严重子宫颈阴道炎症时，不能取样，需先做抗炎治疗。

3）月经期不能取样，妊娠期取样需谨慎。

4）短期内不能重复取样，至少2个月后再次取样。

（2）采样方法：将木制刮板的较细端插入宫颈中，并旋转2～3周。如果使用宫颈刷，则将其较细端放进宫颈，然后轻轻旋转2～3周收集子宫颈外口和颈管的脱落细胞。收集到的样本立即用于制作涂片或者放置于运输媒介中重悬。

（3）注意事项

1）取样前24h内禁止性生活，至少48h内不能进行阴道冲洗、用药。

2）阴道窥器置入阴道时不能用润滑剂。

3）取样时用力适中，须避免出血，如出血较多应停止，可用干棉球（或棉棒）压迫止血后再取。

4）对于围绝经期和绝经后妇女，应注重子宫颈管取样。

5）如果在样本采集区域以外看见任何异常，应再采集一个样本。

6）应在病历记录中详细描述任何观察到的状况：宫颈转化区的可见性，炎症、糜烂或其他病变，或异常排液。

（五）样本的编码与标签

在为一管样本贴上标签之前，首先应确定的是该样本的编码原则、使用的条码类型（一维码或是二维码）及标签上包含的元素，如条形码、汉字、图片等。

1. 样本编码原则　样本库编码应遵循唯一性和共享性的总原则。在满足总原则的基础上，尽量精简，长度尽量保持统一。不同的样本库根据实际情况不同，编码方式和原则也有所区别。最简单的就是使用唯一的流水号（只含相对固定的几个代码和阿拉伯数字，如CNGB0000001、CNGB0000002、CNGB0000003等）作为样本的编号，编号中不体现样本类型、采集时间等任何与样本相关的信息。这种方式最大的优点是在不知道样本信息的前提下也可以提前准备足够的标签，并且不需要根据样本信息在粘贴前进行一次匹配，最适合在冻存管上预置标签（后文将对预置标签进行介绍）。也正因为编号中无任何其他可识别的信息，对操作人员的要求也更高，在进行操作的时候，需要更加仔细认真地核对编号和样本，以防出错；即使这样，出错的概率也增加了。另一种编码方式是基于医疗行业已有的相关代码而建立，样本的编码中包含样本类型代码、器官代码、样本采集时间等。这种方式也是目前各类样本库中使用较多的编码方式。下文详细介绍此种编码方式。

（1）相关代码：样本采集单位代码参考全国组织机构代码（查询网址http：//www.nacao.org.cn/）。

（2）样本编码规则

1）组织样本编码：由年份、流水号、手术器官代码（D）、取材部位代码（T）、样本管份编号5部分组成。例如，201912345D08T-1，2019表示年份，12345表示流水号，D08表示食管，T表示采集的是肿瘤组织，-1表示第1管份。

2）血液、体液、人体排泄物样本编码：由年份、流水号、样本类型（B）、样本细类

（P）、样本管份编号5部分组成。例如，201912345BP-1，2019表示年份，12345表示流水号，B表示血液样本，P表示血浆，-1表示第1管份。

3）遗传数据库按家系采集时的编码：由家系采集代码（G）、家系流水号、关系、样本类型、样本细类、分管编号6部分组成。例如，G1234P1BS-1，G表示家系采集，1234表示家系流水号，P1表示原始本人第一代，B表示血液样本，S表示血清，-1表示第1管份。

4）专项样本编码：参照组织样本或血液等其他样本编码，在其编号前加上项目编号即可。例如，GY201912345D08T-1。

5）细胞等其余样本编码规则：参考血液样本的编码规则。

6）衍生物样本编码规则：参考《人类生物样本分类与编码》（GB/T 39768—2021），在原样本编号后添加衍生物样本代码，如201912345BP-1-R表示从编号为20191245BP-1的样本中提取的RNA样本。

（3）样本存放位置编码

1）常温储存设备（石蜡柜和切片柜）中样本存放位置采用三级编码：样本柜号、样本盒号、样本盒内位置编号。三级编码之间用"-"连接。

2）冷冻储存设备（液氮罐／柜和超低温冰箱）中样本存放位置采用四级编码：设备编号、冻存钢架编号、冻存盒号、冻存盒内位置编号。四级编码之间用"-"连接。

2. 条形码　随着计算机与信息技术的发展和普及，条形码（亦称为"条码"）发展十分迅速，已广泛用于商业贸易、生产制造、医疗卫生、仓储物流等领域。条码的应用大大提高了数据采集和信息处理的速度，提高了工作效率，促进了管理的现代化和科学化。目前，条形码有一维码和二维码。一维码纠错能力差，信息量有限，内容较多时条码较长，不能储存图片和文字等信息；但是因其易于识别及价格优势，目前在国内样本库中使用较多。而二维码能储存的信息量大，信息密度高，编码能力强，可以对图片、文字、声音、指纹等信息进行编码，纠错能力强；另外，二维码的打印面积小，在冻存管小、标签可用空间有限的情况下，使用二维码最合适。在国外，二维码已经广泛应用于样本库。随着国内样本库的发展，二维码也将越来越广泛地应用于国内样本库。

3. 样本的标签及打印　使用条形码标记储存试管时，有预制和后印两种方式。后印是指使用条码打印机把条形码和其他需要的信息打印在标签上，然后粘贴于冻存管上。使用这种标签时需要注意：①选择合适的标签，在超低温度下标签能紧贴容器。②标签上的油墨要耐实验室的常见溶剂，能尽量保证信息完整。③在标签使用前，最好对其黏附性和耐腐蚀性进行测试，合格了才能使用。即使这样，这种方式还是有潜在的风险，如在长期低温和超低温环境下，粘贴的标签会脱落，造成样本信息的丢失，甚至样本信息的混乱。预制条码能解决以上问题。

（1）冷冻组织样本标签：包含样本采集单位代码、组织样本编号、样本存放位置编号。样本标签粘贴于冻存管管壁的标签标记区域。

（2）血液、体液、排泄物等样本标签：包含三部分，即样本识别信息，包括样本采集单位代码和所研究的组织代码；样本采集时间；样本存放位置编号。样本标签粘贴于冻存管管壁的标签标记区域。

（3）石蜡样本标签：包含两部分。

1）样本识别信息标签：粘贴于石蜡样本的正面，包含样本采集单位代码和组织样本编号。

2）样本存放位置标签：粘贴于石蜡样本的侧面。

（4）切片标签：包含样本采集单位代码、组织样本编号、切片存放位置编号。切片标签粘贴于玻片的标签标记区域。

4. 预制条形码　预制是指用激光将条形码蚀刻在冻存管上。预制除了能解决常规打印标签易脱落的问题，还有以下优势。

（1）厂家生产的时候就已经将条码刻在容器上，省去了使用时自行打印并粘贴的麻烦。

（2）统一编码，不存在重复问题（尤其是二维码）。

（3）底部预制有二维码的冻存管可以方便地应用于一些自动化设备，从而提高样本扫描、识别和管理的速度与效率。

随着样本库的发展，一些大型样本库将逐渐走向自动化管理，预制条形码的冻存管也将是首选耗材与趋势。

5. 射频识别（RFID）　又称电子标签，是一项利用射频信号通过空间耦合（交变磁场或电磁场）实现无接触信息传递并通过所传递的信息达到识别目的的技术。RFID技术应用广泛，如物流和供应管理、图书馆管理／文档追踪、门禁系统、一卡通等。将RFID芯片内嵌在容器内部，可以不受容器表面状态（如表面结霜等）影响而实现高效快速识别；但因其价格高昂，目前在生物样本库的应用较少。预计随着价格的降低，未来其将会被越来越广泛地应用。

（六）样本采集记录

1. 信息记录与储存

（1）样本采集和处理过程中的所有数据应该作为样本信息的一部分，在样本采集记录表中记录并储存，包括样本采集持续时间、处理方式等。

（2）数据应全部录入到信息系统，以便信息的储存、使用和样本的追踪。

（3）其他任何没有按照标准操作规程的操作也都应该记录下来。

2. 采集信息　应包含以下内容。

（1）知情同意书的编号（如与样本编号一致，即为样本编号）。

（2）捐赠者的基本信息及对于研究项目有必要的信息，如性别、年龄、身份证号码、疾病状况（正常、患病）、居住地、医疗史、家族病史等。

（3）采集地点的信息，如采集单位名称、编号等。

（4）采集样本的信息，如名称、类型、采样量和质量等。

（5）样本的鉴定和诊断信息，如诊断日期、诊断描述、治疗信息、有无复发等。

（6）样本的采集方法、使用容器及其编号。

（7）样本采集各步骤的时间、人员及采样过程中不符合操作规范的部分。

（七）临床资料的采集

采集的生物样本是否具有重要的科学研究价值，相匹配的临床资料是十分重要的。应采集完整的临床病理和随访资料，其中，治疗过程和生存期的资料最为关键。尽量收集和储存所有与样本相关的资料，包括研究所必需的数据。

三、样本前处理

采集好的样本应尽快在采集处或者转移至样本库中心进行前期处理。不同类型、不同研究目的的样本前处理的方法不同，处理人员应严格按照标准操作规范进行。

（一）血液样本

血液样本采集完毕，需要尽快进行前期处理。样本处理前的冷藏最好不超过48h，以尽量降低凝血反应等生化反应的影响。不能在采集地点立即进行前处理的样本也应低温冷藏并尽快转移至处理中心。采集的全血经过分离后成为血清、血浆和血沉棕黄层等血液成分，进行样本储存或继续提取为DNA、蛋白质等样本。

1. 全血

（1）采集的血液样本如不能进行成分的分离最好直接用于全血的储存，也需要稍做前期处理。如果需要完整的血细胞，则需要使用二甲基亚砜确保在冷冻时细胞是存活的。

（2）血液按要求分装到统一规格的无菌冻存管中，加入二甲基亚砜混合均匀后将冻存管放入冷冻冰箱中。至少48h后，才能转移到-86℃或更低温条件下储存。

2. 血浆、血沉棕黄层和红细胞　用EDTA管和ACD管采集的血液经离心后可以分成三层：上层的血浆、中层的血沉棕黄层和下层的红细胞。血浆可以用于生物鉴定、游离DNA提取、蛋白质组学分析和生物标志物发现等研究。血沉棕黄层是一层很薄的、灰白色的白细胞和血小板层，可以用于DNA的提取等。处理方法如下。

（1）4℃下离心真空采血管，使血浆从血细胞中分离。

（2）用70%乙醇对采血管顶端和管帽进行清理消毒后，取出上层血浆，分至5个或以上标记好的冻存管中，每管500μL（体积可视具体情况而定）。

（3）取出中层的血沉棕黄层（为了完整地取出中层，在上层血浆分离时可适当留取部分样本，如棕黄层以上4mm取样，或将棕黄层以下4mm的红细胞一起取出），平均分装。

（4）将下层红细胞转移至标记好的冻存管中。

（5）将上述冻存管放入液氮中快速冷冻。对于白细胞层，最好使用程序降温法进行冷冻。

（6）冷冻好的样本储存在-86℃的超低温冰箱或液氮环境中。

3. 血清、血凝块　采集到添加抗凝剂的采血管中的血液室温下应在30min后自动分成两相，固相含有纤维蛋白和细胞，液相则含有血清。处理方法如下。

（1）室温下离心真空采血管。

（2）将上清液转移至5个或5个以上标记好的冻存管中。

（3）固相用无菌光滑玻璃棒轻轻混匀，然后用药匙小心地分装至2个或2个以上标记好的冻存管中。

（4）将冻存管放入液氮罐或干冰中快速冷冻。

（5）储存在−86℃超低温冰箱或液氮环境中。

4. 滤纸血斑 使用EDTA/ACD管采集的血液来制作血斑。将采集的血液处理成血斑时，需要用滤纸。取滤纸时一定要戴手套，且只能捏拿滤纸的最上角，标记好。不要让滤纸接触到任何不干净的表面。处理方法如下。

（1）在开始前，反转真空采血管使得里面的抗凝剂充分混合。

（2）打开管盖前，先用70%的乙醇擦拭采血管的顶部。

（3）使用移液器吸取一定量的血液，滴到滤纸圈中，制得滤纸血斑。

（4）将滤纸放置在2级生物安全柜内，自动晾干。

（5）将滤纸放在含干燥剂和湿度检测条的密封袋（如纸质信封）内，−20℃储存。

5. 注意事项

（1）制备血液时，应尽快离心血液。

（2）制备血清时，血液应该在采集后1h内完成处理。超过此时间，细胞活性会迅速下降，导致细胞结构脆弱，蛋白质和核酸降解。

（3）用于蛋白质组学研究的血液标本，应在室温下尽快完成处理，因为低温会激活血小板，并释放肽段到样本中。

（二）尿液样本

（1）尿液样本要新鲜，留取后立即进行相应的处理。放置4h以上，尿中的成分可发生变化，如红细胞、白细胞溶解等。在冷冻前，室内温度应维持在最低的状态。

（2）在规定的时间内对样本进行离心，分离上清液和尿沉渣，根据样本分析或储存所需要的量，将上清液分装至标记好的2mL冻存管中。

（3）某些特殊样本应根据样本将要用于的研究目的加入适量的防腐剂。

（三）粪便样本

采集的每个样本应单独放在一个容器中，样本容器最好统一规格。采集后应立即密封，根据样本的状态及要求不同，做暂时的冷藏、冷冻或立即进行处理。样本经包装密封后，必须尽快运至样本库处理。在样本运输过程中，应根据样本的储存要求，妥善安排运送计划。

（1）样本采集至样本处理的时间间隔最好少于30min。

（2）暂不处理的样本应放于4℃密封暂存。

（3）可按1～2g的样本量分装至冻存管，立即密封，−80℃储存。

（四）唾液样本

（1）使用蛋白酶抑制剂处理样本。

（2）将样本进行离心，分离唾液上清液和可能存在的颗粒物质。

（3）分别收集上清液和颗粒物，根据实际情况分装至5个或5个以上标记好的冻存管中，每管约500μL。

（五）精液样本

（1）采集完精液后，应于35～37℃水浴箱中待其液化。

（2）液化后的精液需要加入蛋白酶抑制剂，以避免精液样本被蛋白酶水解。如用于病毒分离培养，应在4h内完成。

（3）将液化后的精液转移至15mL的离心管中，加入相应的试剂，离心处理后可以分离得到精子细胞、非精子细胞、精浆。将这些成分按规定分别进行分装。

（4）处理好的精子细胞样本和非精子细胞样本可以用于进一步的处理，也可以储存在−86℃超低温冰箱或液氮环境中。

（5）精浆样本可以用于病毒的分离培养等进一步的处理，也可储存在−86℃超低温冰箱或液氮环境中。

（六）宫颈脱落细胞样本

采集好的宫颈脱落细胞样本可以用于制作宫颈巴氏涂片或者进行细胞系的培养。

1. 涂片　将刮板的两面仔细地涂在玻片上，如果是保护液中重悬的样本，则通过离心将样本中的血液、黏液和炎细胞与上皮细胞分离，处理后留取一定的储存液及管底的细胞团。将其混匀后放入甩片机中，制成直径为2cm的薄层细胞涂片。

2. 固定　迅速固定好所有的玻片，可以使用喷雾固定剂，喷雾器的使用需严格按照标准操作规范进行。或者将玻片浸没于95%的乙醇中15～20min。如果玻片没有迅速固定，则细胞将会干枯并出现畸形，影响样本的质量。

3. 标记　制作巴氏涂片之后，仔细地在每个涂片的边缘进行标记。

（七）注意事项

1. 安全使用冻存剂和试剂　使用干冰、液氮等冷冻剂和二甲基亚砜、甲醛、异戊烷等试剂时存在危险，在处理样本时应注意操作安全。

2. 安全使用仪器　在用到离心机、切片机等仪器时，应严格按照标准操作规程进行操作；如仪器对使用人员有特别要求，则只有符合要求的人员才可以使用，其他人员禁止使用。

（八）处理信息的记录

样本前处理的所有信息，包括所处理的样本类型、日期、处理人员、处理延迟信息、非标准的操作步骤等，都应记录在册。

四、样本的包装和运输

样本采集完成后，在进行内部转移或样本使用的申请获得批准后，需要将样本进行包装并运输到指定地点。样本的运输应建立标准程序，严格按照程序操作，保证样本的完整性和质量，避免样本丢失和重复寄送等造成的经济损失。

（一）对运输人员的要求

生物样本可分为非感染性样本和感染性样本。感染性样本的运输应遵循国际及国内对于感染性及潜在感染性物质运输的规定。因此，运输相关人员首先应能分辨所需运输样本的性质及类别，充分了解危险品的定义及分类原则，通过原则性的标准分辨9类危险品、相关的杂项危险品及感染性样本；了解运输相关者包括发货人、运输公司、接收人等的职责；在与运输相关的事项上不违背国内和国际的相关规定，不违背航空公司的规定。

（二）包装和标签

（1）样本应根据选择的储存条件选择合适的包装。使用包装之前，应确认包装能够保持适宜的温度、湿度、光敏感度、结构质量及防溢漏。完整的包装应该包括主容器、辅助包装和外包装。

（2）样本直接放在主容器中，主容器之外是辅助包装，最外层为外包装。不同作用的容器对材质、容积、牢固性等有不同的要求。主容器和辅助包装之间、辅助包装和外包装之间都需要填充缓冲材料。主容器和外包装的表面都应有相应的标签。冷冻剂需要根据运输的样本类型和条件来确定，可放置在主容器和辅助包装之间或者辅助包装和外包装之间；随货运输的文件等放置在外包装和辅助包装之间。干冰运输和液氮运输还应注意密封性等其他特殊要求。

（3）在样本的运输过程中，对样本的包装件进行正确的标记也是重要环节之一。应准确使用危险品的标记和标签，确保符合要求。运输过程中的标签要能够标明包装件中的物品，指明包装件满足的相关标准，提供安全操作和装载信息，标明危险品的性质及相关人员的附加信息等。

（4）文件准备

1）在样本采集结束后或者样本申请获得批准后，样本库启动样本的运输。外部申请使用或者转移至另一方机构进行验证或者储存时，需要签订《样本转移协议》。

2）样本的各项信息都应认真输入运单，并确保信息正确。

3）填写危险品申报单，确保申报单上的信息符合规章制度。

（5）职责

1）明确包括库房人员、包装人员、运输人员、运输目的地的接收人员在内的样本运输相关人员的职责，并在样本确认启动运输后，通知所有相关人员，做好相关准备。

2）运输过程中，相关人员应保持与运输公司的联系，随时跟踪货物的运输情况。

3）收件方在核实样本后，必须对样本的物理状况进行核对，然后回复寄方。如有任何遗漏或者损失，应当及时提出。

（6）样本运输的安全

1）运输前要选择运输的条件，最重要的是控制运输过程的温度。根据运输的时间、距离、气候条件、季节及样本类型选择合适的运输方式，确定包装的要求。严格按照规定的要求选择运输公司，特别是在国际运输时。委托有资质的运输公司进行运输，确保样本安全和运输人员的安全。

2）了解货运所需大致时间，选择好运输的日期，避免运输的延误或收件的延误。如有必要，可以安排一次运输测试。

五、样本储存

样本储存是样本库的核心内容，当得到捐赠者的知情同意后，样本库既拥有对样本的保管权，也要担负对样本保存并保证其质量的职责，即样本的储存。大多数样本都保存在低温条件下，样本在采集并进行前处理和分装后，应立即按照要求进行储存。在进行样本储存时，首先要考虑样本的储存温度和储存设备，然后选择合适的储存容器，并贴上适合的标签进行标识。储存完后在信息系统中记录样本储存的状态和位置，以确保样本储存在正确的位置上并方便样本的追踪。储存的样本应进行实时追踪和定期核对，对其储存的内部和外部环境进行监控，并定期做好质量控制。

（一）储存温度的选择

生物样本应储存在一个稳定的环境中，选择合适的储存温度对于保证样本的质量是非常重要的。为保证样本储存的温度条件，应先将样本保存在要求的温度范围内，然后使用合适的容器和设备储存。在选择样本的储存温度时应综合考虑样本库现有的储存设备、样本的类型、预期储存的时间，以及样本中生物分子的特性、不同细胞的特性等因素。

1. 液体样本的储存温度 对于液体样本，包括血液和尿液，应在储存前将样本的各种成分分离，使得每一种成分都能够在最佳温度条件下储存。全血、血清、血凝块、非淋巴细胞储存在 $-86℃$ 超低温冰箱内，血沉棕黄层和白细胞应储存在液氮环境中，长期储存的尿液样本一般选择 $-20℃$ 或 $-80℃$ 的低温环境。

血液样本保存要点如下。

（1）新鲜血液样本冷藏保存时间不超过 12h；在 $-20℃$ 冰箱保存时间不超过 3 个月，超过 3 个月的样本不建议用于 DNA 的提取。

（2）冷冻血液样本超低温或深低温冷冻保存。

（3）血液样本保存前应进行分装，以避免反复冻融。

2. 细胞的储存温度 长期保存的细胞系应储存在液氮环境中。气相液氮储存优于液相液氮储存，气相液氮储存可避免液相液氮储存中对样本的潜在危害及交叉污染。一些样本库中心没有液氮罐，也应至少将样本储存在 $-86℃$ 超低温冰箱内。

3. 其他样本的储存温度

（1）脐带血：先置于 $-86℃$ 超低温冰箱内保存，后置于液氮罐中长期保存。

（2）宫颈脱落细胞样本：保存于LBC保存液中，可常温保存，推荐放置于4℃冰箱内保存，保存期限根据所使用细胞保存液的说明决定。

（3）口腔拭子：放置于4℃或–20℃冰箱内保存。

（4）DNA：放置于–86℃超低温冰箱或液氮环境中保存。

（5）RNA：提取的RNA应立即放置于–20℃冰箱内保存，后转至–86℃超低温冰箱或液氮环境中保存。RNA容易降解，在冰箱保存的时间不宜太久，最好及时反转录成DNA后再放置于–86℃超低温冰箱或液氮环境中保存。

（二）储存容器和设备

1. 储存容器　储存生物样本的容器必须稳定并能长期置于低温下，样本库所有的样本应严格地储存在合适的容器中。样本库的储存容器主要有冻存管，还包括配套的冻存盒、冻存架、提篮等。生物样本库常用的冻存管容量一般为0.5～2.0mL，有内螺旋管和外螺旋管两种类型。内螺旋管一般用于冰箱储存，外螺旋管一般用于液氮储存。现在很多样本库使用底部预制二维码的冻存管，以便于管理和适应自动化的需求。样本库中心尽量将样本分装并使用小体积的冻存管，以便于管理，以及在有限的储存空间内尽可能地多备份储存样本。

2. 储存设备

（1）冷藏样本储存区

1）冷藏样本储存区的主要设备有冷藏室和低温冰箱（4℃）。

2）样本需要被低温储存但无须冰冻时，应选择使用冷藏室或者低温冰箱。低温储存设备的温度应保持在2～8℃，应确保温度在指定的范围而不仅仅是低于最高温度。

（2）冷冻样本储存区

1）有热源区的主要设备：普通低温冰箱（–40～–20℃）、超低温冰箱（–86℃）、深低温冰箱（–150～–135℃）；无热源区的主要设备：液氮罐（液相液氮罐、气相液氮罐）。

2）当样本需要被冷冻保存时，应选择使用冰箱等机械制冷装置。机械制冷装置在包括–86～–20℃及低至–140℃的各种储存温度下被广泛采用，样本储存使用的机械制冷装置主要是超低温及深低温冰箱。冰箱是附属于市电系统的设备，因此应准备好备份电源或应急事件紧急反应方案。确保机械制冷冰箱有足够的备用储存设施和储存空间，以便在紧急情况下将样本及时转移。

3）当样本需要长期保存在–140℃以下时，应选择液氮保存。根据液氮罐的压力规格和实际使用需求，选择匹配的减压阀，确保其耐压等级、流量范围等参数符合要求。

4）人类生物样本的标准保存方法是超低温保存和深低温保存，将细胞或整个组织保存在温度极低的环境中，一般指–86℃（超低温冰箱）或–196℃（液氮罐）。

5）组织样本在保存至–86℃超低温冰箱或液氮罐前，需要进行快速冷冻，一般是将样本置于密闭（或不密封）的容器中，并将容器整个浸没于冷冻剂中。液氮异戊烷速冻方法：存放异戊烷的容器应该放置于液氮中预冷；当异戊烷中开始出现不透明的液滴时，大约就达到了异戊烷的冰点。操作时，应尽量避免样本与液氮直接接触，否则会破坏样本的组织结构。

（三）样本储存的标识

生物样本库所储存的样本、储存用的容器和设备，都应有适当的标识。储存样本的标签应采用打印或条形码，储存生物样本的每个容器应有唯一的、清晰明了的识别编码，能够被识别并能耐受低温储存的条件。所有与样本相关的信息都能够和这个编码相关联。

（四）库存管理

从样本采集、处理、运输、分装到保存的每一个步骤，都要有一套追踪记录系统来确保有效地完成样本的溯源，以确保样本的质量，防止样本的丢失和混淆。本地库存管理能及时反映样本储存的位置信息和出入库信息，合理地分配样本储存的位置，减少取用过程中对样本储存环境的影响，以及最大限度利用样本的储存空间。

（五）样本储存的质量控制

1. 储存环境的质量控制　质量是样本库工作的核心，保证样本的质量不仅需要按标准规范采集和处理样本并将样本储存在合适的温度和容器设备中，良好的储存环境、必要的监控系统也同样重要。储存环境及质量控制主要包括样本储存时的环境，以及储存设备的维护和监控。

2. 样本的质量控制　对生物样本的质量控制内容包括对样本等相关的信息记录和所使用仪器设备的评估。应至少抽取每个年度入库的所有种类样本的1%～2%，对样本中的特定物质进行检测，评估其完整性。可用分子标志物来评估样本操作过程中的质量控制，如利用血红蛋白评估溶血情况，或利用可溶性CD40配体含量评估样本在室温下的暴露情况，或通过提取DNA、RNA、蛋白质等分子成分评估其储存过程中的降解情况。

（六）样本的使用和出库

生物样本库除了对样本进行采集和储存外，还要管理样本的内部转移、样本的外部申请使用及样本的出库，样本的出库在样本申请使用后产生。

1. 样本的内部转移　主要是出于样本在样本库内部的转移，以及检验和评估样本的质量等需要。为了保证样本的质量，应尽量减少样本的转移，特别是冰冻样本的转移。

2. 样本的外部申请使用　主要由样本库外的研究人员或者组织机构提出对特定样本的使用需求，经过样本库的审核批准，放行样本给申请者使用。与样本内部转移是按照样本库内部指定的程序进行申请批准不同，样本的外部使用需要完整有效的申请、第三方参与的严格和科学的审核批准程序，以及给申请者提供样本的特定运输流程。

首先，样本库应制订明确的生物样本使用指导原则，包括临床数据的共享应符合伦理和相关法规。同时，应考虑利用生物样本开展科学研究具有一定的灵活性。

其次，应确保样本使用者能及时、公正、合理地使用生物样本和相关的临床资料，无须承担过多的行政管理费用。样本的使用按下列程序进行：研究计划的科学性评价，有关生物样本和相关资料的保密协议的签署，样本转移协议的签署，研究者或课题组的科学记录，研究符合伦理和法规的审查，能够支付所使用生物样本的费用的能力等。除此以外，也应对研究所使用生物样本和资料与预期研究结果的相关性进行评价。对于样本使用不当或过量使用的问题，也应考虑。指导原则适用于所有新采集和现存的样本。使用生物样本支付成本费用是合理的，样本库收取的费用应仅限于样本管理和维护应用的费用。样本使用应避免特权，包括监管人员，必须按指导原则执行。储存的生物样本以保障开展科学研究为目的，以促进生物医学水平的提高为目标。

（七）样本销毁

1. 样本销毁的申请审核　储存的样本有时候需要被销毁，样本的销毁应当向样本库技术管理委员会提出申请，批准后才能执行。

申请销毁的样本必须符合以下两种情况之一。

（1）样本的质量出现问题，确实无法保证其应用价值，且该样本获得途径广泛，供体数量巨大或非稀缺样本，为了不占用样本储存空间而销毁。在提起申请的同时，提供样本的质量检测报告，并由技术管理委员会委托第三方，随机抽取申报样本中的一部分进行质量检测。确定样本质量确实不再有应用价值后由执行委员给予书面批准。

（2）样本捐赠人提出反悔意见，撤销知情同意书，要求销毁所有捐赠样本。由捐赠者本人向样本库递交撤销同意的申请书，可先口头提出，限制样本的取用。撤销知情同意书的申请被递交到技术管理委员会，委员会批准并通知样本库执行样本的销毁。样本的销毁应尊重样本捐赠者的权利，必须由技术管理委员会委托第三方监督样本的销毁。

2. 样本的销毁　在技术管理委员会批准样本的销毁后开始执行销毁的流程。人类组织样本都应被认为是具有生物危险性的，要按照规定的要求安全地进行销毁。

根据技术管理委员会给出的需要销毁的样本清单，在信息系统中核对需要销毁的样本，确定其储存位置。根据信息系统中的记录找到需要销毁样本的储存位置，从储存设备和容器中取出样本。进一步核对取出样本的信息，确认后去掉所有的标签。从储存容器中取出样本，如果是液体组织，如血液，则放在容器中。将要销毁的样本和直接接触样本的容器放入高压灭菌的防生物危害的销毁袋中。将装有样本的销毁袋交给有样本销毁许可的公司进行焚烧或处理。

在样本销毁记录表中记录样本销毁的原因、批准和执行销毁的时间，以及执行销毁的文本。对于撤销知情同意书而被销毁的样本，其所有相关信息和数据应从信息系统中删除，相关的文本记录也应删除，仅保留撤销同意的申请和样本销毁的记录。

（八）样本库的信息管理系统

生物样本库的信息管理系统采用计算机手段对存放于冰箱或液氮罐等环境类的样本信息进行电子化管理，以利于快速查找、统计、分析，对生命科学研究提供辅助帮助，提高工作效率。

样本库的生物样本是否具有重要的科学研究价值，相匹配的临床资料起到十分重要的作用，其中，资料的完整性、系统性和准确性决定生物样本的价值，另外，资料的收集、整理、分析和数据的管理也是保障研究结果质量的关键环节。因此，对依赖于生物样本和临床资料的研究项目，资料和数据的信息化管理是保障科学研究正常运行的核心。

利用生物样本库的管理系统整合与生物样本相关联的研究资料，如样本的保存时间，提供样本患者的随访情况、联系方式及样本使用等问题。信息化管理主要包括以下内容：规范化采集管理样本信息，统一记录样本出入库操作，可视化管理样本存放位置，样本信息的查询，权限与安全管理，以及温度管理系统等。

1. 生物样本库的信息化管理

（1）所有与样本处理相关的实验数据都应用统一的编号格式进行标注并录入数据库，实验数据应尽可能采用统一的代码和数值保存，尽量减少纯文本录入，以便对标准化的数据进行统计和分析，提高数据的录入效率和准确性。

（2）对所有生物样本进行的操作都应提供详细的操作规程、技术方法、结果和图表，并录入数据库，以便进行研究资料的质量分析和评价，保障其准确性，所有录入的资料要基于原始记录。

（3）储存或取出样本时，每次应及时更新数据库的资料并留下相应的取用记录。样本的储存和取用操作要符合统一的规范，确保样本存放的准确性，应通过条形码扫描在数据库系统中对样本编号进行自动的判读和确认，避免人为错误导致对错误的样本进行取样，样本的入库、冻融、取要、报损、销毁等操作都要留下操作记录，并相应地更新样本的存量和存放位置。

（4）与生物样本相关的资料信息应采用一个统一的非重复的编号格式进行标注并录入数据库，系统采用条形码技术来标识样本，在保存样本信息的同时自动打印出条形码标签，以提高样本库管理的效率。标签的内容能够符合样本库统一制订的格式标准，并能在超低温冰箱、液氮罐等环境下长期保存。

（5）对于样本在样本库中的存放情况及其详细信息，在信息系统中能够通过相关关键词进行检索，样本库中的样本都贴有唯一标识的条形码，用条码扫描仪扫描样本，系统会自动弹出该样本的信息界面，操作者可以详细了解该样本的具体信息。

（6）所有存放样本的设备必须有相应的虚拟设备管理，通过系统能够了解到存放设备物理位置的占用情况、空置情况、空置率等信息。操作者在录入样本信息的同时，可以调出虚拟设备管理界面，在直观的图形界面上选择此样本的存放位置，系统以直观的位置图方式来表明存放设备的占用情况，操作者点击位置图上的某个占用位置时，系统将会显示出该位置存放的样本的详细信息。

（7）数据库必须有安全保障，有防止黑客入侵、病毒传播、数据损坏等意外情况的必要措施，设备应有全面的权限体系来限制操作者能够接触到的数据，对操作者所有的数据操作进行记录，并每天自动进行数据备份，以便在数据出现意外损坏时能利用备份数据恢复数据库。

（8）保护个人信息及样本采集时的个体数据，是样本库的基本需求。这些信息和数据的保护应该通过安全化、结构化等生物信息系统来实现。另外，应严格禁止将包含个人信息的数据文件等与第三方进行交流。所有的个人识别信息都应当加密，同时，所有在样本样本库管理系统中储存的个体信息都应该如患者临床信息一样被保护起来。

2. 临床资料的信息化管理

（1）生物样本和相关的临床资料应采用统一、专一的数据库进行管理。要求使用的数据库支持适合多中心研究的网络化用户环境，有比较全面的分级权限管理，数据能够方便地导入导出为 Excel 等通用的数据格式，以便于学术交流和资料汇总。

（2）所有临床资料应基于临床的规范化诊疗，分子分型及相关研究最重要的评价标准是生存期的长短和生活质量，因此临床治疗过程记录和随访资料要完整，采用的数据库系统能够方便灵活地产生符合各病种病例报告表的随访数据格式，通过统一的患者编号对样本和随访信息进行关联，以提高临床资料的完整性和数据质量。

（3）严格保护样本捐赠者的健康信息，保障个人隐私权利不受侵犯。原则上，同一批样本应指定一人进行统一随访联系，未经授权的人员不得与样本捐赠者进行联系。

（4）结合临床实验和研究项目的要求制订有利于学术研究信息交流和资源共享的信息管理体系和规则。

3. 样本库温度管理系统

（1）生物样本库的温度管理系统可通过有线或无线的方式采集温度、湿度等信息，即时记录、储存数据。如数据出现异常，可通过多种形式发出报警信息。

（2）相应的报警信息将被记录并由计算机自动记录生成时间，一些重要的操作将在进行操作前被强制要求输入注释，以便追踪查询。

（3）温度管理系统应具有即时储存数据、自动备份数据的功能，随数据同时自动记录时间及操作者的用户名信息。温度管理系统储存的数据，一般用户无法增加、修改或删除，从而保证数据的可靠性和完整性。

（4）系统必须提供完善的权限管理机制，能够从角色、个人等多种层次对操作者的权限进行控制，通过授权个人用户来限制系统的登录。

第四节　生物样本库质量控制

生物样本库应建立质量控制体系，通过一定的程序来监控和评估样本的质量，从而保证样本的质量。样本的质量控制是根据一定的标准，采取一定的技术手段对样本进行监控和质量评估，必要时对样本进行打分，将样本分成不同的级别，提供给有不同样本质量需求的使用者。样本质量评估的结果应公开给研究使用者，允许他们判断样本质量是否能用于特定的研究。

对样本的质量评估主要集中于分子水平、特定指标和病理形态等方面，评估的人员必须是独立的、有经验的或者经过培训的。使用者对样本质量的反馈也是样本质量控制中的环节，应根据反馈意见评估样本的质量，并有针对性地改进采集和储存样本的方法。应为样本的质量鉴定制订标准和建立标准化操作程序。

一、质量控制相关要求

（一）样本采集

1. 采集登记 样本采集前需填写采集登记表。采集登记表应包括足够的内容，以识别患者，同时提供相关的临床资料。采集登记表应包含但不限于以下内容。

（1）患者的唯一性识别。

（2）原始样本的类型和采集部位。

（3）患者的相关资料至少应包含性别和出生日期。

（4）原始样本采集的日期和时间。

（5）采集人及采集机构编码。

（6）实验室收到样本的日期和时间。

（7）采集过程中的意外事故记录。

2. 样本采集 样本采集前应先制订采样计划，确定采样依据的标准、方法、程序和具体的采样方案。生物样本库应制订并实施正确的采集和处理原始标本的专用作业指导书，以方便采样人员获取和使用。并依据"样本采集规范""样本前处理规范"的要求，对采样过程进行质量控制。采样人员必须是经过培训且持有上岗证的人员。

3. 样本识别 原始样本应可追溯到具体的个体，通常通过采集登记表及粘贴对应标签进行，样本库不应接收或处理缺乏正确标识的原始样本。若原始样本识别方式不明确但原始样本中被分析物质不稳定，并且原始样本不可代替或很关键，则样本受理人员可以选择先处理样本，待采集原始样本的人员承担识别样本的责任和提供适当信息后，再发布结果。在这种情况下，负责识别的人应在登记表上签字，如在无法识别样本的情况下进行处理，应在登记中明确责任人。

（二）样本运输

已采集的样本应按标准程序或作业指导书的要求保存和运输，在规定的时间内运送至样本库，由样本库工作人员登记收到样本的日期、时间和接收人的信息。原始样本运输应达到如下要求。

（1）根据样本的类型和样本库相关规定在规定时间内运送。

（2）根据样本采集规范中规定的温度范围运送，并使用规定的保存剂以保证样本的完整性。

（3）应采取确保运送人员、样本及样本库都安全的方式运送，并遵循国家、地区及当地法规的要求。

（4）应制订原始样本接收或拒收的标准并文件化，如果接收了不合格的原始样本，应说明问题的性质，并在入库登记样本信息时说明。

（5）样本库应定期审核原始样本量是否满足需求，使样本量不会过多也不会不足。

（三）样本处理

科学的样本处理程序是保证样本质量的关键，样本库应对样本处理所采用的方法进行有效的控制和规范的管理，以保证对样本的质量要求。

（1）与样本直接相关的所有过程，包括样本接收和处置过程、环境控制过程、设备操作维护办法、数据处理方法等，视其需要由各组制订相应的程序文件或作业指导书，提倡使用在已出版的公认的权威的教科书中、经同行评议的图书、报纸或杂志中，或国际、国家、地区的法规中所明确的程序，如果使用的是内部规程，则应确认其符合相应的规范并形成文件。

（2）样本库应用确认的程序来验证所使用的样本处理方法是否符合预期要求，样本库技术管理委员会组织对处理方法在使用前进行评审，并在每年的管理评审中对所用处理方法进行评审，评审的结果应记录归档。

（3）对样本库所有操作所需的程序文件、作业指导书、标准、手册和参考资料的有效性进行检查和控制，以保证其现行有效，并分发给相关工作人员。设备操作规程、操作细则等作业指导书应以样本库工作人员易于理解的语言编写，以方便使用。

（4）如果制造商提供的使用说明书符合（2）和（3）两项的要求，其描述符合样本库操作的程序，所使用的语言可被样本库工作人员理解，则处理方法应部分或全部以此说明书为基础来制定，任何偏离应经过技术管理委员会组织评审并由各组负责编写作业指导书。

（5）样本处理过程应严格执行标准规范的要求，如因特殊原因需要对处理方法产生偏离时，需要在样本信息中特别注明。

（6）各组应确保其使用的处理方法、操作规程和技术规范是最新的有效版本。

（7）样本库所有与样本直接相关的操作过程都应制订相应的质量控制环节，应特别注意消除在样本处理过程中出现的错误。具体的质量控制计划应在年度计划中体现，由质量负责人负责制订和组织实施，实施情况应记录并整理成分析报告。可以选用的质量控制监控技术方法如下。

1）平行样本的测定。

2）定期使用标准物质进行内部质量控制。

3）参加实验室间比对或能力验证计划。

4）利用相同的或不同的方法进行反复验证。

5）对保留样本再次检测。

6）分析一个样本不同特性结果的相关性。

7）技术管理委员会负责组织对监控计划及其使用的监控结果进行有效性评价，识别处理方法的不足之处，制订改进措施。质量负责人应对监控情况和技术评价结果进行汇总，并对结果进行管理评审，以不断改进和提高。

（四）样本储存

1. 样本的出入库管理　样本的出入库都应按照样本库的相关规定进行操作，所有出入库的信息都应被记录。记录应输入样本库信息系统，利用追踪系统进行样本的追踪。样本应按照标准操作程序采集和处理后才能入库储存。样本入库后应记录详细的储存位置信息，根据要求记录样本储存条件，包括温度、储存容器、储存设备和时间等。

2. 追踪系统 作为质量控制的重要环节，对样本的追踪很重要。样本库应能追踪储存的每个样本。保留所有与样本采集、储存、处理和运输有关的记录来实现追踪，保证样本始终处于稳定的环境。及时更新出入库信息，使追踪系统能监控库内外样本的转移和变化。使用追踪系统可追踪样本的种类、采集时间、分装的规格和数量、样本处理的方法和时间、样本的储存位置和条件、样本的储存环境，以及样本的取用和运输。

3. 库存核实 作为质量控制的一个重要环节，库存核实被用来确定样本是否储存在正确的位置。可根据信息系统记录的样本储存位置信息来进行核实。执行核实程序的工作人员需要经过相关培训，并确保具有使用信息系统和进入储存设施的资格。应在一定周期内执行一次库存核实，保证至少每年一次，另外可进行不定期的抽样核实。

二、样本的质量评估

（一）核酸分子质量评估

降解或被污染的核酸样本会导致不一致或不可靠的结果。影响提取的核酸质量的因素：提取前组织形态、从提取到保存的间隔、储存条件等。评估样本分子的完整性必须在保存样本的一定比例的基础上完成，应保证评估至少1%样本中的核酸或至少1%提取质量的核酸。

（二）DNA质量评估

（1）使用紫外分光光度计确定DNA浓度和纯度。
（2）使用内切酶处理DNA后，通过电泳进行可视化的评估。
（3）使用对照样本。
（4）使用PCR扩增不同长度的基因片段，最大扩增可反映DNA质量。

（三）RNA质量评估

（1）使用紫外分光光度计确定RNA浓度和纯度。
（2）在变性的琼脂糖凝胶上进行电泳，28S和18S条带的比值（2∶1）是衡量RNA完整的标准，但这种方法会大量消耗RNA样本。
（3）可使用特定的生物分析仪评估RNA分子的质量。

（四）组织样本质量评估

采集时间评估主要是针对新鲜组织样本和冷冻组织样本，根据样本采集处理时间的不同，将样本分成4个级别。这些级别并不直接评估样本的质量，而是决定其在特定研究实验中的使用。

第一级是样本直接从捐赠者处获得，通过手术获得后立即处理并保存。

第二级是样本从捐赠者处获得后，15～30min内处理并保存。

第三级是样本从捐赠者处获得后，2h内处理并保存。

第四级是样本从捐赠者处获得后，超过2h后处理并保存。

在采集处理和标准流程不一致的情况下，样本的质量会打折扣。评估所有影响样本质量的变化，并根据这些评估调整质量级别。

病理水平评估是对甲醛固定石蜡包埋组织的染色切片或者快速冷冻组织切片进行病理形态的评估。使用显微镜检查组织切片，必须同时储存电子图像到样本库的数据库中，作为评估的记录。病理水平评估包括组织类型和诊断、肿瘤类型、肿瘤级别、肿瘤表型、肿瘤在基因组织中的百分比、坏死的比例或者降解的水平、炎症细胞的比例等方面。

（董作亮　葛　鹏　王　旭）

参 考 文 献

国家市场监督管理总局，全国生物样本标准化技术委员会，2019.生物样本库质量和能力通用要求（GB/T 37864—2019）.北京：中国标准出版社.

全国生物样本标准化技术委员会，2020.人类生物样本保藏伦理要求（GB/T 38736—2020）.北京：中国标准出版社.

全国生物样本标准化技术委员会，2021.人类生物样本库基础术语（GB/T 40364—2021）.北京：中国标准出版社.

全国生物样本标准化技术委员会，2021.人类生物样本分类与编码（GB/T 39768—2021）.北京：中国标准出版社.

全国生物样本标准化技术委员会，2021.人类生物样本管理规范（GB/T 39767—2021）.北京：中国标准出版社.

全国生物样本标准化技术委员会，2021.人类生物样本库管理规范（GB/T 39766—2021）.北京：中国标准出版社.

中国合格评定国家认可委员会，2010.CNAS-CL03：2010：能力验证提供者认可准则.北京：中国合格评定国家认可委员会.

第十三章

标本管理的自动化及信息化

第一节　概　　述

一、标本管理的自动化及信息化的背景

随着当代检验医学的快速发展和临床科室对检验结果的依赖程度越来越高，各大型三甲医院的检验科每日平均完成检测的标本数量以成百上千计，标本类型各种各样，且不同标本的保存条件各不相同，因此使得各医院的标本检验处理难度不断增高。在以往的标本处理流程中，存在许多难以监控且易发生失误的节点，尤其是针对标本的检验医嘱属性及具体的标本收样时间、前处理过程中标本的水浴与离心时间限制、检测项目的仪器分配、检测过程中标本的状态属性、报告审核时的多条件校验、检测完成后标本的存放查询与销毁等，无法实时监控，较易导致出现项目的漏检错检、标本的遗失或检验报告超时等较为严重的失误。随着医院实验室分析仪器自动化、信息化程度的逐步升级，临床依赖实验室检测项目的需求也日益增加，使以往的标本管理无法适应"高品质、高效率、高自动化"的实验室发展，给临床质量和检验科工作造成了很大的障碍。

为了解决工作中遇到的上述问题，以信息化、集成化为目标的标本管理自动化（sample management automation，SMA）应运而生。SMA能够全面提升实验室质量水平，从而实现实验室精益化管理的跨越式提升。SMA是指将临床实验室自动化分析仪通过传送系统连接起来，进行流水线作业检测，实现标本运输、分类、前处理、检测、结果报告、后处理等全检验过程自动化。SMA由临床实验室信息系统（laboratory information system，LIS）和实验室自动化系统（laboratory automation system，LAS）两部分组成。

医院需要通过建设自己的标本管理自动化设备及完善的信息化系统来实现实验室自动化的主流功能，如实现标本自动采集、智能化分拣、标本自动进样、自动化传输、标本全流程监控、实验室数据管理、与自动化仪器的双向通信、条形码技术的应用、自动审核等。从各方面推进，将标本管理全过程全方位升级，向传输自动化、报告网络化、数据信息化管理模式递进。

二、标本管理自动化及信息化的目的

（一）医院标本管理信息化的目的

标本管理信息化的目的不仅限于提升医护人员的工作效率，促使工作信息流畅、工作

便利，信息化的目的更在于以下几方面。

1. 快速正确决策　信息化的第一个目的是快速正确决策。很多时候，检验结果审核决策是需要时间的。及时做出快速、正确的决策，可以节省时间，为患者提供更好的诊疗方式和结果信息，故信息化的关键之处在于让医务人员在第一时间及时获取正确的数据，能够辅助他们做出快速、正确的决策。

2. 简化及加速业务流程　这个目的是当前很多医院尚未实现的。在信息化迅猛发展的今天，信息化就是效率的代名词。信息化后的流程与传统人工的流程将截然不同，通过实现信息化，可以化繁为简，将许多烦琐的操作一步到位，实现信息化之后，以往流程中的绝大部分的签章将大可不必。因为通过利用信息化功能，能够在极大程度上简化、加速流程，带来的最明显的改观将是可以让医院反应速度加快，加快各个工作流程中的反应力和执行力。

3. 避免作业失误及舞弊　信息化的第三个目的是在提高工作效率的同时规避人为操作带来的失误和舞弊。人难免会失误，甚至偶尔会出现舞弊的情况，但是信息化可以较好地避免这一点。经信息化后，绝大部分操作在电脑中可以自动核收、自动记录、自动获取患者的检验结果。一旦产生失误，系统也会第一时间报告并反馈。

4. 加速培养人才　信息化最后一个目的是加速培养人才，其实信息对于人才的培养非常重要，人要想获得快速进步就必然需要获取大量的有效信息。而在实施信息化之前，只有医院领导层才能得到完全的信息，在经过信息化之后，每个有权限的管理员都能够得到更全面更完整的信息，能够直接查看检验数据或标本信息，因此在信息化之后，第一线人员得到的资讯更加丰富、详细，同时有助于其了解自身的工作情况等。

（二）医院标本管理自动化的目的

医院要实现完善的自动化系统，首先需要明确实行自动化的目的，不仅仅是为了省人、降低成本、提升效率，还能够实现以下目的。

1. 稳定质量　自动化的首要目的是稳定质量。因为在依靠人工操作的情况下，检验质量较难保持百分之百的稳定，而使用自动化设备可以在稳定性上做出提升，能够保障稳定的检验质量。只有检验质量稳定，才能够得出更正确的检验结果。因此稳定质量是自动化的首要目的。

2. 降低作业技术水平　自动化的第二个目的是降低作业技术水平。在医院以往的操作中，复杂的技术操作对医务工作者要求很高，而高水平医务人员的培养成本也较高，而且培养周期很长，难度大。因此，使用自动化技术可以提升操作便携性，使得操作友好、清晰，降低了操作难度，很好地解决了这一问题。

3. 取代单调重复作业　自动化的第三个目的是取代单调重复作业。巨大的检验工作量带来的是大量复杂且重复的体力劳动，人在长期重复作业的情况下会变得烦躁不安，导致操作人员的工作积极性下降，长此以往极易产生失误，直接导致检验质量低。因此通过应用自动化技术实现自动操作，将检验人员从重复的作业中解脱出来。

4. 取代危险作业　随着当代社会的进步，生活水平的提高，人们对于危险性工作的选择越来越慎重。因此有必要通过自动化来，使医务人员在安全的环境下工作，远离高危环境。

5. 取代重体力作业 自动化的发展把医务工作者从重体力作业中解放出来，极大地减轻了医务人员的工作压力，改善了他们的工作环境。

检验医学的集成化、信息化促进了SMA的极大发展，尤其是我国的人口国情和医疗体制对 SMA 存在更大的潜在需求。对于SMA质量和效率兼顾的深入思考和探索，必然会对中国临床实验室精益管理产生深远影响。

临床实验室自动化系统将实验室工作人员从手工分血、编号、离心等大量烦琐的工作中解放出来，检验差错发生率较高的标本前处理阶段完全实现了自动化，从而实现了检验全过程的自动化、标准化，极大地减少了因手工操作造成的检验结果差错。通过增加气动物流的投入运行，更进一步减轻了后勤人员的工作强度，同时减少了人工运输标本存在的各类风险因素，并显著加快了标本的转运速度。

三、标本管理自动化及信息化的必要性

信息化技术的引入使医院工作的各个环节得以高效高质开展，标本管理信息化一方面可进一步调整优化并规范实验室的工作流程，减少甚至消除人为干预，降低差错和失误风险，缩短周转时间（TAT），提升质量，另一方面可为实验室标本检测提供全面的支持，从而保证检验工作质量、提高服务质量。

随着现代医学标本管理信息化的发展，可对标本进行分析前、分析中、分析后的节点动态信息化监测，有利于信息化、高效化、自动化的实验室管理体系的实现。利用信息化手段及自动化设备，实现对实验室的标本进行动态跟踪分析、节点控制、质量控制、结果审核等。自动化、信息化能够在极大程度上高效健全标本管理全流程的管理制度，优化检验标本的信息化管理功能，从而保证医疗安全，更好地满足临床和患者的需要。

第二节　标本管理的自动化及信息化设备

一、概述

目前，我国医院的标本管理尚处于发展阶段，因此普遍存在无序、分散及封闭、缺乏标准化流程、质量控制体系和信息化管理不健全、资料残缺不全等各类问题，严重降低了医学研究水平，阻碍了临床诊治的进程。实验室信息系统（LIS）一般只能做到对分析中的实验标本信息进行管理和质量监控，没有拓展到对分析前、分析后的标本流程进行管理，尤其是不能对分析前诸节点标本流进行信息监控和管理，而分析前的标本质量已是目前影响检验准确性的最大不确定因素之一，不仅如此，对标本的管理工作还影响医检、检护关系及其他很多方面。当前标本管理中存在的困扰如下。

（1）已有实验室和新规划实验室的基建、摆放设计。

（2）冻存管标签字迹模糊，安全性难以保证。

（3）超低温保存箱的空间利用率低，标本难以定位。

（4）标本储存和标本信息储存于多套系统，数据统计复杂。

（5）标本质量控制措施不理想，标本质量不受控。

（6）采集及运输方面没有监测保障，若标本在这些过程中出现问题，无法第一时间发现。

标本资源属于不可再生资源，高质量的标本对于医学研究越来越重要。建立完整的信息化标本管理系统能够为建设高质量、高标准的标本管理提供有力的支持。但我国目前已有的标本管理信息化程度不高，仍在起步的阶段。早期的标本管理仅能够实现较为基础的储存功能，因此对于标本的研究不深入。

因此，建设自动化、信息化的标本管理体系带动标本管理的精细化管理，不仅可以快速追踪信息和记录，而且可对多个环节进行流程管理、质量控制及监控，智能管理标本每个环节的情况，保证结果的准确性是当前背景下重要的发展任务。

二、标本管理自动化及信息化设备基本概念

标本管理自动化、信息化设备采用软硬件结合的思路，其建设内容应包含前处理自动一体化设备，标本管理、库位管理、标本生命周期操作记录等系统，并能够对标本状态等做实时监控。

标本管理的重点在于管理，而为了实现管理的效能，有序的空间管理是标本管理的第一要务。在标本管理中采用条形码技术，通过条形码能够在系统中准确定位每个标本的位置，记录标本信息，做到管理的科学化，始终了解标本的状态（收集、处理、储存、入库、出库等过程），完全替代了人工手写记录的形式，能够使流程自动化、电子化，使得标本数据管理有效、可追溯、保障数据安全、更能保护患者的个人隐私。

此外，通过标本自动化、信息化的管理手段，能够打造更加智能化的实验室和医院，显著提高效率，解放人力，降低成本。同时可以减少医护人员工作疲劳，减少患者的等待时间，提高双重满意度。标本智能管理可以利用互联网，结合大数据和物联网等高新技术，使工作站和电脑能够快速查询相应信息数据，标本智能管理系统框架见图13-1。

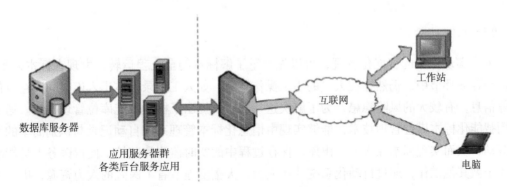

图13-1　标本智能管理系统框架图

在实现标本自动化管理的过程中，除了后期的自动标本分析、自动报告审核、报告结果之外，前期实验室中对标本处理的自动化、信息化更是至关重要、不可缺少的部分。标本处理环节的自动化、信息化能够实现血液标本自动化传输和管理，可以为全程标本周转时间管理提供保障。真正实现标本周转全程自动化、全程无断点。

标本的运输环节信息化，一方面结合了检验医学现代化发展趋势，建设数字化医院，实现资源整合、流程优化、降低运营成本、提高服务质量、工作效率和管理水平。医院物流自动化，从而保证医务人员可以投入到更多的病患护理工作中去，同时节省医院管理中的时间成本、场地成本、电力成本、纠纷成本。

另一方面，通过实现标本运输环节信息化和自动化，能够在很大程度上提升标本的运输效率，从而节省了时间，因此可以更快地为患者提供诊疗服务。由此，不仅可以促进医院的整体业务发展、满足业务增长需求、提高医院设备的档次和软硬件技术水平，同时还将每个标本的TAT减少30～90min，效率提升了患者的等待时间就能大幅减少，可直接提升患者的就诊满意度，并减少因等待报告而滞留的患者，还能帮助医院更多地接纳患者，服务社会。

三、标本管理自动化及信息化设备简介

在医院中，标本的管理是实现全面质量管理工作的难点之一。目前，检验科的LIS作为实验室信息化管理的核心，通过拓展TAT模块的功能，可实现对检验后标本进行高效管理。

标本的自动化、智能化设备基于各类智能化互联网信息综合应用平台及自动化医学检验设备。医院LIS基本包括了医学研究中关于标本管理所覆盖的方方面面，包括标本的来源情况、标本的收集、标本储存、标本转运、多种实验室检查检验等，自动化的管理能够直接使标本全流程资料得到系统完善的保存，随用随查，可以轻松快捷地查取标本的相关信息，快速高效，避免了不必要的等待。

四、标本管理自动化及信息化设备设计

（一）设计理念

为了实现标本的智能化管理，可以先着重了解标本的全流程运转，发现在标本采集、传输与存放环节中，仍然存在大量的手工操作环节，如人工记录标本出入库时间和存放位置等信息，有较大的风险隐患，为了解决这一问题，提出了标本智能库位管理技术。通过使用智能化标本库位管理技术，能够实现由信息化标本管理系统自动记录与识别简单的手工劳动，从而实现标本在入库、出库、保存过程中的实时监测和监控，使得医务人员能够专注于做其他工作，通过自动化系统替代人力，大幅度地节省了医院的人力资源，提升了工作效率。

库位管理技术虽解决了存放、保存阶段的管理问题，但没有对存放前流程进行管控，

为了完善采集、运输的管理过程，补充了采样自动贴管、自动分拣系统、自动传输系统，由此可实现在采样后全自动对标本进行条码贴管和自动根据检测项目分拣。对前期的自动化设计进行了补充，在采集、运输、出入库、保存等各阶段均能够实现监控管理。

（二）设备组成

1. 自动分拣模块　自动分拣模块搭配分拣机，可以自动识别标本检测项目信息。其可将分析前处理化繁为简，是集标本运送、科室内核收、标本分拣于一体的功能模块。其解决了人工的重复烦琐、大工作量、低工作效率的问题。

2. 条码识别模块　标本管理系统采用条码识别技术，通过智能检测设备实现实时采集，并与网络结合形成数据库，实现标本检测与分级管理、权限与用户的身份识别，实现物品信息与网络连接，方便识别、管理和控制，提高规范化、信息化及自动化。

3. 质量控制模块　标本管理系统建立封闭式数据采集、储存、质控控制及回馈模式，从而保障鉴定结果的真实性和可靠性。通过智能检测设备，将采集到的信息流直接存入数据库中，减少了人为干预引入的错误，同时减少了资料的录入时间。利用风险预警机制，可针对标本潜在风险进行识别，如有效期预警、库位报告等，制订风险管理策略和方法，有效管控标本质量。

4. 标本管理模块　通过LIS与自动化检测设备获取标本信息，且支持监控标本的全流程信息，并逐一进行展示，并尽可能地展示标本全方位的数据信息，帮助用户快速管理标本信息。

5. 系统设置模块　对系统的各种信息进行初始化设置，让检验的前置步骤更加方便、快捷。

五、标本管理自动化及信息化功能实现

（一）工作流程

标本智能管理系统的基本工作流程如下。
（1）患者在医院进行挂号申请。
（2）智能叫号机根据排队情况进行叫号。
（3）护士对标本进行采集，然后进行自动贴管。
（4）自动化设备对标本进行分拣、运输。
（5）上机检验，并记录检验全流程。
（6）上机完成后，将剩余的标本进行回收。
（7）回收后，进行标本登记入库，存入冰箱，并进行库位定位。
（8）当标本到达有效期后，则会进行标本销毁处理。

（二）主要功能

1. 自动贴管　采样后，标本管理系统会读取LIS的条码信息，通过贴管机自动进行试管贴管，高效、自动、准确，提升医院工作效率。

2. 自动分拣 通过与LIS的检测项目信息数据交互，自动将标本放进分拣机内，配合系统软件，自动分拣至检测项目对应的环境中。帮助医院减少分拣时间及人工分拣出现的错误。

3. 标本管理 通过标本管理系统可以全流程监控标本信息，与医院LIS及自动化设备对接，实时显示标本各状态信息。

4. 自动传输 使用标本管理系统结合气动传输设备，将标本在无人干预的情况下，自动送达检验科及实验室进行上机操作，待完成后再自动传运至标本冰箱中进行保存。

5. 库位管理 标本管理系统可通过读取标本上的条码信息，查看库位中标本的数据，以及标本的有效期、条码号、出库信息等数据。

（三）建设效果

从开始对检验后的标本进行信息化管理后，所有检测的标本都必须通过程序进行管理，对标本进行追踪与分析。标本的遗失率和漏检率明显减低，临床和患者投诉明显减少，实验室的风险度明显降低。

实行标本管理自动化后，实验室的分析性能有了明显的改进和提高，众多文献表明，实验室误差中有50%～80%来源于分析前过程，在"质量指标模型"中也很少提及对检验后标本的信息化管理。据不完全调查，对于标本的采集、传输、保存与销毁，很多医院都还停留在人力手工记录的水平，对标本的定位查找很困难，而且时有标本遗失、项目漏检等情况发生。

通过加强对检验前/后标本的监控，结合TAT模块对标本流转时间节点的精准控制，每一个标本的历史追溯清晰可见，保证了标本信息的完整性。利用预警规则，当标本管理中出现异常情况时，智能化系统会进行报警提示，特别是在保存标本时，对该标本（条码）的检验项目进行核查，检查有无漏检，基本避免了标本遗失和项目漏检情况的发生，降低了医疗纠纷风险，确保了检验质量。

此外，医院是传染源密集和高风险工作场所，尤其是检验科，作为患者标本主要的检验部门，其日常工作中涉及大量含有生物危害或潜在生物危害的标本，如果标本的管理不善，极易造成病原微生物的传播和扩散，严重时会发生实验室感染等。因此必须加强对检验后标本的管理，以确保对检验标本做好无害化处理。标本管理自动化、信息化后，能够有效监控标本检验全程的所有环节，可实现责任到人，有助于提高工作效率，保障实验室生物安全。

六、标本管理自动化及信息化应用案例

江苏省南京市某医学检验所是一家专业的医学检验单位，主要从事临床体液、血液，临床微生物学，临床化学，临床免疫、血清学，临床细胞分子遗传学等专业检验。

从2018年成立至今，每天都有大量的标本送往该医学检验所检测。对于标本的管理尤为重要，为了确保每个标本检测数据的真实性和准确性，该单位在2018年年底引进了

标本智能管理系统，对检验标本储存、保存、接收等多环节进行监控。下面对标本智能管理系统的功能和应用效果进行介绍。

（一）主要信息化设备

1. 采集与自动分拣设备　标本采集是研究成功的关键，但是现阶段很多医院对于标本的采集和分拣仍需要人工进行操作和干预，如采集条码粘贴、标本的项目分拣等，但使用人工操作会因为小小的不留神而出现误差，从而导致标本的检验结果出现偏离。

采用标本智能管理系统后，系统可以进行一键操作，自动完成标本的贴签、送达、核收、分拣。通过高度灵活的系统规则，可按各种数据源决定标本分拣流向。实现科室内核收、标本分拣/分发于一体，提高工作效率，减少人为失误。

2. 自动传输系统　在标本采集完成，上机检验完成时，操作者需要对标本进行人工运送，不仅费时费力，还容易在运输过程中出现某些意外，从而导致标本无法检验的情况出现。

通过自动传输设备，工作人员可以直接利用自动化手段进行处理，从人工运送中解脱出来，自动化传输管理不仅为医务人员节省了时间，同时也保证了标本的质量。

3. 库位管理系统　在标本的入库、出库过程中，操作人员需要人工记录标本的入库、出库位置，标本条码、出入库时间等信息，工作繁重且重复，并且需要仔细核对，不能出现错写、漏写等问题，因此非常耗费医护工作者的时间。

通过标本智能管理系统，由扫码枪扫码入库、扫码出库，并可通过扫描条码信息快速获得对应标本的基本数据（条形码、患者姓名、出入库日期、标本编号、标本日期、标本类型、检测名称、检验目的等），且能够支持批量入库操作，大大减少了人工记录时间，且避免了很多不必要的常规失误，帮助医院更好地进行相关管理。

4. 标本管理系统　标本管理是临床检验的关键，但是现阶段很多医院标本管理仍需要人工进行操作和干预，如标本上机处理、标本的接收情况、标本的信息内容等，但人工操作有时会出现误差。

采用标本智能管理系统后，用户可以通过标本管理模块清楚查看标本的所有信息，并实时了解标本的整体流程情况、接收时间等，掌握标本的基本流程，让医院领导和操作人员既可以了解标本流转的全流程信息，还可以清楚知道每个节点的停留时间和传递效率，更好地帮助医院去改善/优化标本的流转现状。通过高级搜索功能，更快地定位及追踪标本，且可适应不同复杂场景的批量复查。

（二）应用效果

以往，检验中心对于标本的管理主要使用人工手动完成，由医护人员对标本的采集、运输、保存等信息进行录入，工作烦琐，还容易出错，给医护人员带来了无形的压力。

采购标本智能管理系统，通过自动化建设和实施保证标本被高效管理的同时确保信息的绝对可追溯性，尽可能地杜绝人为差错。自动化使标本存取准确化、储存环境的高质量化和流程的科学化都得到了显著的提高，可以极大地促进医院的科学管理和资源共享，有利于为各项重大科研课题研究做贡献。

在不久的将来，随着技术的革新，自动化设备的成本降低，具有自动化处理及储存能力的标本智能管理系统可协助统一储存并管理标本，用较小的成本达到高质量储存的目的，为医院及患者提供更好的医疗服务。

第三节　标本自动化及智能化采集技术

一、标本自动化及智能化采集概述

近年来我国医疗服务市场增长迅速，人民群众对医疗服务质量的要求也在不断提升，医院检验科及其他医学实验室普遍面临着工作量激增、人员劳动强度大、人力成本高等状况，以及医患矛盾紧张、容错率低等压力。因此，作为集约化整体服务的标本分析前处理模块，如何采用智能化技术来降低工作强度和差错率，加快标本采集与准确度是目前检验界普遍关注的问题。

智能标本采集系统在此背景下应运而生。它采用现代化信息管理系统及自动化辅助设备，通过与医院信息系统（LIS、HIS等）的无缝对接，实现全院的智能化标本采集流程，使标本采集工作在精准、安全、高效的环境中运行，营造和谐、安静、舒适的门诊环境。

二、标本自动化及智能化采集的重要性

随着临床医师对检验功能、检查客观数据依赖性的增加，检验科必须提高检验质量，做好临床检验全程质量控制。随着检测系统和室内、室间质量控制措施的进一步完善，临床检验质量已经得到了显著提高。当前，各级医院普遍参加检测质量控制活动，但临床检验结果仍时有显著差异，其原因有很多，除少数实验因素外，多数是由实验室外部的非测定因素所致。标本的采集、处理及送检过程等一系列事项中，其中任何一个环节注意不到，都会影响结果的准确性。在检验操作过程中，标本是否真实是一个重要的环节，即标本的采集与处理。如果标本采集、处理不妥，实验质量再好，也不能反映患者的真实情况。因此只有临床医师、护士及检验人员共同努力，并有自动化、智能化采集技术的密切配合，才能保证检验结果的准确性。

当前医院在面对越来越多的患者时，往往会面临以下困境：

（1）采血窗口等候区域人流交错、管理混乱。

（2）患者采血等候时间长，容易产生焦虑心理，容易产生医患矛盾。

（3）采血人员无法对采血者提前分类，等采血者到了才能着手准备。

（4）窗口采血人员要反复询问采血者是否符合条件采血（如空腹等）。

因此，采用自动化智能化采集系统对于医院有着重大意义。

三、标本自动化及智能化采集模块设计

智能采集管理系统需要满足以下特点：

（1）按需定制，因地制宜，操作简单，即装即用。

（2）灵活组合，各子模块可单独或组合使用，形成全自动流水线。

（3）稳定可靠，单机故障不影响整条流水线的运作，杜绝全线停运。

（4）软件成熟，可连接医院的HIS/LIS，实现检验科智能化管理。

（5）一键传递，与气动物流传输系统无缝连接，无须手动传递。

（6）管理提升，改善采样窗口环境，提高检验科智能化水平。

基于以上原则，智能采集管理系统由排队叫号模块、智能贴标模块、自动进样模块及标本采样模块组成。该系统根据医院现场布局、采样流程、操作规范与习惯进行定向设计，能最大限度满足医务人员的采样需求，提升医院标本采集管理效能、提高医院量化管理水平、推进医院现代化智能实验室建设，帮助医院改善病患体验、提升满意度。

智能标本采集管理系统能够与医院HIS对接，能够快速将条码号、标本信息与检验信息数据互通，使检验前处理的采集部分更加智能化，提高检验效率。

（1）排队叫号：是一种综合运用计算机、网络、多媒体、通信控制的新技术产品，是利用电脑的科学管理代替人为管理的系统，解决了患者在采血过程中所遇到的排队、拥挤和混乱等现象，打造井然有序的就诊环境，大大提高了患者的满意度。

（2）智能贴标：该模块与医院HIS/LIS连接，集智能选管、自动打印、自动贴标功能于一体，替代了传统采样过程中人工选管、粘贴标签环节，优化了采样流程，为患者提供了高效率、零差错的诊疗服务。

（3）自动进样：该模块根据医院采样中心的整体布局进行产品设计，将采样后的标本进行定向传输，最大限度解决集中采样过程中的标本传输问题，可大大减少医务人员工作量。

（4）标本采集：与采样窗口进行对接，能够将采样者、采样日期、采样时间、标本描述等信息进行展示，并与智能贴标等功能互联。

（5）标本路径监控模块具备以下功能：①智能备管，智能纠错，避免浪费；②扫码出库，错误预警，运输监控；③自动签收，自动收费，声光提醒；④按需分拣，规则灵活高效，有效识别错误；⑤流程监控，追溯及定位标本运输过程；⑥主动管理，对延迟标本提供警示；⑦可视化管理，高效的数据检索。

四、标本自动化及智能化采集功能实现

智能采集管理系统尽可能减少影响标本采集的因素，以保障检验结果的正确度和准确度。

（一）排队叫号系统

由数据接收软件、排队取号机、语音叫号、高清液晶综合屏、窗口液晶显示屏、音频

功率放大器等组成。

该系统能够做到智能管理、分类管理、过号管理、监控项目管理（如血糖、胰岛素）、预约采样等定制化需求。

取号方式：插卡取号（医保卡、就诊卡）、扫描收费单条码取号、身份证取号、手机扫描二维码取号。

该系统有如下特点：

（1）外观精美，占地小、便携移动。

（2）软件由专业研发团队研发，响应快，更新快。

（3）多功能集成，一体化的扫描球，功放音响、软件。

（4）无缝对接，完美兼容医院的LIS/HIS。

（5）按需定制管理流程，通过LIS满足医院个性化取号逻辑。

（6）过号管理，实现过号患者顺延或者插队叫号。

（7）监控项目管理，如智能监控多次采血、空腹采血项目取号端。

（8）分类管理，根据患者不同采样项目安排相应窗口。

（二）智能贴标系统

智能贴标系统能连接医院的HIS/LIS，实现检验科智能化管理。改善采样窗口环境，提高检验科智能化水平。

设备类型：智能贴标系统可分为桌面式、移动式和落地式。根据不同的场景因地制宜，满足各类贴标需求。

该系统具备以下特点：

（1）按需定制，以满足用户对软硬件的个性化需求。

（2）"一拖一"或"一拖二"设计，单机故障不影响其他设备使用。

（3）单机处理速度一致，可即时备管。

（4）多台设备可联网，形成智能采血分拣流水线。

（5）可与主流检验流水线进行无缝对接。

（6）每个工位宽度尽可能小，节省空间。

（7）内置打印机，可打印回执、特殊项目标签，可在故障时无缝切换为手动贴标，不影响窗口采样工作。

（8）智能分配，自动打印，精准贴标。

（9）仿生学机械臂，高效贴标出管，显著缩短采样时间。

（10）半开放式窗口设计，装卸试管方便快捷。

（11）可装载10种以上不同颜色的试管。

（12）兼容各种主流试管规格。

（三）自动进样系统

自动进样系统能够无缝连接自动采样台的轨道末端，将采集标本自动进样处理，并支持倾倒式散装标本。

人机交互机制，具有可视化窗口，能够及时追踪标本状态。

帮助优化采集流程，进一步提升全程标本周转的自动化水平。

（四）标本采样系统

标本采样系统与HIS及智能贴标系统互联，当患者在采样窗口刷卡（就诊卡、医保卡）时，通过与HIS对接，能够获取患者的条码信息、患者姓名、采集日期、检测项目等数据，并与智能贴标系统互联。

五、标本自动化及智能化采集应用案例

湖北某医院是一家综合性三级甲等医院，获得全国文明单位等荣誉称号。在日常采血工作中，由于采集量比较庞大，医务人员工作非常繁重，医院为了改善人员的工作情况，优化采集流程，引进了智能采集管理系统，以帮助改善现有问题。

（一）系统功能

1. 采血、传输一体化前处理　将排队叫号系统、智能贴标系统、自动进样系统、标本采样系统与采血台相结合，打造采血中心标本智能化处理模式。

该系统的优势如下。

（1）实时对采血项目进行各项统计，让实施者和管理者享有对称的工作视角。

（2）在数据统计分析的基础上，不断改进和优化工作。

（3）基于专业的软件团队，能够及时响应新的软件升级需求。

（4）无须连接LIS，可以实现可指定时段采血。

（5）通过连接LIS，可以在手机端实现预约取号。

2. LIS采样模块　通过与HIS对接，获取患者各类基本信息，可记录采样者、采样日期、采样时间、标本描述，进行条码打印等工作，并结合采血、传输一体化设备，做到智能化标本采集。

该系统的优势如下。

（1）出管速度为每管3.5s，机械手自动抓取试管贴标。

（2）自有软件团队，个性定制和服务升级是最大优势。

（3）配套软件体系自主研发，自有团队有20多年LIS开发经验，除了装机后可与国内各LIS/HIS无缝对接以外，可在最大程度上满足医院个性化使用的需求，无论是ISO 15189建设还是TAT监测、采血流程化统计，都集成在软件界面中，直观帮助科室管理，后续软件升级响应速度快且到位。

（4）开放倾倒式加管是最快最便捷的加管方式，且支持不停机加管，可进一步提高工作效率。

（5）备管方式多样，兼具即时备管（患者到位后打印）、提前备管（患者取号后打印），满足医院需求。

（6）自动寻边功能，可自动寻找原有采血管标签位置进行贴标，100%预留试管的采

血视窗。

（二）应用效果

通过建设智能采集管理系统，最高可以达到每小时几千个试管的处理速度，与传统方法相比，工作效率提高了3倍以上。

优化了血液标本的采集流程，减少了患者的等待时间，使整个采血过程更加精准、高效，有效提升了服务质量。

第四节　标本自动化及智能化分拣和送检技术

一、标本自动化及智能化分拣和送检概述

标本分拣系统本质上是LIS的标本接收系统，但它通过机器代替手工操作来同时完成标本的接收和登记，核心工作是提高分拣速度，尽可能杜绝差错，准确记录标本到达实验室的时间并进行跟踪和监控、报警，最终达到缩短TAT的目的。实验室自动化系统加入分拣系统后，能结合HIS/LIS发挥更大的作用，提高整个实验室自动化系统的效率，完善自动化系统对临床实验室的管理应用。分拣系统是实验室自动化系统重要的组成部分。

医院标本库标本数量巨大，管理存放及分拣使用是十分机械且重复性高的工作，如果使用人力来完成这一作业，将耗费大量人力成本。因此如何利用软硬件结合的智能化技术并使其管理规范有条不紊，实现标本自动化、智能化分拣和送检，对提升医院工作效率，降低人力成本是至关重要的。研究表明，使用气动物流送检技术可以有效缩短TAT，减少实验室工作量。

目前，我国临床实验室自动化建设正急速发展，大、中型医院的实验室已基本实现检验分析的自动化。高精密自动化分析仪器的使用，以及完善的室内、室间质量测评制度，使得国内多数实验室都能严格把控分析中和分析后质量控制。因为分析前阶段影响因素较多，所以我国TAT的大部分时间花费在分析前步骤，最易出现差错的环节也主要集中于分析前。通过不断完善技术和更新管理理念来提高分析前阶段的质量和效率，实现自动化是临床实验室的必然选择。

通过在分析前阶段采用自动化物流传输系统、全自动智能采集管理系统、标本无缝连接收集传输系统及闭合标本试管分拣核收系统等，优化了实验室检验流程，有效缩短了TAT，杜绝人工差错的发生，实现标本的溯源和数字化管理；实验室管理方面，实现了高效、准确、安全、自动化和智能化；同时还提高了医院的整体运营管理水平，对于提升医院整体形象、增强医院竞争力具有很好的效果。临床实验室自动化管理系统在分析前阶段的应用，使分析前流程更科学、整体表现更优秀、为患者提供的服务更好、获得的效益更高、为操作人员提供的工作环境更安全，是未来实验室分析前阶段质量管理的必然趋势。

按工作模式的不同，前处理系统被分为独立式和流水线式两大类，这两类系统在全球范围都有广泛的应用。相对而言，独立式前处理系统功能简单，处理标本速度较快（每小时1200～2000管）；流水线式前处理系统功能全面，但处理标本速度较慢（每小时350～1000管）。

国外实验室经常对这两类系统进行比较，以选择更适合自己的系统，也有实验室将这两种系统配合使用来解决标本量过大等问题。流水线式前处理系统往往价格偏高且易受到场地、接入仪器、实验室设置等因素影响，在许多国家，特别是发展中国家的应用受到一定限制，且不太适用于大批量检验标本的分拣。

使用全自动标本分拣系统能够弥补流水线式前处理系统的不足，分拣效率高，登记接收时间准确，分拣规则设置灵活且价格相对较低。

二、标本自动化及智能化分拣和送检基本概念

（一）自动化分拣系统

检验标本智能分拣系统可批量处理零散的试管（输入和输出）。通过自动扫描条形码识别各个扫描传入的标本，和LIS相连，登记标本，然后将标本试管分拣到方便易用的标本容器中。使用该系统可以减少传入标本分拣流程中的错误，确切了解收到了哪些标本，以及标本于何时进入实验室。

自动化分拣系统负责将到达实验室的标本根据不同需求完成分拣的前处理过程。分拣系统可以直接与标本传输系统连接，具备自动核收标本、分拣方式多样化、体积紧凑和可靠性高的特点。

该系统的功能参数如下。

（1）分拣通道：8～24通道。

（2）采血管规格兼容性：支持直径13～16mm、长度75～100mm的各品牌真空采血管。

（3）故障报警功能：具备根据所出现的异常情况分级详细报警的功能，并且可指导用户处理故障。

（4）处理速度：≥2000支/小时（加喷码功能）。

（5）料仓容量：上料仓≥1500支，下料仓容量≥200支。

（6）支持各种条码类型：如code128、code39等多种条码类型。

（7）与LIS/HIS的通信方式：可与LIS/HIS进行双向通信，接收及发送分拣信息。

（8）根据预先设定的分拣规则（根据院方要求）进行自动分类，并设置多种分拣规则，可灵活切换，不同厂家、不同长度的常用真空管混合放时也能正确分拣，按需生成每一类别标本接收清单，以便核查。

（9）可不停机取样。

（10）系统设置异常通道，可自动识别并挑出条码打印质量或粘贴不符合要求的相关标本，以便人工处理。

（二）条形码技术

将条形码技术应用于临床实验室全面自动化检验，可提高临床实验室的自动化程度、工作效率报告的准确性，并方便患者。

方法：门诊患者在交费时根据检验项目生成相应条形码，实验室应用红外线扫描技术转换成两联带不干胶的条形码，一联通过自动贴标设备贴在标本容器上，一联为患者取报告的回执单，标本采集处根据条形码上的标本类别进行采集。病房患者由专人收取医师开出的检验申请单，根据检验项目收集标本并产生相应的条形码。门诊及病房标本统一由分析前标本处理工作站完成（包括验收、分类、离心运送等）。条形码作为标本的唯一标识，应用于标本的各个分析过程，降低了人员的劳动强度，规范了工作流程，减少了工作差错，提高了工作效率。

三、标本自动化及智能化分拣和送检功能实现

（一）自动化分拣

1. 分拣的工作流程　经由标本传输系统发送到达的标本直接进入分拣系统的待拣仓，或者将标本直接投入待拣仓。分拣系统读取标本的条形码、识别管帽颜色、询问LIS该标本的申请项，同时将标本信息核收到LIS中。分拣系统按用户预先设定的分拣规则自动分拣标本至拣出仓。实验室操作人员从分拣系统的拣出仓获取标本，然后进行分析。

2. 信息化控制　自动化的标本传输和分拣系统离不开信息化系统的控制，同时，通过信息系统将自动化标本传输系统和标本自动分拣系统进行整合，形成适合客户需求的整体解决方案。智能化的信息系统为检验工作提供了更加有效的系统支持。通过减少人工操作的方式来实现信息转移，减少在运送、送达、分拣工作过程中的人工操作及核收，避免工作中可能会出现的人为误差，为标本查询提供更有效的方法，节省了索引管理信息所需的时间和精力。

标本自动传输系统与标本分拣系统连接时，通过配备传输分拣核收的中间件系统实现标本传输、分拣和核收的信息化控制。该中间件系统在连接标本传输系统和标本分拣系统的同时，与LIS连接。实验室收到标本传输系统送达的检验标本后，分拣系统首先扫描标本条码，然后通过网络通知LIS核收标本，同时询问LIS以获取该标本信息（如测试项目、来源科室和患者类型等），LIS返回这些信息后，中间件系统根据实验室管理人员设置的规则，通知标本分拣系统分拣至对应的拣出仓，从而实现标本传输、分拣和核收过程的自动化。

3. 智能分拣方案的特点

（1）实时注册传入标本。

（2）及早识别哪些标本在实验室，哪些标本没有在实验室。

（3）按照实验室需求分拣标本，更快为分析做好准备。

（4）缩短标本TAT，提升检测准确性和可追溯性。

（5）始终平稳、安全地处理标本。

使用标本路径监控系统，医院信息系统上的各个访问节点都可以对标本及检验结果进行实时跟踪和路径监控，极大地提升了医院运行的效率和患者的满意度。

（二）设备特色

1. 智能分拣　系统能够实现智能分拣，无须人工协助，自主完成标本的识别和分拣工作，可快速、自动、温和、安全地分拣出不同标本。

2. 高效设计　为了高效进行标本分拣操作，标本自动分拣模块中，待拣仓储存容量大，可最多同时容纳600管标本同时待拣，单个拣出仓最多可容纳150管标本。

3. 防错预警　在标本自动分拣中实现主动管理，如果出现未及时送达的标本，系统会及时提示并报警。

4. 软件成熟　通过自动化标本分拣系统，医院可实时监控各种标本的核收和分拣的状态。

5. 规则多样　利用自动化的分拣系统，分拣规则可以根据医院具体实际需求进行配置。具体的分拣系统可以按照条形码、测试项、管帽颜色（选配）来设定不同的分拣规则。

6. 持续运营　使用自动化标本分拣系统后，可以在很大程度上节省医院的人力成本，自动化分拣系统可以持续不间断地24h连续工作。

（三）自动化送检

1. 标本送检前　标本上的条形码可以通过扫描进行信息读取，工作人员按条形码从LIS中直接获取患者信息及检验项目，对标本进行送检；还可打印本次标本送检清单，按流向不同，实验室自动分列清单。另外，该系统还支持记录标本送检的时间与相关人员。

2. 标本送检中　标本可通过自动化采样流水线与单管气动物流系统的进样口无缝对接，无须人工干预，物流系统通过条码扫描，记录每个试管的节点信息并与LIS共享，建立送检前后的预警机制。然后通过人工智能识别试管的方向，并将试管发送到接收站。接收站可无缝连接分拣机进行分拣或流水线前处理，记录条码节点信息并发送给LIS，完成一次安全快速的标本送检过程。

3. 标本送检后　实验室工作人员扫描某个条形码后，可以显示出一个批次的所有标本的具体信息；同时可打印本次送达标本的清单，包括记录本次标本送达时间和相关人员。

（四）标本核收

实验室工作人员在收到标本后，按条形码从LIS中直接获取患者信息及检验项目，对标本进行核收并打印出清单。可拒收不合格标本，记录拒收理由并打印出清单，然后拒收标本，退样。

四、标本自动化及智能化分拣和送检应用案例

以往医院内部标本管理通常只重视采集，对于分拣和送检及后续监控，多是形式上的管理。同时，由于采集后的标本分拣和送检品种多、效期短，人工管理很难做到保证标本在有效期内的送检效率。因此开发了标本自动化分拣和送检系统，从而避免标本分拣和送检的低效、无序等管理不规范行为。

深圳某医院已将大部分检验流程实施系统、科学的自动化管理，但针对标本分拣和送检的自动化管理却还是空白，为了提高标本自动化、智能化管理的效率，减轻手工管理的工作强度，降低手工的差错，促进标本管理的规范化和科学化，根据医院实际情况，构建了该院的标本自动化、智能化分拣送检设备，且运行情况良好。

自动化分拣设备将标本管置于分拣系统接收槽，试管被逐个传送至条形码扫描区，经激光扫描（系统从LIS读取该条形码信息）后被传送至分配轨道，在分配轨道中运行至对应分类槽上方时，机械手将试管推入分类槽完成分拣。若系统未读取到条形码信息或未能成功扫描条形码（由于脏污、缺损、粘贴不规范等），则被分配至"错误分拣槽"，由人工处理。分拣完成后，系统可提供分拣出的标本清单，包含患者姓名、条形码号、检验指标和流水号等信息。使用该分拣系统后，工作人员数量减少，分拣速度大幅度提升，极大程度地提高了分拣效率，登记与实际接收的时间差减小，错误率降低。

（一）标本支持多种规则接收分拣

收到的标本能够按照条形码、测试项、管帽颜色实现不同规则下的标本分拣，种类多样，实现极大程度下的自动化和信息化，能够快速、自动、温和、安全地根据所设定的不同规则进行标本分拣。

（二）缩短TAT

患者标本集中送检时，系统完成登记分拣比实际接收延时15min左右。门诊标本在接收后的2~3min内即可完成标本的分拣，较手工登记分拣极大地缩短了时间，从而缩短了TAT，能提高门诊患者满意度。

（三）统计分析和查询

系统登记的分拣时间基本能反映标本进入实验室的真实时间，这一时间节点在回顾性调查时能准确还原标本真实状态，可按时间段分析标本送检的数量和构成比等信息，合理安排实验室人员分配，提高工作效率。可为各阶段TAT分析、遗失标本运行轨迹分析等提供依据。

（四）未及时送达标本时提示

结合2011年出版的ISO 15189《医学实验室质量和能力的专用要求》制定的拒收规则，对血液标本送检时限做了规定，如血常规、血钾、血糖和心肌酶需在标本采集后2h内送检；凝血、血液流变需在标本采集后4h内送检等。分拣系统接收登记标本时，若发现超出允许

的时间未送达指定标本，则会进行自动提示。通过分拣系统自动化监控可实现快速、及时的标本分拣和送检，当出现未按时送达的情况，也可第一时间获取信息，做出反应。

（五）高效处理超大容量

同时进入待拣仓的标本至多可同时容纳600管，在医院标本采集量大、患者集中检查、标本量剧增的情况下实现分拣任务。同时单个的拣出仓也可以容纳150管。高效、大容量这两个特点在很大程度上提升了分拣效率。

（六）实时监控

分拣系统可实现标本实时监控、全流程节点监控标本动态。当有突发事件或仪器故障时，根据条形码可迅速查询标本状态、定位标本。同时可支持24h不间断工作，减少了人力资源的使用，从而实现自动化。

实施效果如下。

（1）精简标本处理流程，减少员工工作负荷，缩短TAT。

（2）减少标本处理流程中的错误，提高处理质量。

（3）提升预分析流程的可靠性。

（4）提交可即时分析的标本，缩短实验室整体周转时间。

（5）更快分析、更快得出结果，提高实验室产能，提升生产率。

（6）提升医院服务和管理效率。

（7）提高患者满意度。

第五节 标本运输与储存信息化技术

一、标本运输与储存信息化概述

随着国家"十三五"卫生与健康规划的出台，提高医院的综合服务能力是每家医院的工作重心，需要将更多的医疗资源解放出来，缩短各种流程。2016年提出的《"健康中国2030"规划纲要》也明确要优化健康服务，提供优质高效的医疗服务。

据统计，近80%的诊断和血液标本检验有关。临床检验作为一门医学学科，在临床疾病诊断检查中发挥着重要作用。随着时代的进步和检验方法的不断更新，临床检验在医院中的地位发生了巨大的改变。如今，医学检验过程的各个阶段的流程管理都已经日渐成熟，各医院实验室的未来发展方向都倾向整体的精益化管理，且已经在很多实验室初见成效。但是，由于诸多因素，医学标本的运输工作仍然难以管控，从而造成检验阶段的延迟。运输管理与检验工作所遇到的矛盾也愈加突出。

医院中的临床检验流程一共可划分为9个阶段：申请、采样、识别、运输、准备、分析、报告、结果解释和储存。

标本运输及储存作为整个流程中2个至关重要的环节，标本送检是否及时直接影响检验结果，储存是否规范、正确，也将影响标本复查等检验结果的质量。

标本运输及储存系统以检验标本上贴的条形码作为流程跟踪与标本监管的唯一凭证。医院可通过计算机系统、移动信息设备等，对患者检验标本的采集、运输、接收等环节进行条形码扫描，从而将标本运输的各个环节作为闭环子系统，使系统与子系统内的管理构成连续、封闭的回路，以此实现对检验标本在院内的全程监控，达到对其的闭环管理，形成一个"决策、控制、反馈"的完整循环，并在该过程中不断提高效率。从医师开出检验医嘱到标本运送至检验科，最后放入标本储藏冰箱，共涉及患者采样前准备、标本采集、运送、保存等多个过程，需要医、护、检及工勤等多个部门的配合。

标本在院内的物流与储存过程中缺少准确、高效的监控，从而导致检验结果报告的延迟，如标本的运输存在运送时间长、周期不可控、效率不高的情况。标本"不确定的到达"时间，导致实验室工作效率无法提高，大量耗费人力。流程进展缓慢，直到实验室人员收到时才能够将标本移到下一个处理步骤，费时费力，效率低下。且由于采血点布局分散，检验工作分散也不利于集中管理。标本的运输过程使相关人员暴露在具有感染和身体危害的风险中是潜在的生物危害接触风险。标本运输过程中易发生标本丢失或标本质量受到影响的现象，造成无检验结果或误报的风险。标本运输工作涉及科室多、工作量大，标本运送人员甚至医务人员承担运输工作易出现重复操作。目前，我国大部分医院检验科已配备流水线设备来提高标本分析的效率，而如果之前的运输过程出现错误和延时，仍将影响最终的TAT。目前实验室的自动化已不再局限于几台检验仪器的串联，也不局限于仅在实验室之内，而要求从采血开始，将整个标本流纳入管控的范围，这就要求运输的传送必须实现标准化和信息化。

为解决上述问题，方便标本运送的管理，建设集中检验管理机制，避免生物危害接触风险，提高工作效率，需要应用现代自动化设备结合信息化控制流程，及时准确地完成标本运输过程。建设一套自动化的标本传输系统，实现临床科室或采样中心的点对点标本自动化运输，是现代数字化医院临床检验的重要任务和职责，也是实验室和数字化医院战略发展的需要。

自动化的标本传输系统扩展了以往实验室自动化系统的理念，将自动化从实验室内部延伸到外部。区别于现有医院物流系统，一款专门针对血液标本运输和检验系统的自动化物流将为医院带来以下价值。

（1）建设数字化医院：有助于医院在数字化建设中实现资源整合、流程优化、降低运营成本、提高服务质量、工作效率和管理水平。

（2）医院业务发展：高性能的物流系统可满足业务增长需求、树立医院品牌效应、提高医院设备的档次和软硬件技术水平。

（3）检验医学集约化的发展趋势：可将散落在各部门的血液标本快速送达中心实验室，符合集约化检验的现代化发展。

（4）检验医学流程再造和优化：标本快速送达实验室，实验室集中提供更便捷、准确、全面的检验服务，通过集中的质量控制、集中的检验服务，改进现有流程，提高医院整体诊疗水平。

（5）符合实验室自身发展和生物安全要求：通过自动化实现标本运输过程中无人为接

触，杜绝生物危害。保证实验室可持续、稳定、及时地为临床提供可靠的实验数据。

当前能够用于标本传送的物流系统常见的是气压管道物流传输系统、轨道式物流传输系统、皮带输送系统、机器人传送系统及检验标本的专用气动传输系统。

（1）气压管道物流传输系统（pneumatic tube system，PTS）是一个由工作站、管道、转接机组成的密闭管网系统；利用空气压力为动力，实现管道内"单管双向"的输送，在控制系统的控制下，由专用的传输瓶装载需传送的物品，在管网内实现各工作站间物品的快速安全传递。管道物流传输系统的主要任务是输送小型、少量且需要快速传输的物件，如少量的应急性的无菌器材、清洁敷料、注射输液药品、处方、药品、小型手术器械、切片、血样、血液、化验标本、票据、记录、X线片、医用消耗品、日常单据等。

PTS的优点显而易见，气动传输效率较高，传送的品类多样，但也存在明显的不足：因为传送的品类繁多，所以会导致误传，可靠性一般，造价相对低廉。

（2）轨道式物流传输系统的发明和应用已近四十年历史，其主要优势包括可以用来装载重量相对较重和体积较大的物品，一般单次装载量可达10～30kg，对于运输医院输液、批量的检验标本、供应室的物品等具有优势，当然一般的物品也能够传输。该系统相对传输速度较慢、造价较高。它能将医院内各部门，如门诊、药房、供应室、手术室、血库、检验科、服务中心、住院大楼等全面充分地连接起来，使医院以患者为中心，充分调动医院各部门的医疗物资，极大地提高工作效率、改善就诊环境。轨道小车可以在大楼内贴近天花板的上空或者垂直的方式传输物品，还可以经大楼之间的通道或者连廊连接成楼与楼之间大规模的传输网络。轨道小车为医疗设施提供了现代传输方式，尤其是在管道传输的体积和重量方面做了改进。

相比PTS传送，轨道小车的优势在于可靠性有了很大的提高，提高了经济效益和工作效率、降低了运营成本、在一定程度上防止了交叉感染、应急能力强，一次性传送的物件也可以更多种多样，缺陷在于高昂的造价、有限的传送速度（相对于目前检验科内流水线的处理效率）及维修保养费用较高。

（3）皮带输送系统主要应用于大量、重复性药品或器械的输送；可应用于采购、库存和发放等领域。该系统可根据环境需要而采用夹板等造型，形成不同形状和尺寸的应用方案，也可将皮带输送机系统无缝集成到自动输送系统模块内，以实现更高要求和更复杂的应用。

皮带传送的优点在于建造成本低、装载量可观，缺点在于往往需要改动医院的建筑结构，只适合做短途的运输。

（4）机器人传送系统是近几年随着工业4.0的崛起所诞生的新型传送方式，优点在于灵活多样，通过软件编程实现多种功能，交互方式友好，随时调整路径。

局限性在于速度有限，能通过的场景也较单一，需要对上下楼道或者电梯进行局部改造，细节技术还有待成熟。各个厂家对于机器人制作的规范统一化程度低，由于目前中国的很多大型医院都处于患者多的状态，很难为机器人开辟专门的通道进行传输。但机器人是未来智慧医院综合物流传送的一个重要组成部分。

（5）检验标本的专用气动传输系统可以视为医院物流系统中的一个专业分支，这套系统是由丹麦人发明的，享有专利，可实现每秒高达7～10m的点对点传送，相对于人工运输的方式，能缩短一半以上的TAT，相对PTS而言，还省去了拆装环节，性能更为可靠，并且还可以直接将标本送入流水线。

其缺点在于目前这项技术还仅限于丹麦完全掌握，因此价格高昂，目前我国仅一些三甲医院有所应用，主要用于传送检验标本，作为整个医院物流系统中检验和临床的一个专项补充。目前常见的几种主流标本运输系统的比较见表13-1。

表13-1　几种主流标本运输系统的比较

	气压管道物流传输系统	轨道式物流传输系统	检验标本的专用气动传输系统
定位	全院的网络化物流系统	全院的网络化物流系统	检验科的血样专线
工作原理	在计算机控制下，以压缩空气为动力，通过管道传输各种物品	在计算机控制下，利用电力驱动在专用轨道上自动传输物品	在计算机控制下，以压缩空气为动力，通过管道传输血液标本
传送模式	管道传送，直径110mm、124mm、160mm或200mm	轨道架空传送，轨道宽度600～1200mm	管道传送，直径25mm
动力来源	压缩空气	电力（弱电）	压缩空气
适用性	多站点立体楼层传输	多站点立体楼层传输	点对点专线
智能化程度	中央控制，传输速度快，但整体运送效率不高	中央控制，全流程监控	点对点传输，自动控制
运输速度	3～7m/s	横向0.6m/s；纵向0.4m/s	7～10m/s
标本质量影响	对于血液标本，需要调低速度至2～3m/s，避免破坏物质组成	虽然设备运输速度相对较慢，但由于可混装其他物品；容易对标本产生交叉污染风险	实践证明，血液标本在7～10m/s速度下对血液质量无影响
容器	传输瓶	箱体	无须容器，直接传送标本管
传输物品	药品、病历、血浆、通知单、X线片、标本、化验单、现金、文件、票据、信件、卡片、传真、图纸、工具、零件、仪器等能装入承载器的物品。受传输瓶或箱体尺寸所限，难以有效解决中大型的手术包、医疗器械等物资的运输效率，液体标本运送也存在一定风险	同左	血液标本，以及满足长度80～110mm，直径12～18mm的试管
运输量	体积小的物品，重量最大5kg	载重15kg，最大可达50kg	单支血液标本，每小时900支
使用便利性	需要包装、选择目的地、卸载等操作，操作较复杂，有误送风险。整体效率不高	同左	全自动传送，运送的物品不会丢失，无损害，安全可靠
自动化接口	选配承载器智能识别系统，自动运送和回收，但仍需人工包装和卸载工作	无	通过接口可连接自动化流水线或标本分拣机，实行全流程自动化
工程实施难易	安装对建筑结构要求小，适合在大楼内任意位置设置站点	需要竖井，竖井涉及复杂机械工程，架空轨道受轨线系统制约大，工期长。对于转角及精度的要求非常高	安装对建筑结构要求最小

续表

	气压管道物流传输系统	轨道式物流传输系统	检验标本的专用气动传输系统
工程扩展性	管道重新铺设，接口修补，工程量较大	轨道架空，根据原结构打造，变更延伸较复杂，几乎无法扩展	管道重新铺设，接口连接，工程量小
可维护性	管道密闭，故障排查困难，管道材质易老化	收发工作站每周进行外部的结构检查、清洗；车轨每2周进行清洗，每2个月进行检查；运载小车每运行300h（约12天）进行小型检查，每600h（约24天）进行大型检查；换轨器每2个月必须进行检查、清洗	点对点，管道小，维护容易，维护周期长
维护成本	医院必须要投入专人及相关费用对系统进行维护	医院必须要投入专人及相关费用对系统进行维护	无须专人维护，定期保养即可
故障率	误操作等造成找不到传输瓶、管道变形造成传输瓶堵塞，容易形成较高故障率	高强度使用会造成轨道转换器的损耗加速，容易形成较高故障率	维护周期长，故障率低

在上述标本运输方式中，专用于临床实验室检验标本物流管理的是气动传输系统。就临床检验而言，其最高可达10m/s的传输速度、简单无人化的流程设计，以及对分拣机和各大流水线的无缝连接，已受到国内大中型医院的关注。

其主要优势表现在以下几点。

（1）专业针对血液标本的物流系统可实现专线专用的标本传输系统，标本运输时间控制在30～90s，精确到每一个标本的运送。

（2）可实现快速安装、对建筑改造小、不影响现有医务工作的自动化标本传输系统。

（3）通过选配件，分拣机或自动化分析检测流水线可直接与标本传输系统连接，无须装载、卸载，将标本直接送至流水线进样单元接口。

（4）使用操作方便，后期维护简便，故障定位方便，为可靠的可24h运行的系统。

二、标本运输与储存信息化模块设计

（一）标本运输管理系统

临床实验室标本运输管理基本原理：目前，能够用于标本传送的物流系统常见的是气压管道物流传输系统、轨道式物流传输系统、皮带输送系统、机器人传送系统及检验标本的专用气动传输系统。目前标本物流运输发展的主流趋势为专用气动传输系统。

目前在对实验室标本传送的系统选型中有几点必须注意。

（1）能够与现有的流水线或者未来将布局的流水线无缝衔接，这是因为如果前处理的速率不够快、流程还需要多次人工干预，那么势必会对后续的线上分析带来更多问题。

（2）传输中还要确保标本的品质。其实高速的传送并不会给标本质量带来很大影响，更不会影响血液标本的分析结果。但是，如果传输中的震动达到了一定范围，或者标本搁置时间过长，则会造成溶血。因此，选用平稳的传送媒介是确保标本质量的关键。

（3）尽量避免使用额外的包装物传送检验标本，这是因为额外的包装物不仅增加了拆装的工序，增加了潜在的故障点，而且使每个标本的平均TAT变得不稳定。

（4）规避因运输途中的人工接触标本环节而给医院内部造成生物危害的传染风险。

（5）与现代化的实验室LIS兼容，做到即时信息交互。

（6）出于成本和试错时间的考量，能较少或者无须改动目前实验室的建筑结构及工作流程的系统应优先考虑。

一般而言，现在最主流的两种传输系统根据传送的方式分为气动传送和轨道传送。相对的，气动传送的特点是速度快，而轨道传送的特点为容量大。气动传送又可以分为PTS和单管气动传输两种。在实际应用中，考虑到成本及全院物流系统的完善，一些医院会采用综合物流和专项物流（轨道小车+单管气动传输）的方案。这是相对比较折中和稳定的规划，也是目前推崇的智慧医院方案中比较先进的物流系统，而如果仅考虑成本，则会只使用PTS作为过渡，但相对的可靠性和便捷度会下降不少。两种方案的成本也相差数百万甚至上千万元。

目前的气动传输系统、轨道式物流传输系统、皮带输送系统甚至包括自动导引车（AGV）系统虽然也可以用作检验标本的传送备选方案，还能传送其他各类所需工具，但在将来专业化的物流分工中，不可能把手术刀具、药品、小型医疗器械、单据、标本、血液、血样、X线片、敷料、处方、办公用品甚至病房的午餐全都放在一个物流箱或者同一类的物流系统中传送，这其中的交叉感染风险会很高，而且也不利于员工实际的专门操作，还需要把时间花在二次筛选上——这对于临床检验的传送要求来说是不合理的。检验标本应该在多长时间内传到化验室，TAT都可以在信息系统中一目了然，并得到有效监控。可以说，专用气动传输系统是现代医院高效运营的基础及与国外先进管理接轨的标志，是完善医院基础设施建设过程的重要一环。

在传送的人力资源配置上，目前的各种传送系统基本上还做不到完全的无人化，尤其是在实际使用过程中，但根据人员在系统中所需起到的作用，分为以下几种情形。

（1）系统运送的设计环节本身就需要有人操作的步骤。例如，很多PTS和轨道物流在装货和拆卸时必须依靠人力，甚至当箱车在装载较大较多的物资时，需要几位护工合力完成。在未来3～5年内，也不可能通过定制的机械臂全部完成。再如，目前采血仍需要人工完成，一方面机器人的可靠性仍不能满足国内医院的现状，另一方面，效率瓶颈也限制着这类产品投入到实际应用中。

（2）系统运送的整个流程衔接仍离不开人为的干预、监督及纠错。例如，从采血台到检验标本进入自动化物流传输系统之间、从标本到达实验室再进行分析处理之间、从标本分析完到归档整理之间等。目前通过信息化软件可以做到监督每一管血样的状态，但是在自动识别错误并自动排除故障方面，仍然是任重道远。

因此，检验标本的专用气动传输系统就有了现实意义。此系统可以视为医院物流系统中的一个专业分支，该套专用气动传输系统可以彻底脱离人工干预，实现标本发送前后的全流程无缝连接，自动记录和监控标本节点状态信息，实现每秒高达7～10m的点对点传送，相对人工运输的方式，能缩短一半以上的TAT。同时相对气压管道物流传输系统而言，在安装上更为便携，整体省去了拆装环节，性能更为可靠，并且还可以直接将标本送入流水线。

该传输设备能够实现批量标本的装载，可同时运行7个装载架，支持自动回收。人机界面可使用触摸交互，使用感友好，同时可支持多种语言。在传送标本时无须等待，支持在发送标本期间同时进行标本的进样操作，缓冲区内最多可支持21管。整体系统操作效率高，发送端同时装载有4个装载架，1min内最远可将标本传送至600m的距离。此外，使用气动传输系统准确性高，不会出现标本混乱的问题。

（二）标本储存系统

随着医学科技的高速发展，高质量的标本库管理建设已经成为现代化医院的重要组成部分。标本资源属于不可再生资源，因此高质量的标本储存管理越来越重要。信息化的标本储存管理系统能够提升效率。

标本储存系统由以下功能组成。

1. 库位管理 根据标本的储存位置进行管理。

2. 仓储预览 浏览当前标本储存的具体信息，了解各储存标本的温度、有效期、数量等。

3. 库位日志 记录库位操作的各种信息数据，如进出库位的时间、操作者等数据。

三、标本运输与储存信息化功能实现

（一）标本运输系统

标本运输系统一般由发送端、传输管道、接收端及核心控制组件等主要部件构成。

1. 发送端

（1）发送端通过气压将标本试管经由传输管道发往接收端。

（2）发送端可安装在需要传送血样的科室，安装仅占用不足2m²墙面。

（3）操作方便，标本试管放入单管气动物流系统发射架内，只需如弹夹一般插入，设备就会自动将试管发射出去，即送即达，无须等待，无须额外人工操作。

（4）传输速度高，每秒可高速平稳传输7～10m，传输600m距离仅需1min。

（5）传输效率高，每小时最多可传输900个标本试管。

2. 专用全封闭传输管道

（1）采用专用传输管道，全封闭设计，避免泄漏污染和人工干扰。

（2）点对点等速实时传输，享受快速通道专线，完全排除误送、丢失风险。

（3）为ICU、急诊等科室的高危、紧迫患者搭建了快速检验通道。

（4）管道直径25mm，重量轻、安装方便。

（5）高结晶度、非极性热塑性树脂耐多种化学介质、无电化学腐蚀性；柔韧性、抗冲击强度高，耐强震和扭曲；内壁有特殊纳米涂层，自洁抗菌、不结垢；内壁光滑、摩擦系数低，介质流通能力高，并具有优异的耐磨性能。

3. 接收端

（1）接收端通过主动断路来减缓标本试管速度，使其安全抵达，保证标本质量不受影响。

（2）配置专用显示屏，可对标本传输状况进行监测。

（3）设置BIL3000 TS系列采血管智能分拣系统。

（4）更可通过选配件，连接自动化检验流水线进样单元，实现整体检验流程自动化。

4. 核心控制组件 可编程逻辑控制器。

（1）精准控制管内压力：感知标本管状态。

（2）主动式空气断路：降低抵达处压力，按需控制风门。

（3）智能触控交互系统：启停控制，使用状态监视和报警。

（4）空气污染排放接口：可将管道接入医院排气系统。

（二）标本运输配套管理系统

标本运输除了自动化设备之外，还需要配套的系统进行管理，了解物流的运送信息、行动轨迹、运送箱的温湿度情况等；查看标本的物流情况，物流运输的全过程监控及互联LIS，也能够查看运送标本是否已核收。

1. 运送箱 物流运送箱是标本运送过程中进行存放的容器，能够实时监控运送标本的状态。

2. 智能库位管理系统

（1）功能介绍

1）库位管理由系统设置和日常操作2部分组成，日常操作又分为库位管理、库位标本等功能。

2）库位预览：可以查看库存数、预警信息、空间使用率。

3）库位管理：显示标本入库，批量入库、出库。

4）库位标本：查询库存标本信息。

5）库位日志：可以查询库存标本操作日志。

（2）系统特色

1）采用多层管架构构建。

2）具有良好的可维护性、可拓展性。

3）功能完备，含各类库位相关应用，如及时查询、追踪提示等。

4）强大的系统日志功能，操作可追溯。

5）易学易用。

（3）建设成效

1）提高库存及收发标本的准确性、实时性。

2）实现精益化管理，提高检验质量。

3）加强流程管控，规范库位操作，提升管理水平。

4）加强人员操作规范及绩效考核管理。

5）实现无纸化作业。

6）可视化库存管理。

四、标本运输与储存信息化应用案例

某大型三甲医院于2018年引入"检验4.0智能化管理系统"，该系统建成从采血到出检验报告均可自动一键完成，整个流程过程中均无须人工干预，实现了自动化采血、运输、准备、分析、储存等全流程管理。极大程度地节省了医院的人力、物力，并且大幅缩短了标本TAT，工作能效提升显著。

（一）系统主要组件

在医院一楼的门诊设置采血窗，这样就可以将刚采集的血液标本在短短十几秒内迅速自动发送到实验室。该医院是国内首家将标本物流系统直接接入分拣机连流水线，实现从采血到出诊断报告全程自动化的医院。

当标本抵达实验室以后，实验室内的系统能自动进行核收并且自动分拣收到的标本，除了需要线下检验的血液标本将被留在预设的分拣仓内，其他的标本都会通过分拣机的后端轨道直接继续送上流水线，其间整个过程均无须人工干预，真正实现了一键式的自动化标准，快速、准确、高效。

（二）系统功能

1. 全自动化功能 通过对物流运输的管理，使标本与物流传输系统进行有机结合，并延伸到医院内部物流的计划与监控管理，从而将物流传输系统的手动作业模式提升到全自动作业模式，以此来实现医院内部物流过程的全自动处理。

2. 条形码技术应用 物流运输过程的应用：在物流运输过程中，扫描运输箱条形码，系统可根据条形码正确判断运输箱类型，从而对路线进行有效控制。各类配件的应用：运输过程中，扫描运输箱条形码，系统即可对运输箱内的物品进行全程跟踪。

3. 物流全流程跟踪

（1）物流运输过程中，在各周转容器外侧或传输瓶上粘贴电子标签，可通过扫描获取具体信息，并在各个轨道小车站点或启动工作站设置标签解读器，高效进行标本信息解读，无须人工介入解读标本信息，省时省力。

（2）当运输箱或传输瓶途经这些站点时，会被标签读取器捕捉，同时其运行轨迹也会被记录到系统中，方便出错后进行流程监控，追查问题根源。操作人员可通过系统查询标签读取器获取各运输箱/传输瓶的行进位置，从而进一步掌握相关物品的行进。这对特殊物品的跟踪有特别的意义。

4. 物流状态监控

（1）设备状态查询：操作人员可以通过系统查询各种设备状态信息，包括各轨道小车/传输瓶目前所在站点、各站点或轨道小车禁用/正常/故障信息、各站点或轨道小车目前空闲状态信息等。

（2）作业状态查询：正在进行的物流作业的行进位置、作业类型、物品信息、启动时间等。后续等待执行的物流作业，这类作业分为等待轨道小车/传输瓶传输的作业及尚未执行的配送计划等。

5. 紧急物品优先处理

（1）等级定义：系统管理员可向系统定义各类作业的相互等级关系。

（2）高等级请求处理：接到高等级的请求后，系统将立刻在相关部门的LED上显示警示信息，随后进行空轨道小车/空传输瓶调度。

（3）高等级作业处理：被请求的部门备好物品后，系统将优先对此轨道小车/传输瓶进行作业，必要时暂时停止其他低等级的作业。

（三）应用效果

（1）上午10点前的标本，当天中午之前可以出结果，上午10点之后的标本当天出结果，节省了50%左右的时间。此外，该系统可以"一次采集多次检测"，以往每次需要抽血3～7管，如今每次抽血1～2管即可。采血量的减少也意味着患者的痛苦减少、医护人员的工作量减少、耗材费用减少。

（2）项目概况：门诊采血处设置1套（管道距离100m），标本运送时间从60min减少至15s，可加快紧急标本的处理，集中管理实验室人员，大幅提高了门诊的就诊效率，夜间的标本也可实现即抽即送。

（四）给用户带来的价值

1. 节省资源

（1）时间资源：医院的工作更能体现"时间就是生命"，医护人员每一分每一秒的工作都体现着对生命的珍视，节省时间就等于延长生命。科技手段的运用使高效的自动化系统取代了低效的人工劳动，节省了医护人员的时间。

（2）电能资源：电梯是医院大楼里频繁启动的大容量电器。应用物流传输系统后医护人员不再忙于取送物品的工作，减少了院内人员的流动量，在一定程度上减轻了电梯的工作量，节省了医院内的电能资源。

（3）人力资源：医院内多种日常物品传送都是由护士人员来完成的，而且为了避免差错，通常都是安排科室素质比较好的人员进行此项工作，物流系统的应用有效节约人力。

2. 提高效率

（1）不间断工作：物流传输系统可提供每天24h，每周7天，每年365天的连续不间断工作，而且可根据工作任务的有无自动设置系统的启动与停止。医院的医护人员为患者提供的服务是每天24h的，物流系统不休息地工作符合医院这个特殊的环境对于物品传送任务的需求。且在中午、夜间值班人员少时，避免了因取送物品而产生有岗无人、找不到护士的现象。

（2）加速急救：医院急诊急救工作的成功率是反映医疗技术水平的重要标志之一。物流系统为医院提供了快速的服务，急救药品、器材及血液制品的快速传递要比人工快十几倍以上，疏通了急诊室的绿色通道，大大提高了急诊急救的成功率。

（3）高效可靠：应用物流系统使医院各部门的工作效率都得到了不同程度的提高，提高了医院的整体工作效率，提高了医院设备的使用率，提高了医院的整体运营效益。与人工物品传送相比，物流系统具有传输速度快、准确、可靠等特点，可以做到"更卫生、更安全、更快捷"，是现代化医院提高医疗服务质量的有效保障。

3. 优化管理 传统医疗服务的绝大多数模式是每个病区有一名护士专门负责患者的取药、处方划价、结算、检验标本的传送，物流传输系统的应用解决了这一难题，护士人员不出病区也可发送和接收各种物品。真正实现了"医疗服务以患者为中心"的宗旨。

4. 科学管理 现代化科学技术的飞速发展已经给人类带来了方便，可将简单机械化的工作交给机器设备去完成，现代社会的发展需要人才个性的极大发挥，现代化的管理也需要为个人才能的运用提供尽可能广阔的平台。从管理学的角度分析，医院物流传输系统的作用已不仅是物品传送，更是一种优化管理的工具，它体现的是医院内管理工作更加人性化的特点。

5. 改善环境 减少污染，医院内汇集着各种疾病的患者，他们携带着各种病原菌，这给传染性疾病的发生提供了极大的可能性，同时医院内患者、患者家属、医护人员等各种人流混杂，标本、药品、血液的取送工作又使人流与物流混杂在一起，为传染性疾病的传播与交叉感染的发生提供了可能性。物流系统采用封闭的系统进行物品的传送，将医院内的人流与物流进行了有效分离，所传送的物品放在密闭的载体中，保持灭菌状态，避免了所传送物品被污染。例如手术室，药品供应及急救物品的供应运用物流系统后，减少了手术室人员的流动，避免带入过多的病原菌，大大减少了手术后各种感染性疾病的发生率。

6. 理顺秩序 患者看病的手续繁多，应用物流传输系统后，患者可以体验到现代科技手段带来的方便与快捷。

五、标本运输与储存信息化总结

标本运输与储存信息系统的运用实现了对检验标本的全程监控和闭环管理，同时解决了传统"手记"模式的常见问题。

（一）保证检验标本运输的及时性

标本运输信息系统的运用实现了各环节实时节点跟踪控制，可全程追溯，闭环管理检验标本的采集、运送、接收等环节，并实时记录，各环节责任明确，提高了科室之间的合作。

（二）规范化标本流程管理

采用科学的、规范的流程制度，对检验标本从运输到保存进行无缝式闭环管理。自护士从HIS中核对医嘱、打印条码开始，标本运输信息系统即启动，至标本到达检验科接收最后进行入库保存为止，该过程能比较准确地记录每个环节的时间、操作者，并有时间节点控制，每一个操作环节均可在计算机上留下操作轨迹并可长期记录在案。

各环节超时系统则推送消息或语音提醒，督促各个环节的规范操作，实现标本流向明确，责任到人。标本运输因不需要手工登记，实现了无纸化操作。可以有效地缩短标本运输时间，避免工作人员24h定点办公值守，改善工作环境。

（三）简化运输工作流程

标本运输与储存信息系统的运用解决了传统运输与储存流程中"手记"模式存在的问题，提升了操作人员的工作效率。标本运输系统与储存信息系统上线后，护理人员及检验人员对工作的满意度明显高于上线前。

护士采完血，扫检验标本条形码，执行运输，1min内标本会到达实验室。标本到达实验室后自动登记扫描，进入分拣、离心、上机检测流程。医护人员可获得更多有效的工作时间，从而可以更好地服务患者。

（四）可随时统计分析

标本储存信息系统可为优化流程、规范管理提供有力数据。使用标本储存信息系统，各科室可进行标本入库、出库记录，标本日志记录，对库存标本量进行统计分析，通过分析合格标本与不合格标本的采集量，可准确进行信息提取，并根据该系统的既定分析模式进行数据分析，从而为优化临床信息化流程，规范科室、调度中心、检验科合理操作提供有力依据。

（濮阳 陈冲 邵洁）

参 考 文 献

陈玉倩，陈卓敏，张萍，2018. 医学检验分析前标本质量控制研究进展. 护理研究，32（17）：2678-2681.

范婷婷，陈涛，刘忠民，等，2007. 临床实验室信息系统对检测流程的管理. 临床检验杂志，25（2）：155-156.

郭爱华，陈畅，马蓓颖，等，2015. 生物标本库的临床信息整合探讨. 中国医药生物技术，6（10）：501-502.

李广权，周卫东，2012. LIS系统的优化改进在实验室管理中的作用. 国际检验医学杂志，33（2）：250-252.

刘婵桢，李鑫，王琦，2019. 基于信息技术的实验室标本流转功能的应用效果. 中国数字医学，14（4）：45-47.

陆彩萍，彭亮，郭明辉，等，2019. 临床实验室分析前阶段自动化管理系统的应用分析. 医学检验与临床，30（1）：61-63.

彭梦晶，张伟博，2017. 临床实验室标本流转信息平台研发. 现代仪器与医疗，23（3）：6-7，50.

彭文红，罗宗煜，元淑巧，等，2009. 实验室信息管理系统在检验科室管理中的应用. 现代检验医学杂志，24（4）：77-78.

钱净，施茜，胡大春，2010. 实验室信息系统在检验科全面质量管理中的应用. 国际检验医学杂志，31（12）：1480-1481.

容桂荣，张萍萍，赵立民，等，2008. 血液标本采集与运送的质量控制现状. 中华护理杂志，7：645-647.

田雪玲，李好波，陈涛，2012. 条形码技术在检验标本管理中的应用. 中国实用医药，7（7）：273-274.

王青，魏军，蔡永梅，等，2012. 实验室自动化和信息化的发展、建设、应用及管理初探. 中华医学科研管理杂志，25（4）：269-271.

王素珍，汪汛，江泽慧，等，2011. 适合新医改目标的基本药物流通模式研究. 中国卫生经济，30（6）：75-77.

向波，陈涛，肖洪广，等，2007. 实验室血液样本管理流程的信息化监控. 检验医学，22（2）：204-205.

肖光，邢东义，曹静，等，2010. 医院气动物流传输系统的应用. 解放军医院管理杂志，17（7）：618，678.

肖洪广，范婷婷，陈涛，等，2007. 临床实验室信息系统对实验室自动化系统样本前处理流程监控的实现. 中华检验医学杂志，30（2）：217-218.

肖倩茹，万海英，2004. 条形码化检验信息标签在临床实验室中的应用. 检验医学，19（2）：125-127.

杨汝，田蕾，2011. 实验室信息系统的应用与体会. 国际检验医学杂志，32（2）：276-277.

余浩，薛万国，聂英娟，等，2011. 一种自动化配置试管的标本采集解决方案. 中国数字医学，6（2）：92-94.

周华，2008. 标本采集的重要性. 检验医学与临床，5（13）：824-825.

周亚春，董军，王彦霞，等，2010. 缩短门诊检验报告时间的持续改进. 中华医院管理杂志，26（5）：331-333.

朱芮，王浩，2015. 医院病理标本库管理系统的设计. 中国医学装备，1（12）：54-56.